NO	nitric oxide	一酸化窒素
P	pressure	圧
P_a	arterial pressure	動脈圧
P_B	barometric pressure	気圧
PAH	*para*-aminohippuric acid	パラアミノ馬尿酸
POMC	pro-opiomelanocortin	プロオピオメラノコルチン
PTH	parathyroid hormone	副甲状腺ホルモン
PTH-rP	parathyroid hormone-related peptide	副甲状腺ホルモン関連ペプチド
PTU	propylthiouracil	プロピルチオウラシル
PVR	pulmonary vascular resistance	肺血管抵抗
$\dot{Q}$	blood flow or airflow	血流（量）または気流（量）
σ	reflection coefficient	反発係数
R	resistance	抵抗
RBF	renal blood flow	腎血流量
RPF	renal plasma flow	腎血漿流量
RV	residual volume	残気量
SA	sinoatrial	洞房（の）
SIADH	syndrome of inappropriate antidiuretic hormone	抗利尿ホルモン不適合分泌症候群
SR	sarcoplasmic reticulum	筋小胞体
SVR	systemic vascular resistance	体血管抵抗
T_3	triiodothyronine	トリヨードサイロニン
T_4	thyroxine	サイロキシン
TBG	thyroid-binding grobulin	サイロキシン結合グロブリン
TBW	total body water	体内総水分（量）
TLC	total lung capacity	全肺気量
T_m	transport maximum	（尿細管）最大輸送量
TPR	total peripheral resistance	全末梢抵抗
TRH	thyrotropin-releasing hormone	甲状腺刺激ホルモン放出ホルモン
TSH	thyroid-stimulating hormone	甲状腺刺激ホルモン
V	volume	体積，容積
$\dot{V}$	urine flow rate or gas flow rate	尿流量またはガス流量
V_A	alveolar ventilation	肺胞換気量
$\dot{V}/\dot{Q}$	ventilation-perfusion ratio	換気血流比
V_T	tidal volume	1回換気量
VC	vital capacity	肺活量
VMA	vanillylmandelic acid	バニリルマンデル酸

症例問題から学ぶ

生理学

[原書4版]

鯉淵典之 [監訳]

荻野祐一, 門井雄司, 鯉淵典之,
下川哲昭, 堀 雄一, 丸山芳夫, 南沢 享 [訳]

PHYSIOLOGY
CASES AND PROBLEMS
4TH EDITION

LINDA S. COSTANZO, Ph.D.

丸善出版

Physiology

Cases and Problems

4th edition

by

Linda S. Costanzo

Originally published by Wolters Kluwer Health, USA

Copyright©2012, 2009, 2005, 2001 Lippincott Williams & Wilkins
All rights reserved. This book is protected by copyright. No part of this book may be reproduced in any form or by any means, including photocopying, or utilized by any information storage and retrieval system without written permission from the copyright owner.

正しい適応，有害反応，および薬物の投与量計画を本書は提供するが，これらは変動することが有り得る．
読者は薬物製造者から情報データが言及されている添付文書を参照して頂きたい．
著者，編集者，出版社と頒布する者および翻訳者は，本書の情報を採用するに当り，過誤あるいは遺漏あるいはいかなる結果についても責任は有さない．また，出版物の内容に関して明示的又は黙示的ないかなる保証も表明するものではない．
著者，編集者，出版社と頒布する者および翻訳者は，この出版物から生じる，身体又は財産に対するいかなる損傷および／または損害に対していかなる責任も負わない．

The Japanese translation is published by Maruzen Publishing Co., Ltd. Tokyo.
Copyright©2018 by Maruzen Publishing Co., Ltd.
Japanese translation rights arranged with WOLTERS KLUWER HEALTH INC. through Japan UNI Agency, Inc., Tokyo.

Wolters Kluwer Health did not participate in the translation of this title and therefore it does not take any responsibility for the inaccuracy or errors of this translation.
本書は Wolters Kluwer Health の正式翻訳許可を得たものである．

Printed in Japan

For my students

まえがき

　本書が対象としているのは生理学および病態生理学を学習中の医学部学生である．生理学分野の知識を修得するうえで重要となりうる症例を取り上げ，記述式問題に解答しながら学習できるように構成されている．また，講義やシラバス，従来型の生理学教科書の副読本として使用することも念頭にしている．

　各章は器官系ごとに分類してあり，細胞，自律神経，心血管系，呼吸器系，腎臓，および酸−塩基平衡，消化器系，そして内分泌・生殖生理等の項目を網羅している．各章は一連の関連する症例，およびその症例の理解にあたり重要となる生理学の概念を学習できるようにつくられた問題からなる．各問題は，臨床的に重要となる生理学分野の項目を強調するように作成している．問題を解く際には，各器官を統合的に捉え，多段階で考察する能力が必要となる．各症例の問題の直後に，体系的な解答と解説を加えた．それらには必要に応じ図表やグラフやフローチャートが添付してある．

　本書には生理学の概念の学習を援助するために多くの配慮がなされている．

・症例は影付きで示した．
・各症例において，関連項目を体系的に問題として配置した．
・問題は基礎的問題から応用的な難問まで用意し，学習到達度がわかるようにした．
・症例に薬理学的・病態生理学的項目が含まれる場合は，基礎医学の学習初年次の学生でも理解できるように簡単な解説を加えた．
・おもな反応式は**太字**で示し，すべての名称の解説を加えた．
・キーワードは各症例の末尾に列記し，各学生が生理学の教科書でそれらの項目を調べられるようにした．
・一般的略称は表見返しに列記し，一般的な臨床検査項目の正常値は裏見返しに列記した．

　本書は各学生が個人で学習してもよいし，少人数の勉強会の題材に用いるのもよい．いずれにせよ，本書は生理学の概念について，題材を掘り下げ，常に問題意識をもちながら，能動的に学習できるようにつくられている．著者は，取り上げた題材に対する愛着をもち，本書を利用する学生への支持的で友好的な態度をもって本書を作成したつもりである．

　本書についてのフィードバックを期待している．そして本書から学んだことを聞かせてほしい．皆さんが本書を十分楽しんでくれることを切望している！

Linda S. Costanzo, Ph.D.

謝　辞

　本書は Lippincott Williams & Wilkins 社の担当者からの献身的な支援を受けて完成することができた．Crystal Taylor 氏と Stacey Sebring 氏が編集を支援し，Matthew Chansky 氏が作図を担当した．

　個々の疑問に明瞭に回答し，執筆を助けてくれたバージニアコモンウェルス大学の同僚の方々にも感謝する．

　多くの助言をくれたバージニアコモンウェルス大学医学部の学生諸君にも特に感謝したい．また，本書についての感想を送ってくれた他大学の医学部の学生にも感謝する．

　最後に，私を愛し，支えてくれた夫，Richard と二人の子供たち，Dan と Rebecca，嫁の Sheila と孫の Elise に心から感謝する．

Linda S. Costanzo, Ph.D.

著者について

　Linda S. Costanzo 博士はバージニアコモンウェルス大学教授として長年にわたり教鞭をとっている．医学教育に献身的にあたり，優秀な教育者として知られる．多くの教科書の執筆者であり，また，米国中の学生から注目される講義を行っている．2004 年にはその功績に対し，アメリカ医科大学協会からアルファオメガアルファ Robert J. Glaser 優秀教育賞を受けている．

監訳者まえがき

　私が学生の頃，解剖学，生理学，生化学などいわゆる「基礎医学」と臨床医学との間には厳然とした壁があった気がする．基礎医学者はそれぞれの学問を教授することに重点を置き（いわゆる「オロジー-ology 教育」），臨床現場での応用などあまり気にしなかった．むしろ，臨床のような「俗っぽい」分野に媚を売るような態度は軽蔑されるような雰囲気さえあった．一方，臨床分野の教員からは，基礎医学で習ったことはベッドサイドであまり役に立たず，もう少し「臨床で使える」基礎医学を教育して欲しいという意見をあちこちで聞いた．大学は学問の府であり，医学者が自己の研究分野に誇りを持ち，その面白さを学生に伝えようとするのは当然のことである．しかし，医学部教員は教育者でもあり，医師養成の担い手という医学部の特殊な役割も考慮しなければいけない．9割以上の卒業生が臨床医になるという現状で我々に課せられたもう一つの使命は，確固とした科学的知識を背景に，その知識を駆使してベッドサイドで高いレベルで患者さんの診療にあたることができる，Physician Scientist の養成である．

　生理学は生命現象の機能的背景を解析する学問である．生理的状態からの逸脱がすなわち疾病である．ヒトの正常状態を理解していなければ，当然病態などわかるべくもなく，この点から，生理学はすべての臨床医学の基礎になるといっても過言ではない．逆に，疾患から正常機能のメカニズムを考察することも重要である．がん遺伝子に代表されるように，疾患の原因の検索が，生理的に不可欠な機能を持つ物質の同定につながることも珍しくない．ベッドサイドで使える生理学を意識しながら学生の教育にあたることは，優秀な医師の養成という観点から考えて重要であるのみならず，研究の視野を広げ，臨床分野への応用の可能性を探索する意味からも有効である．

　本書の著者 Linda S. Costanzo 教授は長年にわたり医学部で生理学教育に携わってはいるが，驚いたことに医学部出身ではなく，当然臨床経験もない．多くの医師の助けは借りたものの，多彩な症例を駆使し，比較的コンパクトな量で，ベッドサイドで必要と思われるほぼすべての生理学的概念を網羅した本書をほぼ独力で書き上げている．今回，本書の翻訳を通し，彼女の臨床医学に対する深い造詣に感嘆するとともに，医学部教員である以上，我々も彼女の態度を見習い，継続的に臨床医学にも目を向けなければいけないと感じた．

　本書は米国の医師国家試験 USMLE Step 1 の試験対策も意識して執筆されている．Step 1 は日本での共用試験 CBT（computer based testing）にあたる．したがって，本書はベッドサイドでどのように生理学的知識を活用するのかを学ぶために有効な教科書であるのみならず，CBT 対策に最適な問題集としても推薦できるテキストである．また，図らずも，第2版を購読した臨床医から，本書を通じた代表的疾患の病態生理学的背景の整理・再確認は診療の幅を広げるために有効であったとの感想を頂いた．
　翻訳にあたり，症例提示は直訳を避け，日本の実情に合うように改変を加えた．また，出題形式を日本の国家試験や共用試験に合わせた．その一方で，著者の意図を汲み，症例が症候や検査値の機械的な羅列にならないように考慮し，それぞれの患者の人間性や社会的背景の記載はなるべく残すようにし，

日本型の国家試験問題よりは“人間味”をもたせた症例提示になっている.

　本書の初回出版から10年以上が経過し，医学教育もずいぶん様変わりしてきた．学修成果基盤型教育が浸透し始め，症例を活用した教育も入学後早期から導入されるようになった．本書は，このような教育形態にも合致した内容となっており，ようやく時代が本書に追いついたという感慨がある．

　最後に，快く翻訳を引き受けてくださった翻訳者の先生方に感謝したい．また，編集・校正でお世話になった丸善の方々，特に添田京子氏，三澤まどか氏（原書2版），東美由紀氏（原書3版），木村奈津子氏（原書3版），諏佐海香氏（原書4版）に深謝したい．

原書2版：2006年4月29日　当直先の病院にて
原書3版：2009年7月29日　国際学会への途上にて
原書4版：2018年10月4日　上越新幹線内にて

鯉淵　典之

訳者一覧

監訳者

鯉　淵　典　之　　群馬大学大学院医学系研究科　教授

訳　者

荻　野　祐　一　　群馬大学大学院医学系研究科　講師
門　井　雄　司　　群馬大学医学部附属病院　診療教授
鯉　淵　典　之　　群馬大学大学院医学系研究科　教授
下　川　哲　昭　　高崎健康福祉大学健康福祉学部　教授
堀　　　雄　一　　獨協医科大学　名誉教授
丸　山　芳　夫　　東北大学　名誉教授
南　沢　　　享　　東京慈恵会医科大学　教授

（2018 年 11 月現在）

歴代訳者一覧

原書2版（2006）

鯉淵典之　監訳

門井雄司　　鯉淵典之　　齋藤　繁　　篠原一之　　堀　雄一　　前田正信　　丸山芳夫

原書3版（2009）

鯉淵典之　監訳

門井雄司　　鯉淵典之　　齋藤　繁　　篠原一之　　下川哲昭　　堀　雄一　　前田正信

丸山芳夫　　守屋孝洋

目　次

1　細胞および自律生理学　　　　　　　　　　　　　　　　　　　　　　　（下川哲昭）　**1**

症例 1　透過性と単純拡散　　2
症例 2　容積モル浸透圧濃度，浸透圧，浸透　　7
症例 3　ネルンストの式と平衡電位　　15
症例 4　原発性低カリウム血性周期性四肢麻痺症　　22
症例 5　硬膜外麻酔：神経の活動電位に対するリドカインの作用　　29
症例 6　多発性硬化症：髄鞘と伝導速度　　32
症例 7　重症筋無力症：神経筋接合部での伝達　　37
症例 8　褐色細胞腫：カテコールアミンの作用　　41
症例 9　シャイードレーガー症候群：自律神経障害を伴う多系統萎縮症　　46

2　循環生理学　　　　　　　　　　　　　　　　　　　　　　　　　　　　（南沢　享）　**51**

症例 10　循環生理学における重要な計算式　　52
症例 11　左心室の圧容積曲線　　61
症例 12　姿勢の変化に対する循環反応　　68
症例 13　運動に対する循環反応　　73
症例 14　腎血管性高血圧症：レニン-アンジオテンシン-アルドステロン系　　81
症例 15　循環血液量減少性ショック：血圧の調節　　85
症例 16　原発性肺高血圧症：右室不全　　93
症例 17　心筋梗塞：左室不全　　100
症例 18　心室中隔欠損症　　106
症例 19　大動脈弁狭窄症　　111
症例 20　房室伝導ブロック　　115

3　呼吸生理学　　　　　　　　　　　　　　　　　　　　　　　　　　　　（堀　雄一）　**119**

症例 21　呼吸生理学に不可欠な計算式：肺気量，死腔と肺胞換気量　　120
症例 22　呼吸生理学に不可欠な計算式：ガスとガス交換　　126
症例 23　高地への登上　　133
症例 24　気管支喘息：閉塞性肺疾患　　138
症例 25　慢性閉塞性肺疾患　　149
症例 26　間質性肺線維症：拘束性肺疾患　　157

目　次　　ix

症例 27　一酸化炭素中毒　165
症例 28　気胸　169

4　腎臓および酸-塩基生理学　　173

症例 29　腎臓生理学に不可欠な計算式　（鯉淵典之）　174
症例 30　酸-塩基生理学に不可欠な計算式　（鯉淵典之）　182
症例 31　糖尿：糖尿病　（鯉淵典之）　188
症例 32　高アルドステロン症：コーン症候群　（鯉淵典之）　194
症例 33　中枢性尿崩症　（鯉淵典之）　202
症例 34　抗利尿ホルモン（ADH）不適合症候群　（門井雄司）　210
症例 35　全身性浮腫：ネフローゼ症候群　（荻野祐一）　214
症例 36　代謝性アシドーシス：糖尿病性ケトアシドーシス　（門井雄司）　220
症例 37　代謝性アシドーシス：下痢　（荻野祐一）　228
症例 38　代謝性アシドーシス：メタノール中毒　（荻野祐一）　234
症例 39　代謝性アルカローシス：嘔吐　（荻野祐一）　239
症例 40　呼吸性アシドーシス：慢性閉塞性肺疾患　（鯉淵典之）　247
症例 41　呼吸性アルカローシス：ヒステリーによる過換気　（鯉淵典之）　251
症例 42　慢性腎不全　（門井雄司）　254

5　胃腸管の生理学　　（丸山芳夫）　259

症例 43　嚥下困難症：アカラシア　260
症例 44　炭水化物の消化不良：ラクトース不耐性症　264
症例 45　消化性潰瘍：ゾリンジャー-エリソン症候群　269
症例 46　消化性潰瘍：ヘリコバクターピロリ感染症　277
症例 47　分泌性下痢：大腸菌感染症　281
症例 48　胆汁酸欠乏症：回腸切除　286
症例 49　肝不全および肝腎症候群　292

6　内分泌および生殖生理学　　（鯉淵典之）　299

症例 50　成長ホルモン分泌腫瘍：先端巨大症　300
症例 51　乳汁漏出および無月経：プロラクチン産生腫瘍　305
症例 52　甲状腺機能亢進症：グレーヴス病　309
症例 53　甲状腺機能低下症：自己免疫性甲状腺炎　317
症例 54　副腎皮質ホルモン過剰：クッシング症候群　323
症例 55　副腎皮質機能不全：アジソン病　330
症例 56　先天性副腎過形成：21β-ヒドロキシラーゼ（水酸化酵素）欠損　336
症例 57　原発性副甲状腺機能亢進症　341
症例 58　悪性腫瘍由来液性因子による高カルシウム血症　347
症例 59　高血糖症：Ⅰ型糖尿病　353
症例 60　原発性無月経：アンドロゲン不応症候群　357

症例 61 男性性腺機能低下症：カルマン症候群　　361
症例 62 男性仮性半陰陽：5α 還元酵素欠損　　364

付録 1　　369
付録 2　　370
索　引　　371

chapter 1 細胞および自律生理学

症例 1　透過性と単純拡散，2〜6

症例 2　容積モル浸透圧濃度，浸透圧，浸透，7〜14

症例 3　ネルンストの式と平衡電位，15〜21

症例 4　原発性低カリウム血性周期性四肢麻痺症，22〜28

症例 5　硬膜外麻酔：神経の活動電位に対するリドカインの作用，29〜31

症例 6　多発性硬化症：髄鞘と伝導速度，32〜36

症例 7　重症筋無力症：神経筋接合部での伝達，37〜40

症例 8　褐色細胞腫：カテコールアミンの作用，41〜45

症例 9　シャイ−ドレーガー症候群：自律神経障害を伴う多系統萎縮症，46〜50

2　chapter 1　細胞および自律生理学

症例 1

透過性と単純拡散

　脂質二重層の透過性と拡散率について四つの溶質を用いて学習する．表 1–1 に各溶質の分子半径と油・水分配係数を示す．表 1–1 を参考に分配係数，透過性，拡散率について以下の問題に答えよ．

表 1-1　四つの溶質の分子半径と油・水分配係数		
溶質	分子半径（Å）	油・水分配係数
A	20	1.0
B	20	2.0
C	40	1.0
D	40	0.5

■　問　題

1．拡散係数と溶質の関係式を記述せよ．また，分子半径と拡散係数の関係を記述せよ．

2．透過性と拡散係数の関係式を記述せよ．また，分子半径と透過性との関連を示せ．

3．油・水分配係数と透過性の関係を示せ．また，分配係数の単位は何か．どのようにして分配係数を計算するか記述せよ．

4．表 1–1 に示す四つの溶質のうち，脂質二重層に対し，最も透過性が高いものはどれか．

5．表 1–1 に示す四つの溶質のうち，脂質二重層に対し，最も透過性が低いものはどれか．

6．溶質 A が溶解している溶液（溶液 A）が異なる濃度で表面積 1 cm² の脂質二重層によって分けられている．濃度はそれぞれ，20 mmol/mL，10 mmol/mL であり，溶液 A の脂質二重層の透過性は 5×10^{-5} cm/秒である．脂質二重層を介して溶液 A の拡散の方向と正味の拡散率を求めよ．

7．問題 6 での脂質二重層の表面積が 2 倍になった場合，溶液 A の正味の拡散率を求めよ．

8．溶質 A の代わりに溶質 B を用いてすべての条件を問題 6 と同じにした場合，溶質 B の正味の拡散率を求めよ．

9．20 mmol/mL の溶液 B を 40 mmol/mL にして残りのすべての条件を問題 8 と同じにした場合，溶質 B の正味の拡散率を求めよ．

解答は次のページ

4   chapter 1   細胞および自律生理学

解答と解説

1. 以下のように拡散係数 diffusion coefficient はストークス-アインシュタイン式 Stokes–Einstein equation にて表される.

$$D = \frac{KT}{6\pi r\eta}$$

D＝拡散係数
K＝ボルツマン定数 Boltzmann's constant
T＝絶対温度（K）
r＝分子半径
η＝溶媒の粘度

　この式は分子半径と拡散係数の間には逆の関係が成り立つことを示している．そのため分子半径の小さな溶質は高い拡散係数を持ち，逆に分子半径の大きな溶質は低い拡散係数を持つ．

2. 透過性 permeability は次式に記述されるように拡散係数と関連している.

$$P = \frac{KD}{\Delta x}$$

P＝透過性
K＝分配係数
D＝拡散係数
Δx＝膜の薄さ

　透過性（P）の式は直接，拡散係数（D）に相関する．さらに，拡散係数は分子半径とは逆相関するため，透過性もまた，分子半径と逆相関する．つまり分子半径が大きくなるにつれ，拡散係数と透過性は減少する．

3. 油・水分配係数 oil–water partition coefficient（透過性の計算式においては "K" で表される）は溶質の水層への溶解度に対する油層への溶解度を表す．物質の分配係数が高ければ高いほど，油層や脂質への溶解度は高くなり，すばやく脂質二重膜に溶解する．油・水分配係数と透過性との関係は透過性の式で表される（問題2参照）．つまり，物質の分配係数が高ければ高いほど，脂質二重層への透過性は高くなる．
　分配係数に単位はなく，水層中の溶質の濃度に対する油層中の濃度として比率で表す．比率で表すとき濃度の単位がそれぞれ相殺されるためである．
　透過性の式において，困惑する一つのポイントは，Kは分配係数（次の問題で出てくる）として表記されることである．拡散係数に関する式においてはKはボルツマン定数となるので注意が必要である．

4. すでに記述されたように脂質二重層への透過性は分子サイズと逆相関を示し，分配係数と相関を示す．そのため，高い分配係数（すなわち高い脂質溶解性）を持つ小さい溶質は最も高い透過性を示し，低い分配係数を持つ大きい溶質は最も低い透過性を持つ．

そのため表 1-1 の四つの溶質の中で，溶質 B は最も分子半径が小さく，最も分配係数が高いため，最も高い透過性を持つ．溶質 C と D は分子半径が大きく，分配係数が同じか小さいので，溶質 A に比べて透過性が低い．

5. 四つの溶質の中で溶質 D は最も大きな分子半径と最も低い分配係数を持つため，最も透過性が低い．

6. この問題では，溶質 A の正味の拡散率を計算するように求められており，それらは**フィックの拡散法則** Fick's law of diffusion で表される．

$$J＝PA\,(C_1－C_2)$$

J＝正味の拡散率(mmol/秒)
P＝透過性(cm/秒)
A＝表面積(cm^2)
C_1＝溶液 1 の濃度(mmol/mL)
C_2＝溶液 2 の濃度(mmol/mL)

正味の拡散率(すなわち**流束 flux** や**流動動態 flow**)に関する上式は直接膜に対する溶質の透過性，拡散に利用できる表面積，膜を通る濃度の違いを表している．溶質 A の正味の拡散率は次の通りである．

$$J＝5×10^{-5}\ cm/秒×1\ cm^2×(20\ mmol/mL－10\ mmol/mL)$$
$$＝5×10^{-5}\ cm/秒×1\ cm^2×(10\ mmol/mL)$$
$$＝5×10^{-5}\ cm/秒×1\ cm^2×(10\ mmol/cm^3)$$
$$＝5×10^{-4}\ mmol/秒(濃度の高いほうから低いほうへの拡散)$$

$1\ mL＝1\ cm^3$ は計算上よく用いる方法である．

7. 表面積が 2 倍になり，他の条件が変わらないならば，溶質 A の正味の拡散率も 2 倍になる(すなわち $1×10^{-3}$ mmol/秒)．

8. 溶質 B の油・水分配係数が溶質 A の 2 倍だが，同じ分子半径なので，溶質 B の透過性と正味の拡散率は溶質 A と比べ 2 倍のはずである．そのため，溶質 B の透過性は $1×10^{-4}$ cm/秒であり，溶質 B の正味の拡散率は $1×10^{-3}$ cm/秒となる．

9. 溶質 B の濃度の高いほうが 2 倍の場合，正味の拡散率は $3×10^{-3}$ mmol/秒に上昇するが，次の計算式のようになる．

$$J＝1×10^{-4}\ cm/秒×1\ cm^2×(40\ mmol/mL－10\ mmol/mL)$$
$$＝1×10^{-4}\ cm/秒×1\ cm^2×(30\ mmol/mL)$$
$$＝1×10^{-4}\ cm/秒×1\ cm^2×(30\ mmol/cm^3)$$
$$＝3×10^{-3}\ mmol/秒$$

もし拡散率が 2 倍になるはずだと思ったならば，正味の拡散率は膜を通過する濃度の**違い**に直接的に関連していることを思い出してほしい．濃度の**違い**は 3 倍である．

6   chapter 1　細胞および自律生理学

キーワード

拡散係数
　diffusion coefficient

フィックの拡散法則
　Fick's law of diffusion

流束，流動動態
　flux, flow

分配係数
　partition coefficient

透過性
　permeability

ストークス–アインシュタイン式
　Stokes–Einstein equation

症例 2
容積モル浸透圧濃度，浸透圧，浸透

表 1-2 に六つの異なる溶液を示す．

表 1-2 六つの溶液の比較

溶液	溶質	濃度(mmol/L)	g	σ
1	尿素	1	1.0	0
2	NaCl	1	1.85	0.5
3	NaCl	2	1.85	0.5
4	KCl	1	1.85	0.4
5	スクロース	1	1.0	0.8
6	アルブミン	1	1.0	1.0

g：浸透係数，σ：反射係数．

問 題

1. 容積モル浸透圧濃度とは何か．また，どうやって計算するか．

2. 浸透とは何か．また，浸透を駆動しているものは何か．

3. 浸透圧とは何か．また，どうやって計算するか．有効浸透圧とは何か．また，どのように計算するか．

4. 表 1-2 に示した溶液の 37℃におけるそれぞれの容積モル浸透圧濃度と有効浸透圧を計算せよ．ちなみに 37℃条件下では，RT＝25.45 L・気圧/mol あるいは 0.0245 L・気圧/mmol である．
   （訳注：1 気圧(atm)＝1,013 hPa(mbar)＝760 mmHg(torr)．）

5. どの溶液が，あるいはいくつの溶液が等浸透圧であるか．

6. どの溶液が他の溶液に比べ高浸透圧であるか．

7. どの溶液が他の溶液に比べ低張であるか．

8. 半透膜を溶液 1 と溶液 6 の間に置いたとき，二つの溶液間の有効浸透圧の違いについて述べよ．どのように水が二つの溶液間を流れるか図で示せ．また，それぞれの溶液の容積は時間が経つにつれどのように変化するか示せ．

9. 問題 8 での膜の水力学的コンダクタンス(膜を通して液体が加圧濾過される容易さ)，あるいは濾過係数(膜の水に対する透過性の測定値)(K_f)が 0.1 mL/分・気圧(atm)である場合，膜を通る出水率を求めよ．

8   chapter 1   細胞および自律生理学

10. マンニトールは溶液に溶けない糖であるが，半透膜で二つのマンニトール溶液を区切った場合，片方の濃度は 10 mmol/L であり，もう一つは 1 mmol/L である．膜の濾過係数は 0.5 mL/分・気圧であり，膜を通る水流は 0.1 mL/分である．このとき，マンニトール溶液の反射係数を求めよ．

解答は次のページ

解答と解説

1. **容積モル浸透圧濃度 osmolarity** とは，溶液中の浸透圧性の高い粒子の濃度のことである．溶液中の 1 モルあたりの粒子数と溶質の濃度を掛けて計算される（単位：mmol/L）（つまり溶質が溶液から解離するかどうか）．解離の範囲は**浸透係数 osmotic coefficient** によって表され，**"g"** と表記する．溶質が解離しない場合，g＝1.0 である．溶質が二つの粒子に解離する場合は，g＝2.0 となる．たとえば，尿素やスクロースのような溶質の場合は g＝1.0 である．これらの溶質は溶液中で解離しない．一方，NaCl の場合は Na^+ と Cl^- に解離するため g＝2.0 になる．Na^+ と Cl^- は溶液中で干渉するため，g は理論上の 2.0 より小さくなる．

$$容積モル浸透圧濃度 ＝ gC$$
g＝溶液中の粒子の数/mol
C＝濃度(mmol/L)

　計算上同じ容積モル浸透圧濃度の二つの溶液のことを**等浸透圧 isosmotic** とよぶ．計算上，二つの溶液の容積モル浸透圧濃度が異なる場合，溶液の容積モル浸透圧濃度が高いほうを**高浸透圧 hyperosmotic**，溶液の容積モル浸透圧濃度が低いほうを**低浸透圧 hyposmotic** とよぶ．

2. **浸透 osmosis** とは，異なる溶質の二つの溶液が半透膜で分けられているときの水の流れのことである．浸透は溶質の存在によって引き起こされる**浸透圧 osmotic pressure** の違いによって生まれる．最初，溶質の存在が圧力を引き起こすことができるということは驚きかもしれないが，次のように説明できる．溶液中の溶質の粒子が膜孔に作用し，その際に溶液の静水圧 hydrostatic pressure が低くなる．溶質の濃度が高くなればなるほど，浸透圧は高くなり（問題 3 参照），静水圧は低くなる（膜中の微細孔と溶質が相互作用を起こすため）．そのため二つの溶液が異なる溶質の濃度である場合（図 1-1），それらの浸透圧と静水圧もまた異なる．この圧の違いが膜を介して水流を生む．これが浸透である．

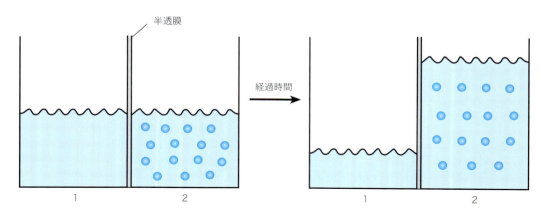

図1-1　半透膜を介した水の浸透

3．溶液の浸透圧は以下のファントホッフ式 van't Hoff equation にて表される．

$$\pi = gCRT$$

π＝浸透圧[大気圧(atm)]
g＝溶液中の粒子の数/mol
C＝濃度(mmol/L)
R＝気体定数(0.082 L・気圧/mol-K)
T＝絶対温度(K)

　ファントホッフ式では溶液の浸透圧は浸透圧性の高い溶質の粒子の濃度に依存することを表している．溶質粒子の濃度にこの濃度に気体定数と絶対温度を掛けることによって圧力に変換することができる．

　"有効"浸透圧はファントホッフ式を少々変更する必要がある．有効浸透圧は溶質の粒子の濃度と膜を通過する溶質の範囲の両方に依存する．膜を通過する溶質の範囲は反射係数 reflection coefficient (σ) で表される単位のない要素によって表される．反射係数の値は，0 から 1.0 まで変化し(図 1-2)，$\sigma = 1.0$ のとき，膜は完全に溶質を通さない．つまり，もとの溶液の中に溶質が留まったままになり，浸透圧すべてを保つことになる．また，$\sigma = 0$ のとき，膜は自由に透過することができるようになり，溶質は膜を介して拡散し，両方の溶液の濃度が均一になるまで，徐々に濃度が低くなっていく．この場合($\sigma = 0$ の場合)，同じ溶質濃度であるため，膜のどちらかの側の溶液は同じ浸透圧を持つ．そこには膜を介する有効浸透圧に違いはなく，水の浸透は発生しない．σ が 0 と 1 のとき，膜は何かしら溶質の透過性を持つ．つまり有効浸透圧とはおおよそ最大の値と 0 の間の値となる．

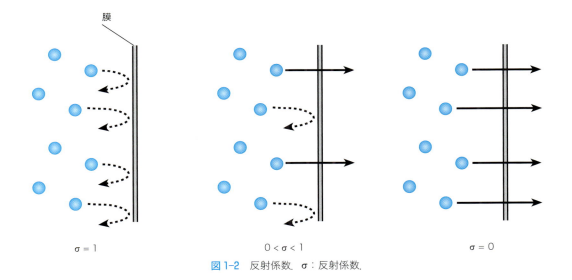

図 1-2　反射係数．σ：反射係数．

　そのため，有効浸透圧 effective osmotic pressure (π_{eff}) は，σ を用いてファントホッフ式を以下のように変形して表される．

12　chapter 1　細胞および自律生理学

$$\pi_{eff} = gC\sigma RT$$

π＝浸透圧［大気圧(atm)］
g＝溶液中の粒子の数/mol
C＝濃度(mmol/L)
R＝気体定数(0.082 L・気圧/mol-K)
T＝絶対温度(K)
σ＝反射係数(単位なし，0 から 1 の値)

　等張液 isotonic solution とは有効浸透圧が同じものをいう．等張液を半透膜の片方に入れた場合，膜を介して有効浸透圧に違いはなく，浸透に対する駆動力も発生しない．また，水流も発生しない．

　二つの溶液が異なる有効浸透圧を持つ場合，そのとき高いほうを高張 hypertonic，低いほうを低張 hypotonic とよぶ．これらの溶液を半透膜で隔てた場合，浸透圧の違いが発生する．この浸透圧差が水流の駆動力になる．水は低張液から高張液に流れる．

4. 表 1–3 参照．

表 1–3　六つの溶液の容積モル浸透圧濃度の計算値と有効浸透圧

溶液	容積モル浸透圧濃度(mOsm/L)	有効浸透圧(atm)
1	1	0
2	1.85	0.0227
3	3.7	0.0453
4	1.85	0.0181
5	1	0.0196
6	1	0.0245

5. 計算上同じ容積モル浸透圧濃度の溶液は等浸透圧である．そのため，溶液1と5と6はそれぞれ等浸透圧となる．溶液2と4もそれぞれ等浸透圧となる．

6. 溶液3は計算上，容積モル浸透圧濃度が最も高い．そのため，他の溶液に対して高浸透圧である．

7. われわれの計算によると，溶液1は有効浸透圧が最も低いため，他の溶液に比べ低張である．溶液1中の尿素粒子は浸透圧に影響を及ぼさないのか．尿素の反射係数にその答えが隠されており，その値は0である．つまり，尿素は膜を自由に通過するため，両方の溶液の濃度が等しくなるまで，すばやく拡散していく．濃度が等しくなったとき，尿素は有効浸透圧に影響しない．

8. 溶液1は1 mmol/Lの尿素溶液で，1 mOsm/Lの容積モル浸透圧濃度を持ち，有効浸透圧は0である．溶液6は1 mmol/Lのアルブミン溶液で，1 mOsm/Lの容積モル浸透圧濃度を持ち，有効浸透圧は0.0245である．前にも記載した考え方であれば，同じ容積モル浸透圧濃度を持つため，二つの溶液は等浸透圧である．ところが，これらは有効浸透圧が異なるため，等張ではない．溶液1(尿素)は有効浸透圧が低く低張である．溶液6(アルブミン)は有効浸透圧が高く，高張である．有効浸透圧の違い($\Delta\pi_{eff}$)は溶液6と溶液1の有効浸透圧の差で表される．

$$\Delta\pi_{eff} = \pi_{eff}(溶液\,6) - \pi_{eff}(溶液\,1)$$
$$= 0.0245\,気圧 - 0\,気圧$$
$$= 0.0245\,気圧$$

二つの溶液が半透膜で分けられているとき，浸透作用により，低張の尿素溶液から高張のアルブミン溶液の中に水が流れる．やがて水が流れた結果，図1-3のように尿素溶液の容積は減少し，アルブミン溶液の容積が増加する．

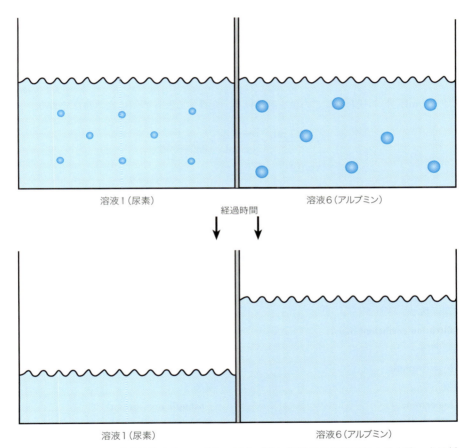

図1-3　1 mmol/L の尿素溶液と 1 mmol/L のアルブミン溶液での浸透圧による水流．水は低張の尿素溶液から高張のアルブミン溶液のほうに半透膜を介して流れる．

9. 膜を介する**浸透圧による水流** osmotic water flow は，実質的浸透圧の差（$\Delta\pi_{eff}$）と膜の透過性によって生まれる．それを，水力学的コンダクタンス hydraulic conductance あるいは，**濾過係数** filtration coefficient（K_f）とよぶ．この問題に関して，K_f は 0.01 mL/分・気圧であり，$\Delta\pi_{eff}$ は問題8で得られた 0.0245 気圧を用いると

14   chapter 1 　細胞および自律生理学

$$\text{水流}＝K_f×\Delta\pi_{eff}$$
$$＝0.01\text{ mL/分・気圧}×0.0245\text{ 気圧}$$
$$＝0.000245\text{ mL/分}$$

10. この問題では，水流と濾過係数(K_f)と問題 9 で得られた有効浸透圧の差を用いる．マンニトール溶液においては $\pi_{eff}＝\sigma gCRT$ である．そのため，二つのマンニトール溶液の間の有効浸透圧の差($\Delta\pi_{eff}$)は次の通りである．

$$\Delta\pi_{eff}＝\sigma g\Delta CRT$$
$$＝\sigma×1×(10\text{ mmol/L}－1\text{ mmol/L})×0.0245\text{ L・気圧/mmol}$$
$$＝\sigma×0.2205\text{ 気圧}$$

ここで，$\Delta\pi_{eff}$ の代わりにこの値を用いて水流を次のように表す．

$$\text{水流}＝K_f×\Delta\pi_{eff}$$
$$＝K_f×\sigma×0.2205\text{ 気圧}$$

水流(0.1 mL/分)の代わりにこの値を置き換え，変換すると σ の値は次の通りである．

$$\sigma＝\frac{0.1\text{ mL}}{\text{分}}×\frac{\text{分・気圧}}{0.5\text{ mL}}×\frac{1}{0.2205\text{ 気圧}}$$
$$＝0.91$$

キーワード

有効浸透圧
　effective osmotic pressure (π_{eff})

濾過係数
　filtration coefficient (K_f)

高浸透圧
　hyperosmotic

高張
　hypertonic

低浸透圧
　hyposmotic

低張
　hypotonic

等浸透圧
　isomostic

等張性
　isotonic

容積モル浸透圧濃度
　osmolarity

浸透
　osmosis

浸透係数
　osmotic coefficient (g)

浸透圧
　osmotic pressure (π)

浸透圧による水流
　osmotic water flow

反射係数
　reflection coefficient (σ)

ファントホッフ式
　van't Hoff equation

症例3　ネルンストの式と平衡電位　　15

症例3
ネルンストの式と平衡電位

この症例では，物質の拡散電位と電気化学平衡についての原理を学ぶ.

■ 問　題

1. 100 mmol/L KCl を含む溶液と 10 mmol/L KCl を含む溶液の 2 種類の溶液が，K^+ をよく通過させるが，Cl^- を全く通過させない膜で仕切られている．このとき，膜で生じる電位差の大きさと方向を答えよ(ただし，2.3 RT/F＝60 mV とする)．また，それぞれの溶液中の K^+ 濃度はこの電位差によって変化するか.

2. 問題 1 と同じ 2 種類の溶液が，Cl^- をよく通過させるが，K^+ を全く通過させない膜で仕切られている．このとき，膜で生じる電位差の大きさと方向を答えよ.

3. 5 mmol/L $CaCl_2$ を含む溶液と 1 μmol/L $CaCl_2$ を含む溶液の 2 種類の溶液が，Ca^{2+} をよく通過させるが，Cl^- を全く通過させない膜で仕切られている．このとき，膜で生じる電位差の大きさと方向を答えよ.

4. 神経線維標本が細胞外液とよく似た組成の人工溶液中にある．標本を 37℃ に平衡化した後，微小電極によって膜で生じる電位差を測定すると，溶液に対して細胞内は −70 mV であった．また細胞内液と細胞外液(人工溶液)の電解質組成を表 1-4 に示す.

表 1-4　神経線維における Na^+ および Cl^- の細胞内外の濃度

イオン	細胞内液(mmol/L)	細胞外液(mmol/L)
Na^+	30	140
K^+	100	4
Cl^-	5	100

37℃ で，2.3 RT/F＝60 mV とした場合，電気化学平衡に最も近いイオンはどれか．また，この条件下での神経膜における，Na^+，K^+，Cl^- の相対的コンダクタンスを答えよ.

解答と解説

1. 異なった KCl 濃度の 2 種類の溶液が K^+ をよく通過させるが，Cl^- を全く通過させない膜で仕切られている．溶液中では KCl は K^+ と Cl^- に電離しているので，膜をはさんで，K^+ および Cl^-，それぞれの濃度勾配が生じる．それぞれのイオンは濃度勾配に従って，濃度の低い方向へ拡散しようとする．しかしながら，この場合，膜は K^+ のみを通過させる．したがって，K^+ は濃度の高いほうから低いほうへ拡散するが，Cl^- は拡散することができない．その結果，正味の正電荷が膜を流れることになり，図 1-4 で示すように電位差 potential difference（K^+ 拡散電位 K^+ diffusion potential）が発生する．拡散電位によって膜の低濃度溶液側に集積した正電荷は，さらなる K^+ の拡散を妨げる（正電荷どうしは反発しあうため）．最終的には，濃度勾配による K^+ の拡散力と正確につりあうのに十分な正電荷が，膜の低濃度溶液側に集積することになる．この状態を電気化学平衡 electrochemical equilibrium といい，この状態下では，イオン（この場合は K^+）を移動させる化学的な駆動力と電気的な駆動力が等しく，反対方向に働くために，さらなる正味のイオンの拡散は起こらない．

　電気化学平衡の形成に必要な K^+ はほんのわずかであるために，イオンが大量に存在する溶液中の K^+ 濃度はこの過程によって変化しない．いい換えると，K^+ の平衡電位は迅速に形成されるので，2 種類の溶液の K^+ 濃度が等しくなるまで K^+ は拡散しない（ちなみに，非電解質溶液の場合では，2 種類の溶液の濃度が等しくなるまで，物質は拡散する）．

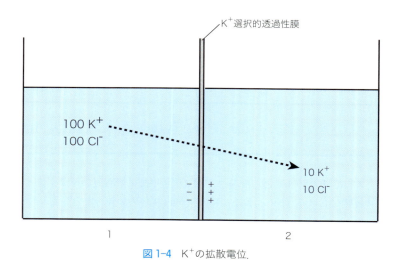

図 1-4　K^+ の拡散電位．

　1 種類の膜透過性のイオン（この場合では K^+）の拡散によって生じる電位差は，ネルンストの式 Nernst equation によって計算することができる．つまり，膜があるイオンだけを通過させる場合に，そのイオンの膜内外の濃度をネルンストの式に代入することによって，平衡電位 equilibrium potential を求めることができる．

$$E = -\frac{2.3\,RT}{zF}\log_{10}\frac{[C_1]}{[C_2]}$$

E＝平衡電位(mV)

2.3 RT/F＝定数(37℃において 60 mV)

z＝当該イオンの電荷数(マイナス，プラスも入れる)

C_1＝一方の溶液中の当該イオン濃度(mmol/L)

C_2＝もう一方の溶液中の当該イオン濃度(mmol/L)

　ここで問題に対する解答を述べる．問題は，「濃度勾配に従う K^+ の拡散によって生じる電位差の大きさと方向を答えよ」であった．この問題は，「これらの濃度条件における K^+ の平衡電位を求めよ」といい換えることができる．実際，ネルンストの式による計算は簡略化することができる．この式は対数関数を含むが，いま，計算の中の正負の符号をすべて無視し，式を電位差の**絶対値**として求めることとする．通常，簡便のために計算式の分子に高濃度の値を，分母に低濃度の値を代入する．電位差の正確な符号は，後から図を参考にして，直観的に求めることができる．

　ここで高濃度溶液の K^+ 濃度は 100 mmol/L，低濃度溶液の K^+ 濃度は 10 mmol/L，また，2.3 RT/F は 37℃において 60 mV であり，z は K^+ の場合，＋1 である．この問題では K^+の平衡電位 K^+ **equilibrium potential** を求めるので，"E" は E_{K^+}(K^+ の平衡電位)とみなすことができる．ここでいま，計算式におけるすべての正負の符号を省略し，最終的な電位差の符号は，後から考えることとする．

$$E_{K^+} = \frac{60\,\text{mV}}{1} \times \log_{10}\frac{100\,\text{mmol/L}}{10\,\text{mmol/L}}$$
$$= 60\,\text{mV} \times \log_{10} 10$$
$$= 60\,\text{mV} \times 1$$
$$= 60\,\text{mV}(\text{平衡電位の絶対値})$$

　平衡電位の方向は，図 1-4 を参照すると知ることができる．問い：K^+ がどちら向きに拡散することによってこの電位差が生じているか．図 1-4 をみると，K^+ は高濃度側(溶液 1)から低濃度側(溶液 2)に拡散していることがわかる．正電荷は膜の溶液 2 側の近傍に集積し，負電荷が膜の溶液 1 側の近傍に集積している．このように，電位差(あるいは K^+ の平衡電位)は，溶液 2 に対して溶液 1 は負に 60 mV になる(別のいい方をすると，電位差は溶液 1 に対して溶液 2 は正に 60 mV になる)．

2. 膜が Cl^- をよく通過させ，K^+ を全く通過させないこと以外は，条件は問題 1 と全く同じである．上述したように，膜をはさんで，K^+ も Cl^- も大きな濃度勾配があり，両イオンとも濃度の低い側に向かって拡散しようとする．しかしながら，いま，Cl^- だけが膜を通過して拡散できる状態にある．すなわち，Cl^- は濃度の高い側から，濃度の低い側に向かって拡散していき，その結果，正味の負電荷が膜を流れることになり，図 1-5 で示すように Cl^-拡散電位 Cl^- **diffusion potential** を発生させる．これにより膜の低濃度溶液側に集積した負電荷は，さらなる Cl^- の拡散を妨げる(負電荷どうしは反発しあうため)．電気化学平衡では，Cl^- が濃度勾配に従って拡散しようとする力が，発生する電位差と正確につりあっている状態にある．いい換えると，電気化学平衡では Cl^- に対する化学的な駆動力と電気的な駆動力の大きさが等しく，方向が真反対である．K^+ の場合と同じように，電位差の形成に必要な Cl^- の拡散はほんのわずかであるために，大量に存在する溶液中の Cl^- 濃度はこの過程によって変化しない．

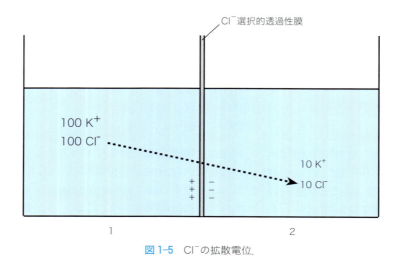

図 1-5 Cl^- の拡散電位.

　今度は，ネルンストの式を用いて，**Cl^- の平衡電位** Cl^- equilibrium potential (E_{Cl^-}) を次のように計算する．平衡電位の絶対値は，計算式の分子に高濃度の値を，分母に低濃度の値を代入し，式の中のすべての符号を無視することによって求めることができる．

$$E_{Cl^-} = \frac{60 \text{ mV}}{1} \times \log_{10} \frac{100 \text{ mmol/L}}{10 \text{ mmol/L}}$$
$$= 60 \text{ mV} \times \log_{10} 10$$
$$= 60 \text{ mV} \times 1$$
$$= 60 \text{ mV（平衡電位の絶対値）}$$

　平衡電位の方向は，図 1-5 から直観的に知ることができる．図 1-5 をみると，Cl^- は高濃度側（溶液 1）から低濃度側（溶液 2）に拡散している．その結果，負電荷は膜の溶液 2 側の近傍に集積し，正電荷が膜の溶液 1 側の近傍に集積している．このように，Cl^- の平衡電位（E_{Cl^-}）は，溶液 1 に対して溶液 2 側において負に 60 mV になる．

3． この問題は，問題 1，問題 2 の類似問題である．Ca^{2+} だけを通過させる膜をはさんで，$CaCl_2$ の濃度勾配が存在する．ここで，問題では，示された濃度条件下での **Ca^{2+} の平衡電位** Ca^{2+} equilibrium potential（すなわち，Ca^{2+} が濃度勾配に従って拡散しようとする力と正確につりあう電位差）を求められている．Ca^{2+} は濃度の高い側から，濃度の低い側に向かって拡散していき，一つの Ca^{2+} は 2 価の正電荷を運ぶ．前述したように，平衡電位の絶対値は，計算式の分子に高濃度の値を，分母に低濃度の値を代入して，式の中のすべての符号を無視し，Ca^{2+} の場合，z は +2 であるから，

$$E_{Ca^{2+}} = \frac{60 \text{ mV}}{2} \times \log_{10} \frac{5 \text{ mmol/L}}{1 \text{ μmol/L}}$$
$$= 30 \text{ mV} \times \log_{10} \frac{5 \times 10^{-3} \text{ mol/L}}{1 \times 10^{-6} \text{ mol/L}}$$
$$= 30 \text{ mV} \times \log_{10} 5 \times 10^3 \text{ mol/L}$$

$$= 30\,\text{mV} \times 3.699$$
$$= 111\,\text{mV}$$

　平衡電位の方向は，図1-6から直観的に知ることができる．図1-6をみると，Ca^{2+}は高濃度側（溶液1）から低濃度側（溶液2）に拡散しており，その結果，正電荷は膜の溶液2側の近傍に集積し，負電荷が膜の溶液1側の近傍に集積している．このように，Ca^{2+}の平衡電位（$E_{Ca^{2+}}$）は，溶液2に対して溶液1側において負に111 mVになる．

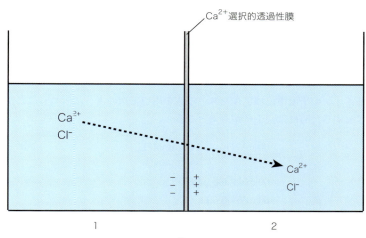

図1-6　Ca^{2+}の拡散電位．

4．この問題では，Na^+，K^+およびCl^-の細胞内外の濃度と神経線維において測定された**膜電位 membrane potential**が示されている．問題は，「示された状態で，電気化学平衡に最も近いイオンはどれか」である．間接的には，「示された状態において，**膜透過性 membrane permeability**または**コンダクタンス conductance**が最も高いイオンはどれか」を問われている．この問題を解答するためには，まず示された濃度勾配における各イオンの平衡電位を計算する必要がある（前述したように，ネルンストの式を用いて平衡電位の絶対値を計算し，その後，直観的に平衡電位の方向を求める）．それから，**計算によって求めた各イオンの平衡電位と実際に測定された膜電位を比較する**．もし，あるイオンの平衡電位が測定された膜電位と近い，あるいは等しければ，そのイオンは電気化学平衡に近い，あるいは電気化学平衡に達している，すなわちそのイオンは高い透過性またはコンダクタンスを有していると考えることができる．反対に，もし，あるイオンの平衡電位が測定された膜電位と遠ければ，そのイオンは電気化学平衡から遠い，すなわちそのイオンは低い透過性またはコンダクタンスを有していることになる．

　図1-7は神経線維の模式図と3種類のイオンの細胞内および細胞外における濃度を示している．各イオンの平衡電位の符号（直観的に知ることができる）は，細胞膜上に矢印の方向で示している．膜電位と平衡電位は常に細胞外に対する細胞内の電位によって表現されることに注意すること．たとえば，この問題では，膜電位の絶対値は70 mVであるが，細胞内は負であるので，決まりによ

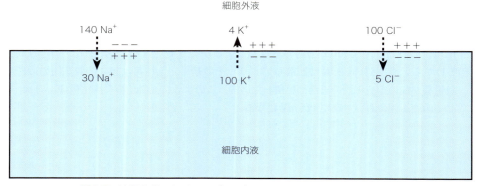

図 1-7　神経線維における Na^+，K^+ および Cl^- の平衡電位の方向性．

り，$-70\,\mathrm{mV}$ と表す．

　ここで，各イオンの平衡電位はネルンストの式を用いて次のように求めることができる．平衡電位の符号を理解するためには図 1-7 が参考となる．

$$\begin{aligned}
E_{Na^+} &= \frac{60\,\mathrm{mV}}{1} \times \log_{10} \frac{140\,\mathrm{mmol/L}}{30\,\mathrm{mmol/L}} \\
&= 60\,\mathrm{mV} \times \log_{10} 4.67 \\
&= 60\,\mathrm{mV} \times 0.669 \\
&= 40\,\mathrm{mV}(あるいは +40\,\mathrm{mV}，細胞内が正) \\
E_{K^+} &= \frac{60\,\mathrm{mV}}{1} \times \log_{10} \frac{100\,\mathrm{mmol/L}}{4\,\mathrm{mmol/L}} \\
&= 60\,\mathrm{mV} \times \log_{10} 25 \\
&= 60\,\mathrm{mV} \times 1.40 \\
&= 84\,\mathrm{mV}(あるいは -84\,\mathrm{mV}，細胞内が負) \\
E_{Cl^-} &= \frac{60\,\mathrm{mV}}{1} \times \log_{10} \frac{100\,\mathrm{mmol/L}}{5\,\mathrm{mmol/L}} \\
&= 60\,\mathrm{mV} \times \log_{10} 20 \\
&= 60\,\mathrm{mV} \times 1.3 \\
&= 78\,\mathrm{mV}(あるいは -78\,\mathrm{mV}，細胞内が負)
\end{aligned}$$

　これらの計算は次のように解釈することができる．示されたイオン濃度条件下での Na^+ の平衡電位は $40\,\mathrm{mV}$ と計算された．いい換えると，もし Na^+ が電気化学平衡に達していれば，膜電位は $40\,\mathrm{mV}$ になるはずである．しかしながら，実際に測定された膜電位は，$-70\,\mathrm{mV}$ であり，$40\,\mathrm{mV}$ とはかけ離れている．したがって，Na^+ は電気化学平衡とは遠いので，Na^+ のコンダクタンスまたは膜透過性は低いと考えることができる．一方，もし K^+ が電気化学平衡に達していれば，膜電位は $-84\,\mathrm{mV}$ になるはずである．実際に測定された膜電位は，$-70\,\mathrm{mV}$ であり，$-84\,\mathrm{mV}$ と適度に近い．したがって，K^+ はほぼ電気化学平衡に近いと考えることができる．Cl^- の平衡電位は $-78\,\mathrm{mV}$ と計算され，3 種類のイオンの中では最も測定された膜電位（$-70\,\mathrm{mV}$）に近い．したがって，神経の細胞膜における最も高いコンダクタンスを有するイオンは Cl^- であり，その次に K^+ が高く，Na^+ が最も低い．

キーワード

コンダクタンス
conductance

拡散電位
diffusion potential

電気化学平衡
electrochemical equilibrium

平衡電位
equilibrium potential

膜電位
membrane potential

ネルンストの式
Nernst equation

透過性
permeability

22 chapter 1 細胞および自律生理学

症例 4

原発性低カリウム血性周期性四肢麻痺症

　16 歳の男性．高校の陸上部で短距離をしている．最近，練習を終えた後，脱力感を感じ，下肢がゴムになったように感じた．食事，特に炭水化物を摂取すると，気分がさらに悪くなった．ある日，競技の直後に歩けなくなり，トラックから担架で運ばれた．両親はとても心配し，小児科医の診察を予約した．小児科医は精密検査を行い，血清カリウム(K^+)濃度を測定したが，正常値(4.5 mEq/L)であった．ところが，小児科医は K^+ 濃度との関係を疑っており，踏み台昇降による激しい運動の直後に再度，測定を行った．その結果，踏み台昇降後では，血清 K^+ 濃度は非常に低かった(2.2 mEq/L)．原発性低カリウム血性周期性四肢麻痺症という遺伝性疾患と診断され，カリウム補給を受けた．

■ 問 題

1．正常な K^+ の細胞外および細胞内の濃度分布を答えよ．K^+ が最も多く存在するのはどこか．

2．K^+ の細胞内外の濃度分布を変化させる主要な因子は何か．

3．神経細胞や骨格筋細胞などの興奮性細胞において，血清 K^+ 濃度と静止膜電位との関連性を述べよ．

4．血清 K^+ 濃度が減少すると，どのように骨格筋細胞の静止膜電位が変化するか．

5．血清 K^+ 濃度の減少が，骨格筋の筋力を低下させる機構を述べよ．

6．なぜ，運動した後に脱力感を感じたのか．また，なぜ炭水化物摂取後に脱力感が悪化したのか．

7．カリウム補給がどのような機構で，症状を改善すると期待されるのか．

8．もう一つの遺伝性疾患である原発性高カリウム血性周期性四肢麻痺症は，初期に骨格筋の自発的収縮(痙攣)が起こり，その後，慢性的に筋力低下を引き起こす．骨格筋の活動電位のイオン動態を考え，血清 K^+ 濃度の上昇が筋の自発的収縮と引き続く慢性的筋力低下を引き起こす機構を説明せよ．

解答は次のページ

解答と解説

1. 体内の K^+ のほとんどは細胞内液に存在し，K^+ は細胞内の主要な陽イオンである．細胞内の K^+ 濃度は細胞外の 20 倍以上存在する．このような K^+ の非対称的分布は細胞膜に存在する Na^+–K^+ adenosine trisphosphatase（ATPase）の働きにより維持されている．Na^+–K^+ ATPase は ATP をエネルギー源として用い，電気化学的勾配に逆らって，K^+ を細胞外から細胞内に輸送し，これにより細胞内の K^+ 濃度を高く維持している．

2. ホルモンや薬物など，いくつかの因子が，細胞内外の **K^+分布 K^+ distribution** に影響を与える（図 1-8）．そのような K^+ の再分布を **K^+移動 K^+ shift** といい，K^+ が細胞外から細胞内へ，あるいは細胞内から細胞外へ**移動**することを意味している．正常な細胞外 K^+ 濃度は低く保たれているため，K^+ 移動は細胞外液あるいは血清 K^+ 濃度の顕著な変化を引き起こすことになる．

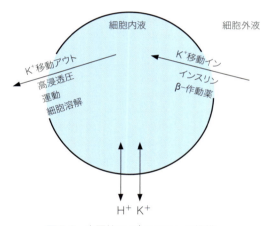

図 1-8　内因性の K^+ のバランス機構．

　細胞外から細胞内へ K^+ を移動させる主要な因子は，**インスリン insulin**，**β アドレナリン受容体作動薬 β–adrenergic agonist**（アドレナリン adrenaline やノルアドレナリン noradrenaline），アルカリ血症 alkalemia などである．反対に細胞内から細胞**外**へ K^+ を移動させる主要な因子は，インスリン欠乏，β アドレナリン受容体拮抗薬 β–adrenergic antagonist，**運動 exercise**，高浸透圧 hyperosmolarity，細胞溶解，酸血症 acidemia などである．したがって，インスリンや β アドレナリン受容体作動薬は細胞外から細胞内へ K^+ を移動させる結果，血清 K^+ 濃度を減少させる作用を有する（低カリウム血症 hypokalemia）．反対にインスリン欠乏，β アドレナリン受容体拮抗薬，運動，高浸透圧，細胞溶解は細胞内から細胞外へ K^+ を移動させる結果，血清 K^+ 濃度を上昇させる作用を有する（高カリウム血症 hyperkalemia）．

3. 静止状態（活動電位の間にある，神経や筋細胞が興奮していない状態）では，神経細胞や骨格筋細胞の細胞膜は，K^+に対して高い透過性を有している．細胞膜内外では Na^+-K^+ ATPase の働きにより K^+ の大きな濃度勾配（細胞外で低く，細胞内で高い K^+ 濃度）がつくられている．K^+ に対する化学的な大きな駆動力と K^+ に対する高いコンダクタンスは，K^+ を細胞内から細胞外へ拡散させる．症例 3 で述べたように，この過程により細胞内電位が負になる，いい換えると K^+ 拡散電位が生じ，静止膜電位 resting membrane potential の形成に重要な働きをしている．静止状態では K^+ のコンダクタンスは非常に高いので，静止膜電位は K^+ の平衡電位 K^+ equilibrium potential に近くなる（K^+ の濃度勾配からネルンストの式で計算することができる）．

　血清（細胞外液）の K^+ 濃度が変化すると，それに伴い K^+ の平衡電位も変化し，その結果，静止膜電位が変化する．血清 K^+ 濃度の減少は細胞内外の K^+ 濃度勾配をさらに大きくすることになり，K^+ の平衡電位がより負に偏位する（過分極 hyperpolarization）．K^+ の平衡電位が負に偏位すれば，静止膜電位も負に偏位する．反対に，血清 K^+ 濃度の上昇は細胞内外の K^+ 濃度勾配を小さくすることになり，K^+ の平衡電位は静止膜電位ともに負の度合いは減る．

4. この問題の解答はすでにこれ以前の解説で説明してきた．血清 K^+ 濃度が減少する（低カリウム血症 hypokalemia）と骨格筋細胞の静止膜電位はより負に偏位する（過分極）．したがって，血清 K^+ 濃度が減少すると，細胞膜内外でより大きな K^+ 濃度勾配が形成されることになり，K^+ の平衡電位がより大きく（より負に偏位することに）なる．静止状態では骨格筋の細胞膜の K^+ コンダクタンスは非常に高いので，膜電位はこのより負に偏位した K^+ の平衡電位に近づくことになる．

5. 筋力低下をもたらす機構を説明するためには，まず骨格筋の活動電位発生の仕組みを知る必要がある．図 1-9 は活動電位と K^+ および Na^+ の比コンダクタンスの相対的変化を重ねて表示したものである．

　骨格筋で発生する活動電位 action potential は非常に速く（持続時間は約 1 ミリ秒），脱分極 depolarization（上昇相）と再分極 repolarization の二つの過程から成り立っている．静止膜電位は約 $-70\,mV$ であり（細胞内が負），これは前述したように静止状態では K^+ のコンダクタンスが非常に高く，静止膜電位は K^+ の平衡電位に近いからである．一方，静止状態では Na^+ のコンダクタンスは低く，そのために静止膜電位は Na^+ の平衡電位からは遠い．活動電位は内向き電流 inward current（筋細胞内への正電荷の流入）が筋細胞膜の脱分極を引き起こすことから始まる．この内向き電流は通常，細胞膜の近接部からの活動電位の伝播によって引き起こされる．筋細胞の膜電位を脱分極させるために十分な内向き電流によって閾膜電位 threshold potential（約 $-60\,mV$）に達すると，電位依存性 Na^+ チャネルの活性化ゲート activation gate がすばやく開き，その結果，Na^+ のコンダクタンスが上昇し，K^+ のコンダクタンスよりも大きくなる．この急速な Na^+ のコンダクタンスの上昇はさらなる Na^+ の流入を生じ，膜電位を Na^+ の平衡電位側へ脱分極させ，この過程が活動電位の上昇相 upstroke of the action potential を形成する．上昇相に引き続き，再分極が起こり，静止膜電位に戻る．再分極は二つのゆっくりとした過程から形成される．一つは Na^+ チャネルの不活性化ゲート inactivation gate の閉鎖（Na^+ チャネルを閉じ，Na^+ のコンダクタンスを減少させる）であり，もう一つは K^+ のコンダクタンスの上昇であり，膜電位を K^+ の平衡電位に戻す働きをする．

26　chapter 1　細胞および自律生理学

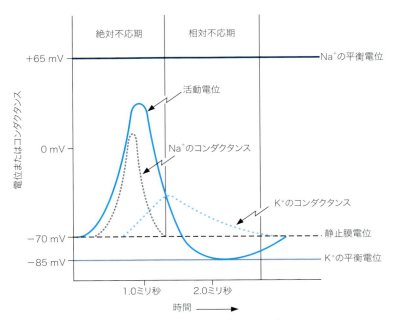

図 1-9　神経と骨格筋における活動電位と Na^+ および K^+ のコンダクタンスの経時変化．(Costanzo LS: *BRS Physiology*, 5th ed. Baltimore, Lippincott Williams & Wilkins, 2011, p 10 より許可を得て転載)

　ここで，この活動電位の発生機序を考え，血清 K^+ 濃度の減少が骨格筋の筋力低下をもたらす機構を考察してみる．すでに考察したように，血清 K^+ 濃度の減少は K^+ の平衡電位，静止膜電位ともに負に偏位させる．この状態では静止膜電位は閾膜電位よりもかなり遠いので，膜電位が脱分極して閾膜電位に達し，活動電位の上昇相を形成させるためには，より多くの内向き電流が必要になる．いい換えると，活動電位の発生はより難しくなる．活動電位が発生しなければ，骨格筋は収縮することができず，その結果，骨格筋の筋力低下をきたし，下肢はゴム rubber になったように感じたのである．

6．なぜ，運動した後に原発性低カリウム血性周期性四肢麻痺症 primary hypokalemic periodic paralysis が発症するのか，また，なぜ炭水化物摂取後に症状が悪化したのかを考える．まず，その機構は完全には解明されていないが，運動をすると細胞内の K^+ が細胞外へ移動することが知られている．また，運動は局所的に細胞外の K^+ 濃度を一過性に上昇させる作用のあることが知られている（ちなみに，この局所的な K^+ 濃度の上昇は運動中の骨格筋内の血流増加によってもたらされると考えられている）．正常では，運動後，K^+ は細胞内に取り込まれる．しかしながら，遺伝性疾患のために，この K^+ の再取込みが過剰になり，低カリウム血症をきたすことになる．
　炭水化物の摂取が症状を増悪させるのは，グルコースがインスリンの分泌を促進するからである．インスリンは K^+ を細胞内へ取り込ませる重要な役割を有している．このインスリン依存的な K^+ の細胞内への取込みが，運動後の K^+ の再取込みを増強し，さらなる低カリウム血症をきたすことになる．

7. カリウム補給は細胞外液における K^+ を補給することになり，これは運動後の K^+ の過剰な細胞内への取込みを相殺させることになる．小児科医はこの症状の生理的な機構（運動後に K^+ が過剰に細胞内に取り込まれること）を理解していたので，十分な K^+ の補給が血清 K^+ の減少を改善したのである．

8. もう一つの遺伝性疾患である原発性高カリウム血性周期性四肢麻痺症 primary hyperkalemic periodic paralysis も筋脱力を引き起こすことが知られている．しかしながら，この疾患では，慢性的な筋力低下の前に骨格筋の自発的収縮（痙攣 spasm）が起こる．この症状の進行も骨格筋の活動電位発生の仕組みから説明することができる．

初期の骨格筋の自発的収縮（痙攣）は，前述した考察の中で理解することができる．血清 K^+ 濃度が上昇する（高カリウム血症 hyperkalemia）と，K^+ の平衡電位および静止膜電位ともに，負の度合いが減少する（脱分極側にシフトする）．静止膜電位は閾膜電位に近づくことになり，その結果，活動電位発生のために必要な内向き電流は少なくてすむ．

発症初期に骨格筋の自発的収縮（痙攣）が起こり，その後，慢性的な筋力低下が起こる機構を説明することは難しい．筋の膜電位が閾値に近づけば，活動電位は発生し続けるだろうか．実際にはそうではない．これは Na^- チャネル Na^+ channel の二つのゲートのふるまいに原因がある．Na^+ チャネルの活性化ゲートは脱分極によって**開き**，これは活動電位の上昇相を形成する．一方，Na^+ チャネルの不活性化ゲートは，活性化ゲートよりもゆっくりとだが，脱分極によって**閉じて**しまう．したがって，高カリウム血症のような持続的な脱分極を引き起こす状態では，不活性化ゲートが閉じたままになっている．不活性化ゲートが閉じていると，どんなに活性化ゲートが開いていても Na^+ チャネルは閉じている状態になる．活動電位が発生するためには，Na^+ チャネルの二つのゲートがともに開いている必要があり，不活性化ゲートが閉じていては，活動電位は発生しない．

キーワード

活動電位
  action potential

活性化ゲート
  activation gate

β アドレナリン受容体作動薬
（アドレナリンやノルアドレナリン）
  β–adrenergic agonist
  (adrenaline, noradrenaline)

脱分極
  depolarization

運動
  exercise

高カリウム血症
  hyperkalemia

低カリウム血症
  hypokalemia

不活性化ゲート
  inactivation gate

インスリン
  insulin

内向き電流
  inward current

K^+ 分布
  K^+ distribution

K^+ の平衡電位
  K^+ equilibrium potential

K^+ 移動
  K^+ shift

Na^+ チャネル
  Na^+ channel

再分極
  repolarization

28 chapter 1 細胞および自律生理学

静止膜電位
   resting membrane potential

閾膜電位
   threshold potential

上昇相
   upstroke

症例 5

硬膜外麻酔：神経の活動電位に対するリドカインの作用

27 歳の女性．生来健康であった．第一子を妊娠中．経過は良好だが，予定日が近づくにつれて経腟分娩の際の苦痛が怖くなってきた．母親や 5 人の姉妹から分娩時の苦痛について聞かされていたためである．産科医に相談したところ，硬膜外麻酔による無痛分娩を勧められた．そして局所麻酔薬であるリドカインを腰髄の硬膜外腔に注入するという一連の手順の説明を受けた．この麻酔薬は知覚神経の神経線維の活動電位を抑制することで痛みを抑えるということだった．この話に安心して，母親たちの話は聞き流すことにした．予定日に分娩を開始し，硬膜外麻酔を受けることで，10 時間の分娩時間をほとんど無痛で過ごし，3,100 g の元気な男の子を出産した．そして母親や姉妹に無痛分娩は本当によかったと話した．

■ 問　題

1. リドカインやその他の局所麻酔薬は，特定のイオンチャネルと結合することで神経線維の活動電位発生を抑制する．局所麻酔薬が低濃度の場合は，活動電位の発生頻度を低下させる．高濃度の場合は，活動電位の発生を完全に抑制してしまう．これらのことと，活動電位の生成機序から考えて，リドカインはどんなイオンチャネルをブロックしていると考えられるか．

2. リドカインは pK＝7.9 の弱塩基であるが，生理学的 pH では，リドカインは主に電離しているか，していないか．

3. リドカインはイオンチャネルの**細胞内**領域に結合することで，イオンチャネルをブロックする．したがって，リドカインは神経細胞の細胞膜を通過する必要がある．このことを踏まえて，硬膜外のpH が 7.4 から 7.0 へと酸性側に変化した場合，リドカインの効果は増強するか，減弱するか，変化しないかを答えよ．

4. 活動電位の生成機序を踏まえて，リドカインが神経線維の活動電位の伝導をどのように変化させるのかを答えよ．

30　chapter 1　細胞および自律生理学

解答と解説

1. リドカインがどのイオンチャネルをブロックしているかを知るには，どのようなイオンチャネルが活動電位 action potential に重要であるかを知る必要がある．神経が発火していないときは，K^+ チャネルと Cl^- チャネルの働きにより K^+ と Cl^- の透過性が高い．活動電位が発生するときには，電位依存性 Na^+ チャネルが最も重要である．電位依存性 Na^+ チャネル voltage–gated Na^+ channel は脱分極によって開き，Na^+ の平衡電位 equilibrium potential に近づく方向，つまり脱分極する方向へさらに変化させる．再分極 repolarization 時には，電位依存性 Na^+ チャネルは閉じて K^+ チャネルが開く．そのため神経細胞の膜電位は静止膜電位へと戻っていく．

　リドカイン lidocaine やその他の局所麻酔薬 local anesthetic agent は，電位依存性 Na^+ チャネルをブロックする．低濃度の場合には，活動電位の発生頻度(dV/dt)を遅くし，高濃度の場合には活動電位が完全に抑制される．

2. ブレンステッド–ローリー Brønsted–Lowry の定義では，弱酸 weak acid(HA)は水素イオン(H^+)を遊離して A^- となる．またリドカインなどの弱塩基 weak base(B)が水素イオンを受け取ると BH^+ となる．リドカイン(弱塩基)の pK は 7.9 であるので，生理学的 pH(pH＝7.4)の場合はリドカインの大半は BH^+ となり，プラスの電荷を帯びていることになる．これはヘンダーソン–ハッセルバルヒの式 Henderson–Hasselbalch equation で確かめることができる．

$$pH = pK + \log \frac{B}{BH^+}$$

生理学的 pH は 7.4 で，リドカインの pK は 7.9 であるので

$$7.4 = 7.9 + \log \frac{B}{BH^+}$$

$$-0.5 = \log \frac{B}{BH^+}$$

$$0.316 = \frac{B}{BH^+}$$

$$\frac{BH^+}{B} = 3.16$$

　したがって，生理学的 pH では BH^+ の濃度は B のおよそ 3 倍になる．つまり生理学的 pH ではリドカインの多くは電荷を帯びた状態になっている．

3. リドカインが Na^+ チャネルを細胞内からブロックするには脂質二重層である神経細胞の細胞膜を通過する必要がある．電荷を持たない状態のリドカインは電荷を帯びた状態のリドカインよりも脂質親和性が高い(高脂溶性 high lipid solubility)ため，細胞膜を通過しやすい．したがって，生理学的 pH では，電荷を帯びた状態のリドカインのほうが電荷を帯びていないリドカインよりも多いが(問題 2 参照)，電荷を帯びていないリドカインもある程度存在し，それが細胞膜を通過して神経細胞の内部へ入ることができる．

　硬膜外腔の pH が 7.0 に変化した場合は，平衡状態がより BH^+ 側へ傾く．上と同様にヘンダーソン–ハッセルバルヒの式で確かめてみる．

$$pH = pK + \log \frac{B}{BH^+}$$

$$7.0 = 7.9 + \log \frac{B}{BH^+}$$

$$-0.9 = \log \frac{B}{BH^+}$$

$$0.126 = \frac{B}{BH^+}$$

$$\frac{BH^+}{B} = 7.94$$

　このように，より酸性の条件下では，電荷を帯びた状態のリドカインが電荷を帯びていない状態のリドカインのおよそ8倍も存在することがわかる．つまり，pHが酸性に傾くと細胞膜を通過できるリドカインが**減少する**ことになり，リドカインが細胞内の作用部位に到達しにくくなるため，リドカインの作用が**減弱**してしまう．

4. **活動電位の伝導** propagation of action potential（たとえば，感覚神経の軸索など）は脱分極した部分から隣接する脱分極していない部分へと流れる**局所電流** local current によって生じる．そして活動電位の**上昇相** upstroke で脱分極を起こす電流は，細胞内へ流れ込むNa$^+$による**内向きNa$^+$電流** inward Na$^+$ current である．リドカインが電位依存性Na$^+$チャネルをブロックすると，Na$^+$の流入が妨げられて内向きNa$^+$電流が生じなくなる．したがって，内向きNa$^+$電流によってもたらされるはずの活動電位も発生しなくなる．

キーワード

活動電位
action potential

ヘンダーソン–ハッセルバルヒの式
Henderson–Hasselbalch equation

リドカイン
lidocaine

脂溶性
lipid solubility

内向きNa$^+$電流
inward Na$^+$ current

局所麻酔薬
local anesthetic agent

局所電流
local current

活動電位の伝導
propagation of action potential

再分極
repolarization

上昇相
upstroke

電位依存性Na$^+$チャネル
voltage–gated Na$^+$ channel

弱酸
weak acid

弱塩基
weak base

32   chapter 1　細胞および自律生理学

症例 6
多発性硬化症：髄鞘と伝導速度

　32 歳の女性．競走馬生産牧場に勤務し，馬の世話をしている．27 歳のとき，はじめて目のかすみを感じ，新聞などの細かい文字が読みにくくなった．しかししばらくして，自然に元通りにみえるようになったので放置していた．だが 10 カ月ほど後に再び目のかすみが現れ，それ以外の症状も現れた．物が二重にみえ，足にしびれを感じ，足に力が入りにくくなったため，馬を引いて歩くこともできなくなった．

　神経内科医を受診し，検査を受けた．頭部 MRI 画像には多発性硬化症の典型的な変化が認められた．視覚誘発電位では，潜時の延長を認め，神経伝導速度の低下が確かめられた．病名が明らかになってからも再発が 2 回あり，現在はインターフェロン β で治療を受けている．

問　題

1．活動電位は神経線維上をどのように伝導していくのか．

2．長さ定数とは何か，長さ定数を増大させる因子には何があるか．

3．活動電位はどうして非減衰性に伝導するのか．

4．神経線維の直径は伝導速度にどのように影響するか，またそれはなぜか．

5．髄鞘は伝導速度にどのように影響するか，またそれはなぜか．

6．有髄線維には，どうしてランビエ絞輪(髄鞘の切れ目)が必要なのか．

7．彼女は多発性硬化症と診断された．多発性硬化症は中枢神経系の軸索が髄鞘を喪失する脱髄疾患である．髄鞘の喪失によって神経伝導速度はどのように変化するか．

解答は次のページ

解答と解説

1. **活動電位の伝導** propagation of action potential は**局所電流** local current によって神経線維に沿って伝えられる．静止時でも，神経線維は分極している（細胞外を基準として細胞内がマイナス電位である）．活動電位が発生する際には，活動電位の上昇相に生じる内向き電流が細胞膜を脱分極させ，膜電位を逆転させる（局所的に一瞬プラス電位となる）．脱分極は隣接する部位へ局所電流によって広がっていく．これを**電気緊張性波及（伝播）** electrotonic conduction という（図1-10参照）．電気緊張性波及は遠くに伝播するに従って減衰していくので，局所電流による伝播は**減衰性** decrementally（脱分極が発生部位から遠ざかるにつれて減衰する性質）である．つまり活動電位が発生した部位から遠い部位では，局所電流による脱分極は小さくなる．しかし局所電流によって生じた脱分極がその部位の閾値を超えると，その部位に新たな活動電位が発生するので，活動電位が伝えられたことになる．

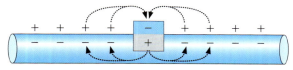

図1-10　無髄線維での局所電流の伝播．四角で囲った部分で活動電位が発生し，膜の内外の極性（膜電位）が逆転している．

2. 長さ定数は電位が波及する距離を示す指標である．活動電位を生じた部位を原点として，原点に生じた活動電位による電位変化を100％としたとき，局所電流によって生じた電位変化が原点の37％まで減衰する点までの距離を長さ定数という．したがって，長さ定数が長いほど，電位変化は減衰しにくくなり，より遠くまで局所電流による影響が及ぶことになる．そして長さ定数を大きくする因子には"膜抵抗の増大"と"内部抵抗の減少"がある．**膜抵抗** membrane resistance **が増大**すると電流が細胞膜を通過しにくくなるため，結果的に軸索に沿って電流が遠くまで流れやすくなる．**内部抵抗** internal resistance **が減少**すると，当然電流が軸索に沿って遠くまで流れやすくなる．したがってどちらの場合でも，局所電流が減衰しにくくなり，長さ定数が長くなる．

3. ここまでで述べたように，局所電流の伝播は**減衰性**である．では，**活動電位の伝導** propagation of action potential **は非減衰性**であるのはなぜだろうか．ある場所で活動電位が生じると，局所電流の伝播によって隣接する部位が脱分極する．このとき脱分極が閾値に達すれば，そこに**新たな活動電位が生じる**．このようにしてできた新しい活動電位によって，もとの活動電位の電位変化の大きさは保存されることになる．この新しい活動電位がさらに隣の部位の脱分極を起こし，それが閾値を超えることで，さらに次の活動電位を発生する．こうして，軸索に沿って次々と新しい活動電位が発生していくので，活動電位は非減衰性に軸索を伝わっていくことができる（伝導）．

4. 神経線維の<u>直径が大きくなる</u>と，神経線維の内部抵抗が小さくなる．内部抵抗が小さくなるので，長さ定数は長くなる．長さ定数が長くなると，局所電流が遠くまで広がりやすくなるので，局所電流はその分だけ遠くに次の活動電位を生じさせることができる．したがって<u>伝導速度</u> **conduction velocity** は速くなる．

5. <u>髄鞘形成</u> **myelination** は伝導速度を速くする働きをしている．<u>髄鞘</u> **myelin** は軸索を包む絶縁体であり，膜抵抗を増大させ，膜容量（細胞膜の持つ電気容量）を減少させる．<u>膜抵抗の増大</u>によって，電流が細胞膜を通過しにくくなるため，結果的に軸索に沿って電流が遠くまで流れやすくなる（当然，<u>長さ定数</u> **length constant** は大きくなっている）．また，<u>膜容量</u> **membrane capacitance** <u>の減少</u>には，局所電流による電位変化を速める効果があり，このことも伝導速度を速くすることに役立っている．

6. 有髄線維上を活動電位が伝導するためには，髄鞘に一定間隔の切れ目が必要になる（<u>ランビエ絞輪</u> **node of Ranvier**）．神経の活動電位は，Na^+チャネルの開口による脱分極と，それに続いて起きるK^+チャネルの開口による再分極からなる．これらのチャネルの開口によって，細胞膜をイオンが通過できるようになり，活動電位の脱分極・再分極の性質が決まってくる．有髄線維では，Na^+チャネルやK^+チャネルは細胞膜全体に均一に存在するわけではなく，ランビエ絞輪の部分に集中している．したがって，ランビエ絞輪では，活動電位の発生に必要なイオン電流が細胞膜を流れることができる．ランビエ絞輪の間にある髄鞘に包まれた部分では，膜抵抗は非常に大きいため，局所電流は次のランビエ絞輪まで軸索に沿って流れ，次のランビエ絞輪で活動電位を発生させる．このように，活動電位がランビエ絞輪からランビエ絞輪へと跳び跳びに伝導するため，これを<u>跳躍伝導</u> **saltatory conduction** という（図1-11）．もし髄鞘に切れ目がなかったら，活動電位を発生するためのイオンチャネルの存在場所がないため，活動電位を伝導することができなくなる．

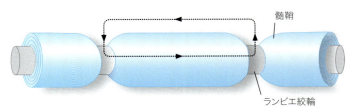

図1-11 有髄線維．活動電位はランビエ絞輪で生じる．

7. <u>多発性硬化症</u> **multiple sclerosis** は最も多い中枢神経脱髄疾患 demyelinating disease である．髄鞘の希薄化・喪失（脱髄）によって<u>膜抵抗が減少</u>するため，電気緊張性波及の過程で細胞膜から漏れ出る電流が多くなる．いい換えると，局所電流が減衰しやすくなる（つまり<u>長さ定数が短くなる</u>）．そしてついには次のランビエ絞輪に活動電位を起こせなくなってしまうのである．

36　chapter 1　細胞および自律生理学

キーワード

伝導速度
conduction velocity

電気緊張性波及（伝播）
electrotonic conduction

長さ定数
length constant

局所電流
local current

膜容量
membrane capacitance

膜抵抗
membrane resistance

多発性硬化症
multiple sclerosis

髄鞘
myelin

ランビエ絞輪
node of Ranvier

活動電位の伝導
propagation of action potential

跳躍伝導
saltatory conduction

症例 7　重症筋無力症：神経筋接合部での伝達　　37

症例 7

重症筋無力症：神経筋接合部での伝達

　23 歳の女性．地方紙の新聞記者．この 8 カ月余りの間，奇妙な症状に悩まされていた．たとえば，目が疲れやすくなり，15 分以上資料を読めなくなった．また，食事や歯磨きなどの日常の動作でも疲労を感じるようになり，疲労がひどくて仕事をこなせなくなってきた．そして，重い機材を運べなくなったために，ときには仕事を断らざるを得なくなってしまった．この不可解な症状が心配になり，内科を受診した．

　内科医は重症筋無力症の可能性があると説明した．そして血清抗体検査の結果を待つ間に，アセチルコリンエステラーゼ阻害薬であるピリドスチグミンを試験的に服用することになった．薬を飲み始めてから調子はよくなり，体力は元通りに回復してきた．やがて抗体陽性という検査結果が返ってきて，重症筋無力症の診断が確定した．

■　問　題

1．神経筋接合部での伝達は，どのような仕組みで行われるか．

2．どのような抗体が血清中からみつかったか．その抗体はどのようなタンパク質と結合するか．

3．どうして重症筋無力症では重度の筋力低下が認められるか，神経筋接合部での伝達の仕組みを踏まえて説明せよ．

4．重症筋無力症による筋力低下が，（アセチルコリンエステラーゼ阻害薬である）ピリドスチグミンで回復するのはどうしてか．

5．以下の薬物が神経筋接合部での伝達にどのように影響するかを考えよ．それぞれの薬物の作用を述べよ．そして重症筋無力症に**禁忌**の薬物を答えよ．
　ボツリヌス毒素
　クラーレ
　ネオスチグミン
　ヘミコリニウム

6．ランバート–イートン症候群 Lambert–Eaton syndrome は進行性の筋力低下や疲労を症状とする，重症筋無力症とは別の神経筋疾患である．この疾患はシナプス前終末に存在する Ca^{2+} チャネルに対する抗体によって引き起こされる．この抗体は Ca^{2+} チャネルに結合し Ca^{2+} の運動神経のシナプス前終末への流入を抑制するため，シナプス前終末における脱分極とアセチルコリンの放出が起こらない．重症筋無力症とランバート–イートン症候群の実験モデルとして運動神経を反復的に刺激しその神経が支配している骨格筋線維で発生する活動電位を観察するとしよう．この二つの疾患の病態生理学から，運動神経への反復的な刺激はどのような骨格筋活動電位への作用が予測されるか．予測されることの違いから，神経への反復刺激は二つの疾患の治療にどのような役割を果たすと考えられるか．

解答と解説

1. **神経筋接合部での伝達** neuromuscular transmission は，運動神経の活動電位が，その運動神経の支配する筋細胞の活動電位を引き起こす過程である．その伝達の過程は図 1-12 に示すようにいくつかの段階からなる．(i)活動電位が伝導してきて運動神経のシナプス前終末 presynaptic terminal を脱分極させる．(ii)シナプス前終末の脱分極により，電位依存性 Ca^{2+} チャネルが開口し，シナプス前終末に Ca^{2+} が流入する．(iii)流入した Ca^{2+} が，シナプス小胞の開口放出 exocytosis を引き起こす．シナプス小胞には**アセチルコリン** acetylcholine（ACh）が貯えられているので，シナプス間隙 synaptic cleft にアセチルコリンが放出される．(iv)アセチルコリンはシナプス間隙へと拡散する．そして筋線維上の**終板** muscle end plate に到達して，終板にあるニコチン性**アセチルコリン受容体** nicotinic ACh receptor（AChR）と結合する．(v)ニコチン性アセチルコリン受容体はそれ自体が Na^+ と K^+ を通すイオンチャネルであり，アセチルコリンと結合するとチャネルが開く．(vi)ニコチン性アセチルコリン受容体の開口によって，Na^+ と K^+ はそれぞれの電気化学勾配に従って移動する．その結果，脱分極が生じる．(vii)この脱分極を**終板電位** end plate potential とよぶ．終板電位は筋細胞の終板周辺に伝播する．(viii)そして筋細胞の脱分極が閾値に達して活動電位が発生する．こうした精緻な一連の機構によって，運動神経の活動電位が筋細胞の活動電位を引き起こすことができる．

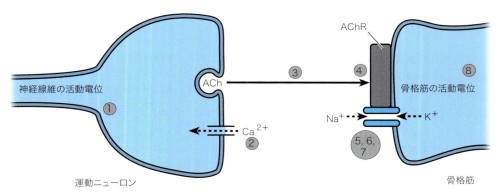

図 1-12 神経筋接合部での伝達機構．図中の数字は本文中の説明文と対応している．ACh：アセチルコリン，AChR：アセチルコリン受容体．

2. 内科医は重症筋無力症を疑い，**ニコチン性アセチルコリン受容体**に対する抗体の血清中濃度を調べた．この抗体を抗アセチルコリン受容体抗体（抗 AChR 抗体）という．

3. **重症筋無力症** myasthenia gravis では，ニコチン性アセチルコリン受容体に対する自己抗体（抗 AChR 抗体）が産生され，血流に乗って移動し，筋細胞の終板にある**ニコチン性アセチルコリン受容体**に結合する．抗 AChR 抗体がアセチルコリン受容体に結合すると，（運動神経から放出される）アセチルコリンによるアセチルコリン受容体の活性化ができなくなる．そのため，運動神経で活動

電位が発生し，アセチルコリンが正常に放出されても，アセチルコリンは終板の脱分極を起こすことができない．終板の脱分極が発生しなければ筋細胞は活動電位を生じないので，筋細胞は収縮することができない．

4．アセチルコリンが終板にあるアセチルコリン受容体に結合した後は，周辺にある**アセチルコリンエステラーゼ** acetylcholinesterase がアセチルコリンを分解する．アセチルコリンはコリンと酢酸塩（CH_3COO^-）に分解され，筋細胞に作用しなくなる．コリンはシナプス前終末に取り込まれて，新しいアセチルコリンを合成するために再利用される．

　　ピリドスチグミン pyridostigmine は**アセチルコリンエステラーゼ阻害薬** acetylcholinesterase inhibitor の一種で，アセチルコリンエステラーゼと結合することで，終板におけるアセチルコリンのアセチルコリンエステラーゼとの結合とそれによる分解を減少させる．重症筋無力症の治療では，ピリドスチグミンがアセチルコリンの分解を遅らせるので，シナプス間隙でのアセチルコリン濃度を上昇させたり，アセチルコリンの作用する時間を延ばしたりできる．アセチルコリンをより長時間，より高濃度で終板に作用させることで，筋細胞が活動電位を発生し収縮する可能性を高めることができる．

5．重症筋無力症の場合，神経筋接合部の伝達機構を阻害する薬物はすべて原則的に禁忌である．**ボツリヌス毒素 botulinus toxin** は運動神経のシナプス前終末からのアセチルコリンの放出を阻害するので，禁忌である．**クラーレ curare** はアセチルコリン受容体に対するアセチルコリンの競合阻害薬であり，筋細胞の脱分極を阻害するため禁忌である．**ネオスチグミン neostigmine** はアセチルコリンエステラーゼの阻害薬で，ピリドスチグミンと類似している．アセチルコリンの分解を抑えるために重症筋無力症の**治療**に用いられる．**ヘミコリニウム hemicholinium** は運動神経のシナプス前終末へのコリンの取込みを抑制する．したがってアセチルコリンが枯渇するので禁忌である．

6．重症筋無力症では筋終板上の AChR が機能しておらず，そこでは AChR に対する抗体が ACh が終板に結合することを妨げ脱分極できないようにしている．終板の脱分極を伴わずに活動電位の発生や骨格筋の収縮は起こらない．したがって重症筋無力症の実験モデルでは運動神経への反復的な刺激は骨格筋における終板電位の振幅や活動電位の発生頻度を増加させない．一方，ランバート－イートン症候群では運動神経のシナプス前終末の Ca^{2+} 取り込みに欠陥があるが，運動神経への反復的な刺激は ACh を神経筋接合部へ放出させるのに十分な Ca^{2+} の取込みを誘発し，結果として終板電位の振幅や骨格筋における活動電位発生の増加をもたらす．したがって神経への反復的な刺激は重症筋無力症では治療価値はないが，ランバート－イートン症候群において筋力を増加させるかもしれない．

キーワード

アセチルコリン
　acetylcholine（ACh）

アセチルコリン受容体
　acetylcholine receptor（AChR）

アセチルコリンエステラーゼ
　acetylcholinesterase

アセチルコリンエステラーゼ阻害薬
　acetylcholinesterase inhibitor

ボツリヌス毒素
botulinus toxin

クラーレ
curare

終板電位
end plate potential

ヘミコリニウム
hemicholinium

ランバート–イートン症候群
Lambert–Eaton syndrome

（筋）終板
muscle end plate

重症筋無力症
myasthenia gravis

ネオスチグミン
neostigmine

神経筋接合部での伝達
neuromuscular transmission

ニコチン性アセチルコリン受容体
nicotinic receptor

ピリドスチグミン
pyridostigmine

症例 8　褐色細胞腫：カテコールアミンの作用　　**41**

症例 8
褐色細胞腫：カテコールアミンの作用

　51 歳の主婦．脈が速くなる，動悸がひどい，頭痛，ほてり，手足の冷感，目がみえにくい，吐き気，嘔吐などの症状を伴う発作に悩まされていたが，更年期障害だと思って様子をみていた．しかし発作が頻繁に起きるようになったため，かかりつけの内科医に電話で相談した．内科医は更年期障害の可能性が高いと説明し，処方してあるホルモン剤を内服してみるよう指示した．そこで，ホルモン剤（エストロゲンとプロゲステロンの合剤）を内服してみたが，症状は改善しなかった．やがて発作が毎日のように起きるようになったため，かかりつけ医の診察を受けることにした．

　診察時は，血圧 200/110，脈拍 110 回/分であった．褐色細胞腫（まれにある副腎髄質の腫瘍）の可能性を除外するために，内科医は 24 時間の尿中バニリルマンデル酸（VMA）値を検査した．しかし尿中 VMA が高値を示したため，むしろ褐色細胞腫とほぼ確定した．CT 画像上では右の副腎に直径 3 cm の腫瘤を認めた．腫瘤摘出手術までの間は，α_1 アドレナリン受容体拮抗薬であるフェノキシベンザミンが投与された．フェノキシベンザミンを至適用量まで増量した後には，β アドレナリン受容体拮抗薬であるプロプラノロールも低用量で投与された．そして内服薬により血圧が 140/90 まで低下してから手術が行われた．

■　問　題

1．自律神経系と副腎髄質の関係を説明せよ．

2．褐色細胞腫から分泌されるホルモンは何か．

3．尿中 VMA 値の上昇から褐色細胞腫が示唆されるのはなぜか（注：VMA はアドレナリンとノルアドレナリンの代謝産物）．尿中 VMA の検査に 24 時間の蓄尿が必要なのはなぜか．

4．彼女の症状（特に頻脈，心悸亢進，頭痛，四肢の冷感，視力障害，悪心，嘔吐）の生じる理由を病態生理学的に説明せよ．これらの症状にはどのような受容体が関与しているのか説明せよ．

5．血圧値がどうして二つ併記されるのか，それぞれの値にどういう意味があるのかを説明せよ．この症例では収縮期血圧と拡張期血圧の両方が上昇しているが，それはなぜか．

6．“ほてり”と“手足の冷感”を同時に生じることは，どのように説明できるか．

7．フェノキシベンザミンで血圧が降下する機序を説明せよ．

8．フェノキシベンザミンを至適用量まで増量した後に，プロプラノロールを追加することでどのような効果が得られるのか．

9．プロプラノロールのみを投与した場合にはどのような問題が生じるか説明せよ．

解答と解説

1. **副腎髄質** adrenal medulla は自律神経系のうち**交感神経系** sympathetic division に含まれる特殊な神経節である．交感神経節前線維の細胞体は胸髄にあり，軸索は大内臓神経 greater splanchnic nerve を通って副腎髄質に達する．節前線維は節後線維に相当する**クロム親和性細胞** chromaffin cell とシナプスを形成しており，節前線維からはアセチルコリンが神経伝達物質として放出される．刺激を受けるとクロム親和性細胞はカテコールアミン catecholamine（アドレナリンとノルアドレナリン）を血中に放出する（図 1-13）．

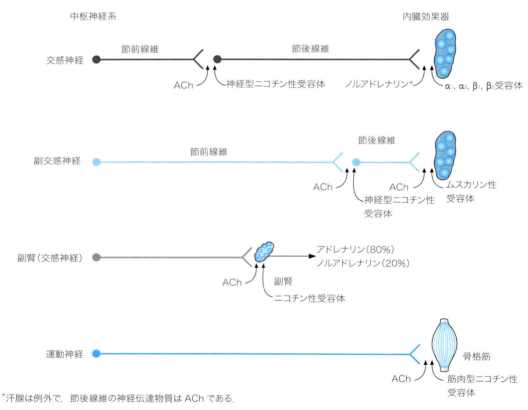

*汗腺は例外で，節後線維の神経伝達物質は ACh である．
図 1-13　自律神経系の構成．運動神経は参照のために記されている．ACh：アセチルコリン（Costanzo LS: *BRS Physiology*, 5th ed. Baltimore, Lippincott Williams & Wilkins, 2011, p 32 より許可を得て転載）

2. **褐色細胞腫** pheochromocytoma は副腎髄質の腫瘍で，大量の**アドレナリン** adrenaline と**ノルアドレナリン** noradrenaline を産生・分泌する．正常の副腎髄質では分泌されるカテコールアミンの 80％ がアドレナリンで，残りの 20％ がノルアドレナリンである．しかし褐色細胞腫では，分泌される

症例8　褐色細胞腫：カテコールアミンの作用　　**43**

ノルアドレナリンの割合が正常よりも高くなることが知られている.

3. バニリルマンデル酸 vanillylmandelic acid（VMA）はアドレナリンとノルアドレナリンの主要な代謝産物の一つである. カテコールアミンの分解酵素であるカテコール–*O*–メチルトランスフェラーゼ catechol–*O*–methyltransferase（COMT）とモノアミン酸化酵素 mono–amine oxidase（MAO）によって, アドレナリンとノルアドレナリンは分解される. VMA はその最終的な代謝産物であり, 尿中に排泄される. 褐色細胞腫は大量のアドレナリンとノルアドレナリンを産生するので, 尿中に排泄される VMA の量も増大することになる.

　褐色細胞腫からのカテコールアミンの分泌は突発的で一過性であるため, その場で採尿を1回行うだけではカテコールアミン分泌の一過性変化を見落としてしまう可能性がある. したがって24時間の蓄尿を行う必要がある.

4. この症例で認められる症状は, さまざまな器官に対するカテコールアミンの作用として説明することができる（表 1-5）. カテコールアミンは心臓に対して心拍増加, 心収縮力増加, 伝導速度増加をもたらす. これらの作用はすべて β_1 アドレナリン受容体 β_1–adrenergic receptor（β_1 受容体 β_1 receptor）を介している. この症例では過剰のカテコールアミンによる心拍の増加を"脈が速い", 心収縮力の増加を"動悸がひどい"という形で訴えている. 血管（おもに細動脈）に対してカテコールアミンは α_1 アドレナリン受容体 α_1–adrenergic receptor（α_1 受容体 α_1 receptor）を介して作用し, カテコールアミンは血管床の大部分（たとえば皮膚や内臓）で血管収縮 vasoconstriction をもたらす. 皮膚の血管収縮により皮膚の血流が低下すると皮膚温が低下する. これは特に手足で顕著になる. 一方で骨格筋に対してカテコールアミンは反対の作用を示し, β_2 アドレナリン受容体 β_2–adrenergic receptor（β_2 受容体 β_2 receptor）を介して血管の拡張をもたらす. 視力の異常も, 眼球内の筋に対する交感神経系の作用で説明できる. つまりカテコールアミンが α_1 受容体を介して瞳孔散大筋を収縮させ, β_2 受容体を介して毛様体筋を弛緩させることが原因である. 消化器系では, カテコールアミンは胃腸管壁の平滑筋を弛緩させ［α_2 アドレナリン受容体 α_2–adrenergic receptor（α_2 受容体 α_2 receptor）および β_2 受容体］, 胃腸の括約筋を収縮させ（α_1 受容体）, 唾液の合成を促進する（β_1 受容体）. これらの影響で, 消化管の内容物の流れが悪くなり, それが"悪心 nausea"や"嘔

表　1-5　自律神経系の作用

臓器	交感神経の作用	交感神経受容体	副交感神経の作用（受容体はムスカリン性）
心臓	心拍増加	β_1	心拍減少
	心収縮力増加	β_1	心収縮力減少
	房室結節伝導速度増加	β_1	房室結節伝導速度減少
血管平滑筋	皮膚と内臓の血管の収縮	α_1	―
胃腸管	運動性低下	α_2, β_2	運動性亢進
	括約筋収縮	α_1	括約筋弛緩
気道	気管支平滑筋弛緩	β_2	気管支平滑筋収縮
男性生殖器	射精	α	陰茎勃起
膀胱	排尿筋弛緩	β_2	排尿筋収縮
	括約筋収縮	α_1	括約筋弛緩
汗腺	発汗増加	ムスカリン性受容体	―
腎臓	レニン分泌増加	β_1	―
脂肪細胞	脂肪分解増加	β_1	―

（Costanzo LS: *BRS Physiology*, 5th ed. Baltimore, Lippincott Williams & Wilkins, 2011, p 35 より許可を得て転載）

44　chapter 1　細胞および自律生理学

吐 vomiting" を生じさせる.

5. この症例では血圧は 200/110 であった（正常の血圧は 120/80）. この二つの数字はそれぞれ収縮期
血圧と拡張期血圧を表している. 全身の動脈の血圧は心周期と同じ周期で時間的に変化するので，
血圧は一つの値では表せない. 収縮期血圧 systolic pressure は動脈圧の最大値であり，左心室から
大動脈へ血液が駆出されるとき（収縮期）に計測された血圧である. 拡張期血圧 diastolic pressure は
動脈圧の最小値であり，左心室が弛緩して血液が動脈から静脈そして心臓へと流れているとき（拡
張期）に計測された血圧である.

　この症例では，収縮期血圧も拡張期血圧も上昇している. これは，すでに述べたように過剰なカ
テコールアミンが心臓と血管に作用した結果である. カテコールアミンは心臓の心収縮力と心拍を
増加させる. これによって心拍出量 cardiac output（1 分間に心室から駆出される血液量）が増加す
る. つまり収縮期に動脈へと駆出される血液の量が増えることになる. これによって収縮期血圧が
上昇することになる. さらにカテコールアミンは血管床の大部分において細動脈を収縮させる. こ
れによって動脈内にある血液の量が増えることになり，拡張期血圧が上昇する.

　先に述べた説明では，カテコールアミンの心臓や血管に対する作用がそれぞれ完全に独立してい
るかのように個別に説明した. しかし実際には次のような相互作用をもっていることに注意する必
要がある. カテコールアミンは細動脈を収縮させ全末梢抵抗 total peripheral resistance（TPR）を増
加させ，全身の動脈の血圧を上昇させる. 動脈の血圧は左心室の後負荷 afterload（左心室が血液を
駆出するために超えなければならない圧力）であるので，動脈圧（つまり後負荷）の上昇は左心室が
駆出できる血液の量を減少させる. 結果としてカテコールアミンによる心拍出量の増加は，後負荷
の増加によってある程度（ときには完全に）相殺されることになる.

6. すでに述べたように，" 手足の冷感 " はカテコールアミンが細動脈を収縮させて皮膚の血流量が減
少するために生じる. ではなぜ " ほてり " が同時に生じるのであろうか. それは皮膚の血流が果た
す役割と関係がある. 皮膚の血流は，体内の代謝により生じた熱を放出する役割を果たしている.
通常では視床下部が体内の熱の放出を調節していて，そのなかには皮膚の血管へのカテコールアミ
ンの放出を抑制して皮膚の血管を拡張させることも含まれている. これによって体の中心部にある
温かい血液は皮膚へ流れ込み，そこで放射 radiation や対流 convection によって熱が体外へと逃が
される. 褐色細胞腫の場合，皮膚の血管を拡張させる反応は過剰のカテコールアミンの作用に圧倒
されてしまう. そのため放出されるべき熱が体内に蓄積してしまうのである.

7. フェノキシベンザミン phenoxybenzamine は α_1 受容体拮抗薬 α_1-adrenergic antagonist なので，α_1
受容体を介したカテコールアミンの作用をすべて抑制することができる. したがって，皮膚や内臓
の血管の収縮，消化管の括約筋の収縮，瞳孔散大筋の収縮などが抑制される. また先に述べたよう
に，過剰のカテコールアミンが細動脈を収縮させる（全末梢抵抗が増大する）ことが，収縮期血圧と
拡張期血圧が上昇する原因の一つである. 血管の収縮は α_1 受容体拮抗薬で抑制できるため，全末
梢抵抗は減少して収縮期血圧と拡張期血圧が低下する.

8. α_1 受容体拮抗薬による治療効果が安定してくれば，さらに血圧を下げるために β 受容体拮抗薬 β-
adrenergic antagonist であるプロプラノロール propranolol を低用量で追加投与することができる.
しかし褐色細胞腫の症例に β 受容体拮抗薬を投与する場合，必ず α_1 受容体拮抗薬による治療を先
に行わねばならない. それにはカテコールアミンの心臓と血管に対する作用が関係している. カテ
コールアミンは細動脈収縮作用により動脈圧を上昇させるため後負荷が増大する. これによって左

心室が血液を駆出しにくくなる．そのためカテコールアミンによる心拍出量増加作用は相殺されている．このことが重要な意味を持っている．

　α₁ 受容体拮抗薬によって後負荷が減少した後であれば，左心室は負担が軽くなって血液を容易に駆出できる．こうなると相殺されていた心拍出量増加作用（心拍増加と心収縮力増加）がむしろ前面に現れてくる．そして結局は，α₁ 受容体拮抗薬を使用していても血圧が十分に下がらないことになる．こうした場合に β 受容体拮抗薬のプロプラノロールを用いると，カテコールアミン過剰による心拍増加と心収縮力増加が抑えられ，さらに血圧を下げることができる．

9. 褐色細胞腫ではプロプラノロールなどの β 受容体拮抗薬の単独投与は禁忌である．何度も述べているように，カテコールアミンの過剰は細動脈を収縮させるため動脈圧が上昇する（後負荷が増大する）．後負荷が増大すると心室は血液を駆出しにくくなる．カテコールアミンは β₁ 受容体を介して心収縮力も増加させるため，ある程度は後負荷の増大が相殺されている．もしこのままの（α₁ 受容体拮抗薬投与により全末梢抵抗と後負荷を減少させることをしない）状態で β 受容体拮抗薬のプロプラノロールだけが投与されると，心室が後負荷の増大に対抗できなくなるため心臓は全身に十分な血液を送ることができなくなる（つまり心不全に陥る）．

キーワード

副腎髄質
adrenal medulla

アドレナリン
adrenaline

後負荷
afterload

カテコール–O–メチルトランスフェラーゼ
catechol–O–methyltransferase (COMT)

クロム親和性細胞
chromaffin cell

拡張期血圧
diastolic pressure

モノアミン酸化酵素
monoamine oxidase (MAO)

ノルアドレナリン
noradrenaline

フェノキシベンザミン
phenoxybenzamine

褐色細胞腫
pheochromocytoma

プロプラノロール
propranolol

α₁ 受容体
α₁ receptor

α₁ 受容体拮抗薬
α₁–adrenergic antagonist

α₂ 受容体
α₂ receptor

β 受容体拮抗薬
β–adrenergic antagonist

β₁ 受容体
β₁ receptor

β₂ 受容体
β₂ receptor

収縮期血圧
systolic pressure

全末梢抵抗
total peripheral resistance (TPR)

バニリルマンデル酸
vanillylmandelic acid (VMA)

46 chapter 1 細胞および自律生理学

症例 9

シャイ-ドレーガー症候群：自律神経障害を伴う多系統萎縮症

　54 歳の男性．大手投資会社役員．顧客からの評判もよかった．52 歳の妻との間には 2 人の子供があり，大学をすでに卒業していた．陰萎（勃起障害）がときどき生じることに気付いた．加齢によるものだと思い様子をみていたが，急激に悪化して常に陰萎がみられるようになった．さらに排尿障害も生じ，強い尿意を感じるが排尿は困難となった．しかし多忙であり，また羞恥心も手伝ってそのまま放置していた．やがて起床時に強い立ちくらみを生じるようになり，毎朝めまいを感じるようになったため近医を受診した．受診時の自覚症状は，陰萎，排尿障害，立ちくらみ，複視，消化障害，下痢，および高熱不耐がみられた．

　近医の紹介で神経内科を受診し，症状全般と眼の特徴的所見からシャイ-ドレーガー症候群と診断された．シャイ-ドレーガー症候群はまれな神経変性疾患で，脊髄中間外側核，末梢の自律神経節，自律神経系の中枢である視床下部などの神経細胞の変性・脱落を伴うため，交感神経系も副交感神経系も強く障害される．そして根治的治療法がなく，対症療法を続けることしかできない．

　彼は，睡眠時には頭を高くし，血液が静脈に貯留しないように弾性ストッキングを常時着用するよう指示された．さらに，循環血漿量を増やすためにアルドステロン類似薬を処方された．これらの治療は立ちくらみを軽減するために続けられた．しかし 4 年後，58 歳で合併症のため死亡した．

■ 問　題

1．体の機能や各器官に対して，自律神経系の中枢性の変性がどのような悪影響を及ぼすことが予想されるか述べよ．

2．この症例のように，シャイ-ドレーガー症候群は陰萎（性交不能）から始まることが多い．正常では自律神経系が男性の性反応をどのように制御しているのか，自律神経系が中枢性に変性することで性反応がどのように障害されるのかを説明せよ．

3．排尿筋と膀胱括約筋の機能を含めて，自律神経系による排尿の制御機構について詳しく説明せよ．この症例では，強い尿意があるのに排尿が困難であったのはなぜか説明せよ．

4．この症例で高熱不耐が認められたのはなぜか．

5．この症例では，ムスカリン性アセチルコリン受容体作動薬であるメタコリンを結膜嚢へ点眼すると，（瞳孔括約筋の収縮による）過剰な縮瞳が認められた．健常人よりも強い縮瞳が認められるのはなぜか説明せよ．

6．シャイ-ドレーガー症候群の特徴的症状に起立性低血圧がある．健常人では自律神経反射により起立時も動脈圧が維持されるため，起立性低血圧にはならない．健常人で起立性低血圧を防いでいるのは，どのような自律神経反射であるか説明せよ．また，この症例でその反射が障害されたのはなぜか説明せよ．

症例 9　シャイ−ドレーガー症候群：自律神経障害を伴う多系統萎縮症　　**47**

7．弾性ストッキングは下肢の静脈への血液の貯留を防止するために用いられる．この症例で，弾性ストッキングが起立性低血圧を軽減するのはなぜか説明せよ．

8．アルドステロンやその類似薬は細胞外液量を増加させる．この症例でアルドステロン類似薬が起立性低血圧を軽減するのはなぜか説明せよ．

9．この症例に**絶対禁忌**となる薬物を 3 種類挙げよ．

48   chapter 1   細胞および自律生理学

解答と解説

1. **自律神経系** autonomic nervous system は，**交感神経系** sympathetic nervous system と**副交感神経系** parasympathetic nervous system の相互作用によって体の機能と体の各器官のほぼすべてをコントロールしている（症例 8 の表 1–5 参照）．この症例のシャイ-ドレーガー症候群 Shy-Drager syndrome のような自律神経系の中枢性の障害では，すべての器官に悪影響がみられる．たとえば，血圧の維持，細気管支による肺胞への気流調整，消化管の運動や分泌や消化吸収，膀胱への尿の蓄積と排尿，陰茎勃起と射精などの男性の性反応，眼の遠近調節機構，汗腺による体温調節，肝臓や脂肪組織での代謝などである．このように，影響を受ける機能のすべてを列挙するのは不可能なくらいで，シャイ-ドレーガー症候群が重篤な疾患であることは容易に理解できる．

2. 男性の性反応には陰茎勃起と射精などを含む．**陰茎勃起** erection は**ムスカリン性受容体** muscarinic receptor を介した副交感神経系による支配を受けている．副交感神経系の働きによって，陰茎内の密集した静脈洞へ血液が流入し，陰茎が勃起する．**射精** ejaculation は α 受容体を介した交感神経系による支配を受けていて，交感神経の働きによって坐骨海綿体筋と球海綿体筋が収縮して射精が生じる．

3. 膀胱壁にある排尿筋は平滑筋で，交感神経（β_2 受容体）と副交感神経（ムスカリン性受容体）の両方の神経支配を受けている．膀胱の内括約筋も平滑筋で，これも交感神経（α_1 受容体）と副交感神経（ムスカリン性受容体）の二重支配を受けている．外括約筋は横紋筋で，随意筋である．
　　正常の膀胱機能は，蓄尿と排尿の二つからなる．**膀胱**に**蓄尿** filling しているときは**交感神経系**が優位になる．排尿筋は弛緩し（β_2 受容体），内括約筋は収縮する（α_1 受容体）．膀胱が尿でいっぱいになると膀胱壁にある機械的受容器がそれを感知して，排尿の中枢である脊髄と脳幹へ情報を伝える．**排尿** micturition 中は**副交感神経系**が優位である．排尿筋は収縮し（ムスカリン性受容体），内括約筋は弛緩する（ムスカリン性受容体）ことで，排尿が生じる．
　　この症例では，交感神経系の働きによる蓄尿も，副交感神経系の働きによる排尿も障害されている．交感神経系の異常で蓄尿（排尿筋の弛緩）がうまくできないため，少しの尿が膀胱に溜まっただけで強い尿意を生じている．副交感神経系の変性のため膀胱の排尿筋が十分に収縮せず，通常の排尿ができない．

4. **体温調節性汗腺** thermoregulatory sweat gland は**交感神経系**によって支配されている．汗腺を支配する交感神経節後線維は通常と異なり，例外的にアセチルコリンを神経伝達物質としている**コリン作動性**線維である（一般的な交感神経節後線維はノルアドレナリンを神経伝達物質としている**アドレナリン作動性**線維である）．そのため，汗腺の受容体はムスカリン性**アセチルコリン受容体**である．体温調節性発汗 thermoregulatory sweating は代謝により生じた熱を体外に逃がす働きをしていて，その働きは周囲の温度が高いときには特に重要である．シャイ-ドレーガー症候群では交感神経系の変性のため，体温調節性発汗が正常に機能しないため，熱への耐性が失われ，体温が異常となる．

5. ムスカリン性アセチルコリン受容体作動薬 cholinergic muscarinic agonist のメタコリン methacholine を点眼すると，健常人では瞳孔括約筋の収縮によって**縮瞳** miosis が生じる．一方この症例で

は，極端な縮瞳が生じる．副交感神経系の変性があるのに副交感神経系の反応である縮瞳が**増強**したのはなぜだろうか．それには瞳孔括約筋のアセチルコリン受容体の感受性が関係している．副交感神経の正常な神経支配が失われると，受容体のアップレギュレーションが生じ（つまり受容体の数が増える），除神経性過敏 denervation hypersensitivity といわれる状態になる．そのため，外因性にアセチルコリン作動薬を点眼した際に，正常よりも強い縮瞳が生じるのである．

6. 人が急に立ち上がったとき，血液が足の静脈に貯留して一時的に動脈圧が低下する．しかし血圧の低下は交感神経系と副交感神経系による反射（圧受容器反射 baroreceptor reflex）ですぐに修正されるため，血圧はすぐに回復する．この反射を起こすためには，頸動脈洞 carotid sinus にある圧受容器からの信号が脳幹にある反射中枢へ伝えられる必要がある．脳幹の反射中枢は心臓と血管に対する交感神経の働きを強めて，同時に心臓に対する副交感神経の働きを弱める（図 1-14）．このように交感神経と副交感神経の調節によって，心拍数増加と心収縮力増加により心拍出量が増大する，細動脈の収縮により全末梢血管抵抗が増大する，静脈の収縮により心臓への静脈還流量が増大するなどの反応が生じる．そしてこれらが複合的に作用した結果，動脈圧が正常まで回復する．この反射はきわめて短時間で生じるため，健常人はその反射を感じないことが多く，たとえ感じても一瞬だけ心拍が速くなった気がする程度である．

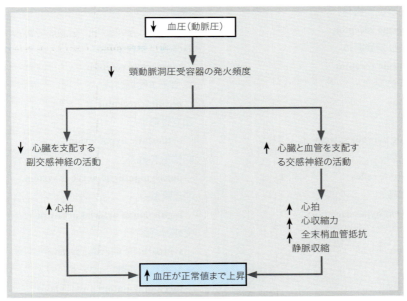

図 1-14　血圧低下時の圧受容器反射による反応．

　この症例では，自律神経系の変性によって圧受容器反射が極度に障害されている．したがって，起立時に血圧が低下しても，自律神経が血圧低下を修正できない（起立性低血圧 orthostatic hypotension）．そして血圧の低下が続くことによって脳血流量が低下するため，めまいや失神を生じる．

50   chapter 1　細胞および自律生理学

7．弾性ストッキングは下肢の静脈を締めつけるため，起立時に生じる静脈への血液貯留を防ぎ，血圧低下を軽減することができる．

8．アルドステロン aldosterone（副腎皮質より分泌）とその類似薬には，腎臓でのナトリウムの再吸収を増加させることで細胞外液量と血液量を増加させる作用がある．血液の大部分は静脈にあり，静脈にある血液の全体量が増えて静脈圧が上昇すると静脈還流量が増加する．その結果，心拍出量が増加して血圧が上昇する．

9．この症例では全身の器官が交感神経系・副交感神経系による制御を受けられない状態にある．そのため交感神経系・副交感神経系に拮抗的に働く薬物（標的臓器の自律神経系の受容体を阻害する薬物など）は症状を悪化させる．したがって，αアドレナリン受容体阻害薬（フェノキシベンザミン phenoxybenzamine など），β受容体阻害薬（プロプラノロール propranolol），ムスカリン性受容体阻害薬（アトロピン atropine），ニコチン性受容体阻害薬（ヘキサメトニウム hexamethonium）などはすべて禁忌である．（交感神経節後線維も副交感神経節後線維もニコチン性受容体 nicotinic receptor を持っていることを復習すること．）

キーワード

αアドレナリン受容体
　α–adrenergic receptor

βアドレナリン受容体
　β–adrenergic receptor

アルドステロン
　aldosterone

自律神経系
　autonomic nervous system

圧受容器反射
　baroreceptor reflex

除神経性過敏
　denervation hypersensitivity

射精
　ejaculation

陰茎勃起
　erection

排尿
　micturition

縮瞳
　miosis

ムスカリン性受容体
　muscarinic receptor

ニコチン性受容体
　nicotinic receptor

起立性低血圧
　orthostatic hypotension

副交感神経系
　parasympathetic nervous system

血圧調節
　regulation of arterial pressure

交感神経系
　sympathetic nervous system

体温調節性汗腺
　thermoregulatory sweat gland

chapter 2 循環生理学

症例 10 循環生理学における重要な計算式, 52～60

症例 11 左心室の圧容積曲線, 61～67

症例 12 姿勢の変化に対する循環反応, 68～72

症例 13 運動に対する循環反応, 73～80

症例 14 腎血管性高血圧症：レニン-アンジオテンシン-アルドステロン系, 81～84

症例 15 循環血液量減少性ショック：血圧の調節, 85～92

症例 16 原発性肺高血圧症：右室不全, 93～99

症例 17 心筋梗塞：左室不全, 100～105

症例 18 心室中隔欠損症, 106～110

症例 19 大動脈弁狭窄症, 111～114

症例 20 房室伝導ブロック, 115～118

52   chapter 2　循環生理学

症例 10

循環生理学における重要な計算式

　この症例は，循環系に関する重要で基礎的な計算式を理解させるためにつくられている．問題に答えるため，表 2-1 に示した数値を使いなさい．解答を導くためには，どの数値が計算のために必要かわからないといけない．さあ，がんばって挑戦してみよう！

表 2-1 症例 10 に必要な循環系に関与する数値

パラメーター	値
収縮期血圧（大動脈）	124 mmHg
拡張期血圧（大動脈）	82 mmHg
R–R 間隔	800 ミリ秒
左心室拡張終期容積	140 mL
左心室収縮終期容積	70 mL
平均肺動脈圧	15 mmHg
右心房圧	2 mmHg
左心房圧	5 mmHg
酸素消費量（全身）	250 mL/分
酸素含有量（全身動脈血）	0.20 mL O_2/mL（血液中）
酸素含有量（肺動脈血）	0.152 mL O_2/mL（血液中）

R–R 間隔：心電図上の R 波間の時間．

■　問　題

1. 平均動脈圧 mean arterial pressure は，収縮期血圧と拡張期血圧との単純平均ではないが，どうしてか．平均動脈圧はどのようにして算定するのか．表 2-1 に挙げた数値から，この症例における平均動脈圧を計算せよ．

2. 左心室の 1 回拍出量，心拍出量，駆出率を計算せよ．

3. フィックの原理を用いて，心拍出量を計算せよ．

4. 全末梢抵抗の定義は何か．全末梢抵抗，血圧，心拍出量の関係を表した式を示せ．この症例での全末梢抵抗の値を計算せよ．

5. 肺血管抵抗はどのような方法で計算するのか．この症例での肺血管抵抗の値を計算せよ．計算した肺血管抵抗の値と全末梢抵抗の値とを比較し，二つの値の違いを説明せよ．

6. すべての肺毛細血管を通る総血流量（mL/分）はどのくらいか．

7. すべての全身の動脈を通る総血流量（mL/分）はどのくらいか．

8. 腎血管抵抗を計算するには，表 2-1 に挙げた数値の他に，どのような数値が必要か.

9. 大動脈の直径が 20 mm であるときの大動脈の血流速度を計算せよ.
全身の毛細血管の血流速度は，大動脈の血流速度より，速いか，遅いか，同じか，を答えよ.

解答と解説

1. 体循環の動脈血圧 arterial pressure は単一な値ではなく，心周期の各段階で変化する．動脈血圧の一番高い値は，<u>収縮期血圧</u> **systolic pressure** である．収縮期血圧は，左心室から大動脈へ血液が駆出された直後(すなわち，収縮期)の血圧である．動脈血圧の一番低い値は，<u>拡張期血圧</u> **diastolic pressure** である．拡張期血圧は，動脈から静脈へ血液が流れ心臓へ戻っていくとき(すなわち，拡張期)の血圧である．

　<u>平均動脈圧</u> **mean arterial pressure** は，収縮期血圧と拡張期血圧の単純平均として計算することはできない．単純平均してしまったならば，心周期の多くの部分は収縮期(約1/3)より拡張期(約2/3)により長い時間を費やしていることを無視することになる．拡張期がより長いため，**平均**動脈圧 mean arterial pressure は，収縮期血圧より拡張期血圧により近い値となる．図2-1 は1回の心周期の動脈圧脈波をトレースしたものである．収縮期血圧と拡張期血圧の差は，<u>脈圧</u> **pulse pressure** とよばれる．

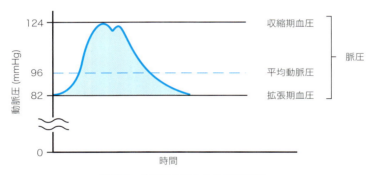

図 2-1　心周期の間の全身の動脈圧．

　実際的な方法ではないが，平均動脈圧は動脈圧脈波の下の面積(図のアミかけ部分)を測定して決められる．その代替方法として，平均動脈圧は次の式から推定することができる．

平均動脈圧＝拡張期血圧＋1/3 脈圧
　　　　＝拡張期血圧＋1/3(収縮期血圧−拡張期血圧)

　　　拡張期血圧＝心周期の中で動脈圧の最低の値
　　　収縮期血圧＝心周期の中で動脈圧の最高の値
　　　脈圧＝収縮期血圧−拡張期血圧

したがって，この症例の場合，次のように計算できる．

　　　平均動脈圧＝82 mmHg＋1/3(124 mmHg−82 mmHg)
　　　　　　　　＝82 mmHg＋1/3(42 mmHg)
　　　　　　　　＝82 mmHg＋14 mmHg
　　　　　　　　＝96 mmHg

2. この問題の計算は，左心室の心拍出量に関係している．基本的な関係は次の通りである．

1回拍出量＝拡張終期容量－収縮終期容量

　　1回拍出量＝1回の収縮期に心室から駆出される容積(mL)
　　拡張終期容量＝駆出される前の心室の容積(mL)
　　収縮終期容量＝駆出された後の心室の容積(mL)

心拍出量＝1回拍出量×心拍数

　　心拍出量＝1分間に心室から駆出される容積(mL/分)
　　1回拍出量＝1回の心周期に心室から駆出される容積(mL)
　　心拍数＝1分間の心臓の拍動数(回/分)

駆出率＝1回拍出量/拡張終期容量

　　駆出率＝1回の拍動で駆出される容量が拡張終期容量のどれだけに相当するかの比率

　この症例での1回拍出量，心拍出量，**駆出率 ejection fraction** は，上記の基本的な式を使って値を出すことができる．

$$1回拍出量＝左心室の拡張終期容量－左心室の収縮終期容量$$
$$＝140\,mL－70\,mL$$
$$＝70\,mL$$

　心拍出量 cardiac output とは，1分間に左心室によって駆出される血液の容積のことである．それは，**1回拍出量 stroke volume**(70 mL であると上記で決定された)と**心拍数 heart rate** との積として計算される．心拍数は，表2-1では示されていない．しかし，**R–R 間隔 R–R interval** から計算することができる．"R"は，**心電図 electrocardiogram**(ECG)のR波のことであり，心室筋内での電気的興奮を表す．R–R 間隔とは，R波から次のR波までの時間である(図2-2)．それは，**周期長 cycle length** ともよばれる(心拍動の1心周期の時間)．

　心拍数は，周期長から次のように計算することができる．

$$心拍数＝1/1\,周期長$$
$$＝1/800\,ミリ秒$$
$$＝1/0.8\,秒$$
$$＝1.25\,回/秒$$
$$＝75\,回/分$$
$$心拍出量＝1回拍出量×心拍数$$
$$＝70\,mL×75\,回/分$$
$$＝5,250\,mL/分$$
$$駆出率＝1回拍出量/拡張終期容量$$
$$＝70\,mL/140\,mL$$
$$＝0.5\,あるいは\,50\%$$

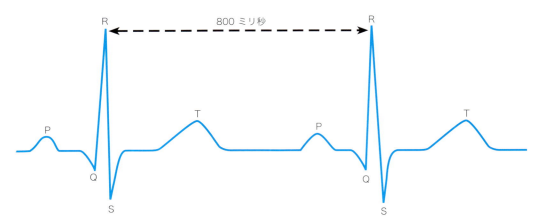

図 2–2 心電図の標準肢誘導（Ⅱ）の波形．R 波間の時間は 1 心周期の時間（周期長）である．

3. 問題 2 で示したように，心拍出量は 1 回拍出量と心拍数との積として計算できる．しかしながら，ここでは**質量保存のフィックの原理** Fick principle of conservation of mass を用いて，心拍出量を測定してみよう．心拍出量を測定するためのフィックの原理は，二つの基本的な仮定からなっている．(i)安定した条件下では肺血流量 pulmonary blood flow（右心室の心拍出量）は，体循環の血流量（左心室の心拍出量）に等しい．(ii)生体の O_2 利用率は，肺より出ていく肺静脈血中の O_2 量と肺に戻っていく肺動脈血中の O_2 量との差に等しい．この関係は，数学的に次のように表される．

$$\text{酸素消費量} = \text{心拍出量} \times [O_2]_{\text{肺静脈}} - \text{心拍出量} \times [O_2]_{\text{肺動脈}}$$

心拍出量を算定するために整理し直すと，

$$\text{心拍出量} = \frac{\text{酸素消費量}}{[O_2]_{\text{肺静脈}} - [O_2]_{\text{肺動脈}}}$$

心拍出量＝mL/分
酸素消費量＝全身の酸素消費量（mL O_2/分）
$[O_2]_{\text{肺静脈}}$＝肺静脈血酸素含有量（mL O_2/mL 血液中）
$[O_2]_{\text{肺動脈}}$＝肺動脈血酸素含有量（mL O_2/mL 血液中）

この症例の場合，心拍出量は表 2-1 の値から計算できる．表の中の適切な値を探すときに，全身動脈血酸素含有量は肺静脈血酸素含有量と等しいことを思い出すとよい．

$$\text{心拍出量} = \frac{250\ \text{mL/分}}{(0.20\ \text{mL}\ O_2/\text{mL 血液中} - 0.152\ \text{mL}\ O_2/\text{mL 血液中})}$$
$$= \frac{250\ \text{mL/分}}{0.048\ \text{mL}\ O_2/\text{mL 血液中}}$$
$$= 5{,}208\ \text{mL/分}$$

これでわかるように，フィックの原理で測定された心拍出量（5,208 mL/分）は，問題 2 で 1 回拍出量と心拍数との積で計算された心拍出量（5,250 mL/分）と非常に近い値となる．

症例 10　循環生理学における重要な計算式　　**57**

4．全末梢抵抗 total peripheral resistance（**TPR**）とは，**体循環側のすべての血管を通る血流に対する全**
体としての抵抗である．すべての血管とは，大動脈 aorta，中動脈，細動脈，毛細血管 capillary，
細静脈 venule，小静脈，中静脈，大静脈 vena cava を含んでいる．これらの抵抗の大部分は，**細動**
脈 arteriole に起因する．

　　循環系の基本的な式は，**血流量 blood flow**，**血圧 blood pressure**，**血管抵抗 vascular resistance** か
らなっている．その関係は，電流（I），電圧（V），電気抵抗（R）からなる**オームの法則** Ohm's law
（I＝ΔV/R）に類似する．血流量は電流に，血圧は電圧に，血管抵抗は電気抵抗に相当する．このよ
うに考えると，血流量に対する式は次のようになる．

$$Q＝ΔP/R$$

血管抵抗に対する式に組み直すと

$$R＝ΔP/Q$$

　　　　Q＝血流量（mL/分）
　　　　ΔP＝血圧差（mmHg）
　　　　R＝血管抵抗（mmHg/mL/分）

　　つまり，全末梢抵抗（TPR）を計算するためには，体循環を通る**総**血流量（すなわち，左心室から
の心拍出量）と体循環の始めと終わりの血圧差を知る必要がある．この問題を解決するには，循環
系の回路と組織を図示するのが役に立つ（図 2-3）．

　　心拍出量は，問題 2 と 3 でそれぞれ違った方法で 5,250 mL/分または 5,208 mL/分として，計算
されている．これらの値はほぼ等しい．いまここでは，これらの値の平均値（5,229 mL/分）を心拍
出量として採用する．体循環の始めと終わりの血圧差（ΔP）とは，血流の出発点（全身へ血液が流入
する点）と血液が帰ってくる点（全身から血液が流出する点）での圧差である．全身の血流の出発点
の圧は大動脈圧であり，全身の血流の帰ってくる点の圧は，右心房圧である．問題 1 で，平均動脈
圧は 96 mmHg と計算し，右心房圧は，表 2-1 で 2 mmHg として示されている．したがって，体循
環を通しての血圧差（ΔP）は，96 mmHg−2 mmHg，すなわち 94 mmHg である．全末梢抵抗（TPR）
を示す血管抵抗（R）は，

$$R＝ΔP/Q$$

　　または，

　　　　TPR＝（平均動脈圧−右心房圧）/心拍出量
　　　　　　＝（96 mmHg−2 mmHg）/5,229 mL/分
　　　　　　＝94 mmHg/5,229 mL/分
　　　　　　＝0.018 mmHg/mL/分

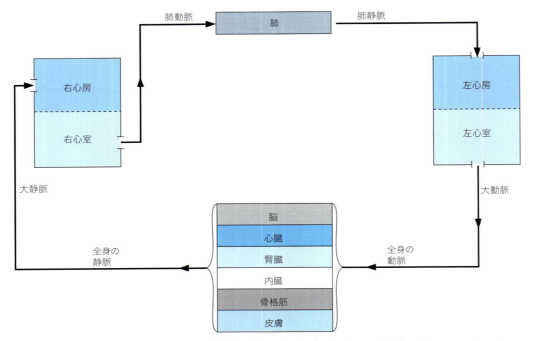

図 2-3 循環系の回路. (Costanzo LS: *BRS Physiology*, 5th ed. Baltimore, Lippincott Williams & Wilkins, 2011, p 65 より許可を得て転載)

5. 肺血管抵抗は，問題 4 で全末梢抵抗(TPR)を計算したのと同じ方法で計算することができる．このためには，肺血流量の値(右心室の心拍出量)と肺循環の始めと終わりの血圧差を知る必要がある．肺血流量を決定するには，心臓の右側と左側は直列に働いていることを知る必要がある(すなわち，血液は左心から右心へ流れ，引き続き右心から左心へ戻っていく)．したがって，安定した状態においては，右心室の心拍出量(肺血流量)は左心室の心拍出量，すなわち 5,229 mL/分に等しい．肺循環の始めと終わりの血圧差は，肺への流入圧から肺からの流出圧を引いたものである．肺への流入圧は，平均肺動脈圧(15 mmHg)であり，肺からの流出圧は左心房圧(5 mmHg)である．こうして，**肺血管抵抗** pulmonary vascular resistance は次のように計算される．

$$R = \Delta P/Q$$
$$= (平均肺動脈圧 - 左心房圧)/心拍出量$$
$$= (15\ mmHg - 5\ mmHg)/5{,}229\ mL/分$$
$$= 10\ mmHg/5{,}229\ mL/分$$
$$= 0.0019\ mmHg/mL/分$$

肺血流量は全身の血流量に等しいけれども，肺血管抵抗は体循環の血管抵抗の 10 分の 1 にすぎない．どうしてこのようなことが可能なのだろうか．肺血管抵抗は**全身血管抵抗** systemic vascular resistance より低いのだから，肺血流量は全身血流量より高くなるのではと考えがちだが，そうはならない．それは肺の血圧が全身の血圧よりはるかに低いためである．したがって，肺血管抵抗と肺の血圧は，全身血管抵抗と全身の血圧と比べてつりあった関係で低いため，肺血流量は全身血流量と正に等しくなる．

症例 10　循環生理学における重要な計算式　　59

6. 肺内の血管は直列の配列(すなわち，肺動脈から，小動脈，細動脈，毛細血管，静脈へと直列)のため，肺血管のどのレベルでも(たとえば，肺毛細血管のレベルでも)流れる総血流量は同じである．したがって，すべての肺毛細血管を流れる総血流量は肺動脈を流れる血流量に等しい．つまり，それは右心室の心拍出量，すなわち 5,229 mL/分に等しい．

7. この問題は，問題6と同じことを意味しているが体循環への応用という点が違う．体循環の血管は直列の配列のため(すなわち，大動脈から，小動脈，細動脈等へと直列)，全身の血管のどのレベルでも(たとえば，すべての細動脈のレベルで)流れる総血流量は他を流れる総血流量と同じである．したがって，すべての全身の動脈を流れる総血流量は左心室の心拍出量，すなわち 5,229 mL/分に等しい．

8. 全末梢抵抗(TPR)を決定するために(もしくは，肺血管抵抗を決定するために)用いた法則は，個々の臓器(たとえば，腎臓)の血管抵抗を計算するためにも用いることができる．**血圧，血流量，血管抵抗の関係**を，血管抵抗を求める式に変換したらよい．つまり，R＝ΔP/Q である．R は個々の臓器(たとえば，腎臓)の血管抵抗を表している．ΔP は個々の臓器の血管を流れる血圧差(たとえば，腎臓では，腎動脈圧－腎静脈圧)を表している．Q は個々の臓器の血流量(たとえば，腎血流量)を表している．

　　実際的には，腎血管抵抗を計算するのに必要な値は表 2-1 やいままでの問題の答えにはない．腎動脈血圧は，問題1で大動脈から計算された平均動脈圧に近いが，正確に等しくはない．"下流"の動脈の平均動脈圧は，大動脈の圧よりも少し低い(血液が正しい方向で流れるためには，すなわち大動脈から末梢の動脈へ流れるためには，"下流"の動脈の平均動脈圧は低くならないといけない)．大きな静脈圧がそうであるように，腎静脈圧は右心房圧よりも少し高くなければいけない．大動脈から支流の個々の臓器の血管は並列に配置されており，腎血流量は全身の総血流量の一部にしかすぎない．

9. **血流速度 velocity of blood flow** とは，単位時間あたりの血液の直線的な移動の速度である．

$$v＝Q/A$$

　　　　v＝血液の直線的な速度(cm/分)
　　　　Q＝血流量(mL/分)
　　　　A＝血管の横断面積(cm^2)

　　言葉を変えれば，血流速度は血流量に比例し，血管の横断面積に反比例している．大動脈を流れる血流量は，全身の総血流量であり，心拍出量であり，すなわち 5,229 mL/分である．大動脈の横断面積は，大動脈の直径 20 mm(半径，10 mm)から計算することができる．

$$
\begin{aligned}
v &= \frac{Q}{\pi r^2} \\
&= \frac{5,229 \text{ mL/分}}{3.14 \times (10 \text{ mm})^2} \\
&= \frac{5,229 \text{ mL/分}}{3.14 \times (1 \text{ cm})^2} \\
&= \frac{5,229 \text{ cm}^3/\text{分}}{3.14 \text{ cm}^2} \\
&= 1,665 \text{ cm/分}
\end{aligned}
$$

血流速度と半径の2乗が反比例の関係であるので，すべての毛細血管の血流速度は大動脈の血流速度より低くなる(1本の毛細血管の半径は大動脈より小さいのはもちろんであるが，すべての毛細血管を合わせた半径は，大動脈の半径よりも大きくなるし，横断面積も大きくなる)．

キーワード

血圧，血流量，血管抵抗の関係
blood pressure, blood flow, vascular resistance
relationship

心拍出量
cardiac output

周期長
cycle length

拡張期血圧
diastolic pressure

駆出率
ejection fraction

心電図
electrocardiogram (ECG)

質量保存のフィックの原理
Fick principle of conservation of mass

心拍数
heart rate

平均動脈圧
mean arterial pressure

オームの法則
Ohm's law

肺血管抵抗
pulmonary vascular resistance

脈圧
pulse pressure

R-R 間隔
R–R interval

1 回拍出量
stroke volume

収縮期血圧
systolic pressure

全末梢抵抗または全身血管抵抗
total peripheral resistance (TPR) or systemic
vascular resistance

血流速度
velocity of blood flow

症例 11
左心室の圧容積曲線

図 2-4 は，左心室の圧容積曲線 pressure-volume loop を示している．この曲線（ループ）は，1 回の心周期の左心室圧（mmHg）と左心室容量（mL）との関係を示したものである．図 2-4 を用いて以下の問題に答えよ．

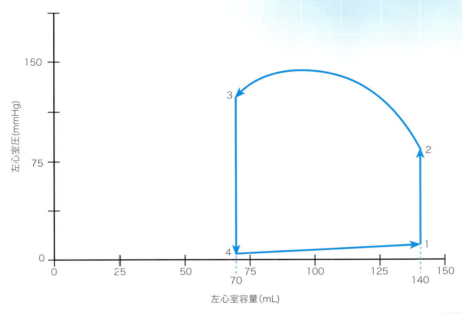

図 2-4　左心室の圧容積曲線　（Costanzo LS: *BRS Physiology*, 5th ed. Baltimore, Lippincott Williams & Wilkins, 2011, p 77 より許可を得て改変）

問題

1. 圧容積曲線で数字が打ってある点の間の四つのセグメント（たとえば，1→2，2→3）で起こっている事象を述べよ．心周期での事象と各々のセグメントを互いに関係づけて述べよ．

2. 図 2-4 より判断して，左心室拡張終期容量はどれくらいか．また，収縮終期容量はどれくらいか．

3. 1 回拍出量の値はどれくらいか．また，駆出率の値はどれくらいか．

4. 拡張期に相当するのは圧容積曲線のどのセグメントか．収縮期に相当するのはどのセグメントか．それぞれすべて答えよ．

5. 等容積に相当するのは圧容積曲線のどのセグメントか．

62   chapter 2　循環生理学

6．大動脈弁が開くのは，どの点か．大動脈弁が閉じるのは，どの点か．僧帽弁が開くのは，どの点か．点には数字が打ってある．数字で答えよ．

7．心音のⅠ音が聴かれるのは，どの点，またはどのセグメントのときか．

8．心音のⅡ音が聴かれるのは，どの点，またはどのセグメントのときか．

9．左心室の拡張終期容量の増大（前負荷の増大）の影響を描いた新しい圧容積曲線を付け加えよ．1回拍出量への影響はどのようになるか．

10．収縮性を増加させたときの影響を描いた新しい圧容積曲線を付け加えよ．収縮終期容量への影響はどのようになるか．また，駆出率への影響はどのようになるか．

11．大動脈圧の増加（後負荷の増加）の影響を描いた新しい圧容積曲線を付け加えよ．収縮終期容量への影響はどのようになるか．また，駆出率への影響はどのようになるか．

解答は次のページ

64   chapter 2　循環生理学

解答と解説

1. 図 2-4 は，収縮 contraction，血液の駆出 ejection，弛緩 relaxation，血液の充満 filling(その後，次の周期が始まる)の左心室の 1 周期を表している．この図は次の事象を表している．**1 → 2 は，等容性収縮** isovolumetric contraction である．このときには，左心室(すでに心房からの血液が充満している)は収縮している．収縮は，左心室圧の著しい上昇をもたらす．しかし，大動脈弁が閉じているので，血液は駆出せず左心室容量は一定(すなわち，等容性)である．

　　2 → 3 は，心室血液の駆出 ventricular ejection である．心室はまだ収縮している最中であるので，左心室圧はさらに上昇する．このとき，大動脈弁が開いて，血液が左心室から駆出する．そのため，心室容量は減少する．

　　3 → 4 は，等容性弛緩 isovolumetric relaxation である．左心室は弛緩し，左心室圧は減少する．大動脈弁も僧帽弁も両方が閉じているため，左心室容量は一定のままである．

　　4 → 1 は，心室血液の充満 ventricular filling である．左心室はまだ弛緩のままであるが，このとき，僧帽弁は開いて，左心室には左心房からの血液が充満する．左心室が弛緩しているので，左心室容量が増加しても，左心室圧はほんの少ししか上昇しない．

2. 左心室**拡張終期容量** end-diastolic volume とは，左心室に血液の充満が完全に行われた後で，血液が大動脈へ駆出される前の容積である．したがって，左心室拡張終期容量は 1 の点と 2 の点(約 140 mL)として示される．**収縮終期容量** end-systolic volume は，駆出が完全に行われているが左心室が再充満される前の左心室の容積である(すなわち，3 の点と 4 の点の容積で，約 70 mL である)．

3. **1 回拍出量** stroke volume とは，収縮期の間に駆出される容積のことである．だから，1 回拍出量は，**圧容積曲線の幅**，すなわち 70 mL(140 mL-70 mL)として表される．**駆出率** ejection fraction とは，左心室拡張終期容量に対する 1 回拍出量の比率(1 回拍出量/左心室拡張終期容量)で表される．ここでは，70 mL/140 mL，すなわち 0.5(50%)である．

4. **拡張期** diastole は，左心室が弛緩しているとき(すなわち，収縮していないとき)の**心周期** cardiac cycle の部分である．拡張期は，セグメント 3 → 4(等容性弛緩)とセグメント 4 → 1(心室血液の充満)に相当する．**収縮期** systole は，左心室が収縮しているときの心周期の部分であるため，セグメント 1 → 2(等容性収縮)とセグメント 2 → 3(心室血液の駆出)に相当する．

5. 心周期の中で**等容性** isovolumetric の部分とは，左心室容量が一定である部分をいう(すなわち，左心室が血液の充満も駆出もしていない部分)．したがって，等容性のセグメントは，1 → 2 と 3 → 4 である．

6. **大動脈弁** aortic valve は，2 の点，つまり左心室圧が大動脈圧を超えるときに開く．大動脈弁が開くと，すぐに血液の駆出が起こり左心室容積は減少する．大動脈弁は 3 の点で閉じ，血液の駆出は終わる．**僧帽弁** mitral valve(左心の房室弁)は 4 の点で開き，左心室の充満が始まる．

7. **心音** heart sound の I 音は，**房室弁** atriorentricular valve の閉鎖のときに生じる．房室弁の閉鎖は，心室の充満の終了時，すなわち等容性収縮の始めに起こる．したがって，心音の I 音は 1 の点で生

じる．

8. **心音のⅡ音**は，大動脈弁の閉鎖すなわち3の点で生じる．

9. 左心室の拡張終期容量(**前負荷 preload**)とは，収縮直前に左心室に含まれている血液の容積のことである．したがって，左心室の拡張終期容量の増大(たとえば，生理食塩水の注入によってもたらされる)は，心室が拡張期により大きな容積で満たされていることを意味する．図2-5で，1の点は右へ移動し，それは拡張終期容量の増大を表している．心室に対する**フランク-スターリングの法則 Frank–Starling relationship** によれば，拡張終期容量が大きくなれば1回拍出量も大きくなる．したがって，収縮性が変化することがなくても，拡張終期容量の増大は1回拍出量の増大をもたらす．これを圧容積曲線の幅の増加で明示するようにする．

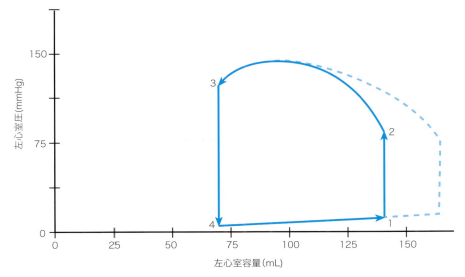

図 2-5 左心室の圧容積曲線での前負荷の増加の影響．(Costanzo LS: *BRS Physiology*, 5th ed. Baltimore, Lippincott Williams & Wilkins, 2011, p 78 より許可を得て改変)

10. **収縮性 contractility**(**変力作用 inotropy**)とは，与えられた一定の筋長(たとえば，一定の拡張終期容量)で張力を発生させるために心筋線維が有する内因性の能力のことである．収縮性は，細胞内 Ca^{2+} 濃度と直接に関係がある．**細胞内 Ca^{2+} 濃度**は，どれくらい連結橋 cross-bridge を形成するか，つまりどれだけの張力を発生させるかに関係している．収縮性が増加したとき(たとえば，ノルアドレナリンやジギタリスのような陽性変力作用による収縮性の増加)，心室は収縮期の間より大きな張力と圧をつくり出す．結果として，1回拍出量は増加し(図2-6)，駆出後心室に残る血液は少なくなる．だから，収縮終期容量は減少する．駆出率とは左心室拡張終期容量に対する1回拍出量の比率なので，1回拍出量が増加し拡張終期容量が変化しないのなら，駆出率は増加するはずである．

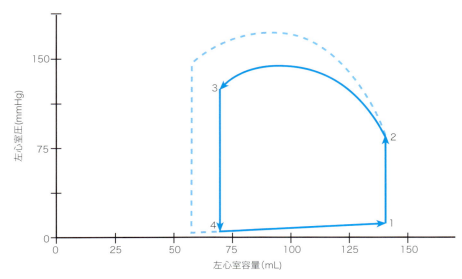

図 2-6　左心室の圧容積曲線での収縮性の増加の影響．(Costanzo LS: *BRS Physiology*, 5th ed. Baltimore, Lippincott Williams & Wilkins, 2011, p 78 より許可を得て改変)

11. **後負荷** afterload とは，左心室が血液を駆出することに抵抗する圧のことである．左心室の後負荷は大動脈圧となる．大動脈弁を開いて血液を駆出するには，左心室圧は大動脈圧以上のレベルまで上昇しなければならない．だから，もし後負荷が増加すれば，この高い圧に打ち勝つために，左心室はふつう以上に稼働しなければならない．図 2-7 は，後負荷が増加したときの圧容積曲線である．等容性収縮(1→2)と血液の駆出(2→3)の間，左心室圧は正常より高くなっている．後負荷の増加のため，1 回拍出量が減少し，駆出後も多くの血液が左心室に残り，収縮終期容量は増加する．1 回拍出量が減少し拡張終期容量が変化しないので，駆出率は減少する．

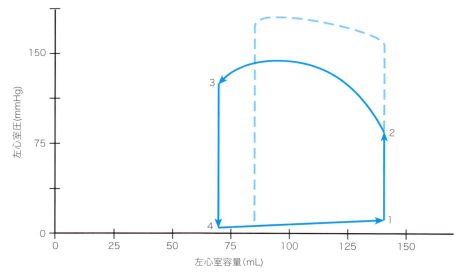

図 2-7　左心室の圧容積曲線での後負荷の増加の影響．(Costanzo LS: *BRS Physiology*, 5th ed. Baltimore, Lippincott Williams & Wilkins, 2011, p 78 より許可を得て改変)

キーワード

後負荷
afterload

大動脈弁
aortic valve

房室弁
atrioventricular valve

心周期
cardiac cycle

収縮性（変力作用）
contractility（inotropy）

駆出率
ejection fraction

拡張終期容量
end-diastolic volume

収縮終期容量
end-systolic volume

フランク-スターリングの法則
Frank-Starling relationship

心音
heart sound

僧帽弁
mitral valve

前負荷
preload

1回拍出量
stroke volume

収縮期
systole

心室の圧容積曲線（圧容積ループ）
ventricular pressure-volume loop

68　chapter 2　循環生理学

症例 12

姿勢の変化に対する循環反応

　27 歳の女性．百貨店の副主任．ある朝，深い眠りから目覚めると，仕事に行くのに 1 時間以上遅れているのに気づいた．昨日深夜まで遊んだことを後悔しつつ，パニックになってベッドから跳ね起きた．すると，短時間ではあるが，頭がふらふらして気が遠くなるように感じた．また，心臓がドキドキしているような気がした．こんなにも遅れてさえいなければ，そのままベッドに横になっていたのだが，女性は洗面所に歩き出した．そのときには頭がふらふらするのはすでに消えていることに気づいた．その後，その日は何ごともなく過ぎ去った．

■　問　題

1．女性が仰臥位から立位に急に動いたとき，最初に短時間の血圧低下が生じ，そのため頭がふらふらした．どうして，一過性の血圧低下が生じたのか，その機構を順序を追って述べよ．

2．血圧低下時，どのような理由で患者は頭がふらふらすると感じたのか．

3．この女性が頭がふらふらすると感じたのは一過性であった．それは，血圧をすぐに正常に戻す反射が起こったからである．この反射の心拍数，心筋の収縮性，全末梢抵抗(TPR)，静脈の容量に対する影響について述べよ．さらに，どの受容器がそれぞれの反応にかかわっているのかを述べよ．

4．この反射の各々の構成要素(たとえば，心拍数への影響)が，どのようにして血圧を元に戻すように働いているのかを述べよ．[ヒント：血圧，心拍出量，全末梢抵抗(TPR)の間の関係を表す式を書くことが手助けになる．]

5．血圧を是正する反射に加えて，女性が洗面所へと歩いたことが血圧を元に戻すのに役立った．どうして歩くことが役立ったのか．

解答は次のページ

70 chapter 2 循環生理学

解答と解説

1. 起立性低血圧 orthostatic hypotension は，人が立ち上がったとき血圧が低下することによって生じる現象である．人が突然仰臥位 supine position から立位になったとき，血液が下肢の静脈にたまる（静脈の容量 capacitance とコンプライアンス compliance は高いので，静脈は多くの血液を貯留することができる）．このため心臓への静脈還流 venous return が減少し，そのため，フランク–スターリングの機構 Frank–Starling mechanism により心拍出量 cardiac output が減少する．（フランク–スターリングの機構とは，静脈還流と心拍出量の関係を表したものである．静脈還流が増加すれば拡張終期容量が増加する．そして，拡張終期容量の増加は，心拍出量の増加を導く．反対に，静脈還流が減少すれば心拍出量は減少する．）血圧は動脈内の血液量により影響されるので，心拍出量が低下すると，少ない血液しか動脈内へ入っていかないために，血圧は低下する．

2. 急に立ち上がったとき，女性は頭がふらふらすると感じた．それは，血圧低下のため，短時間の脳血流量の低下が生じたからである．脳血流量の自動調節（オートレギュレーション）autoregulation 範囲は，60 mmHg から 140 mmHg である．いい換えれば，脳血流量 cerebral blood flow は，血圧が 60 mmHg 以上 140 mmHg 以下であるならば，一定に保たれているはずである．この女性が立ち上がったとき，血圧は自動調節（オートレギュレーション）範囲以下に短時間下がった．その結果，脳血流量が減少し，頭がふらふらすると感じたのである．

3. 圧受容器 baroreceptor は，頸動脈洞と大動脈弓に存在し，血圧低下を感知する．そして，圧受容器反射 baroreceptor reflex によって，心臓と血管に対して交感神経活動の増加を含む一連の代償反応が生じて，全体を調和する．この交感神経活動の活性化は，下記の一連の四つの作用を導く．
   ・心拍数 heart rate の増加（心臓がドキドキする感じ），すなわち洞房結節の β_1 アドレナリン受容体 β_1–adrenergic receptor（β_1 受容体 β_1 receptor）を介する陽性変時作用 positive chronotropic effect.
   ・心室収縮性 contractility of the ventricle の亢進，すなわち心室筋の β_1 アドレナリン受容体を介する陽性変力作用 positive inotropic effect.
   ・細動脈の収縮 arteriolar constriction の増強，すなわち細動脈血管平滑筋の α_1 アドレナリン受容体 α_1–adrenergic receptor（α_1 受容体 α_1 receptor）を介する作用.
   ・静脈の収縮 venoconstriction の増強，すなわち静脈血管平滑筋の α_1 アドレナリン受容体を介する作用.

4. 圧受容器反射のすべての構成要素が血圧を元に戻すのに寄与する（図 2-8）.
   血圧 blood pressure，心拍出量 cardiac output，全末梢抵抗 total peripheral resistance（TPR）の間の関係をもう一度見直して，圧受容器反射の構成要素がどのように作用しているかを正確に理解しておこう．

$$P_a ＝心拍出量 \times TPR$$

$P_a ＝動脈圧$

心拍出量＝左心室から 1 分間に駆出される血液量

TPR＝全末梢抵抗

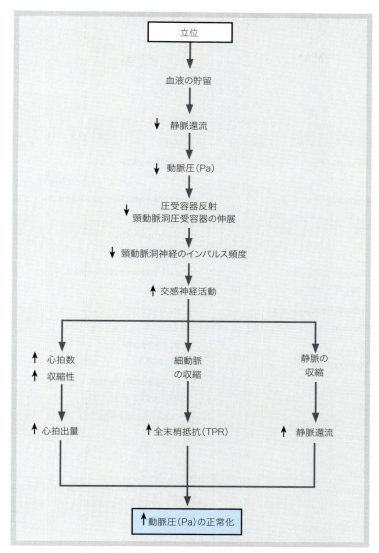

図 2–8　仰臥位から立位に突然動いた人の循環反応.

　要するに，血圧は，左心室から動脈内へ駆出される血液量と細動脈の血管抵抗によって決まってくる（動脈側に血液を保持するという観点から，細動脈の抵抗について考えてみてもよい）．

　ここで，上記の式を用いて，圧受容器反射がこの女性の血圧を正常に戻すのにどのように役立っているかを考えてみよう．心拍数の増加と収縮性の増強はともに，心拍出量の増加を起こす．心拍出量が増加すれば，血圧が上昇する．細動脈の収縮が増せば，全末梢抵抗（TPR）の増加が生じ，血圧を上昇させる．さらに，静脈の収縮は静脈の容量の減少をもたらし，それは心臓へ戻る静脈還流と心拍出量（フランク-スターリングの機構により）を増加させる．

5．女性が洗面所へ歩いたとき，下肢の筋肉が活動することにより，下肢の静脈が圧迫された．そのため，静脈容量 venous capacitance（すなわち，静脈が保持している血液量）が減少した．この効果

は，交感神経の活動による静脈の収縮とともに，心臓への静脈還流を増加し，心拍出量を増加させた．

キーワード

動脈圧
arterial blood pressure (P_a)

細動脈の収縮
arteriolar constriction

自動調節(オートレギュレーション)
autoregulation

圧受容器反射
baroreceptor reflex

血圧，血流量，血管抵抗の関係
blood pressure, blood flow, vascular
resistance relationship

頸動脈洞圧受容器
carotid sinus baroreceptor

心拍出量
cardiac output

脳血流量
cerebral blood flow

変時作用
chronotropic effect

収縮性
contractility

フランク–スターリングの機構
Frank–Starling mechanism

変力作用
inotropic effect

起立性低血圧
orthostatic hypotension

α_1 受容体
α_1 receptor

β_1 受容体
β_1 receptor

交感神経系
sympathetic nervous system

静脈の収縮
venoconstriction

症例 13　運動に対する循環反応　　73

症例 13
運動に対する循環反応

　34歳の女性．医科大学附属病院に勤める栄養師．健康なライフスタイルがよいと思っている彼女は，運動による心血管系反応研究のために健康な女性ボランティアを循環器内科が募集したとき興味を持った．彼女は研究のための基準（すなわち，25歳から40歳までの年齢で，薬を服用しておらず，身長に対して適正な体重で，正常な血圧であること）を満たしていたため，ボランティアとして選ばれた．

　血圧，心拍数，動脈血酸素分圧（PaO_2），静脈血酸素分圧（PvO_2）が運動前のコントロールとして測定された．これより，1回拍出量が計算された．それから，時速5kmで30分間トレッドミルの上で歩行した．血圧と心拍数は連続記録され，PaO_2とPvO_2は運動の終了時点で測定された（表2-2）．

表 2-2 運動に対する心血管系の反応

パラメーター	コントロール（運動前）	運動
収縮期血圧	110 mmHg	145 mmHg
拡張期血圧	70 mmHg	60 mmHg
心拍数	75 回/分	130 回/分
1回拍出量（推定値）	80 mL	110 mL
動脈血酸素分圧（PaO_2）	100 mmHg	100 mmHg
静脈血酸素分圧（PvO_2）	40 mmHg	25 mmHg

■　問　題

1. 以下の問題への準備として，中等度の運動に対する循環反応について述べよ．解答には，自律神経系の役割と骨格筋の血流量の局所性調節機序を含めよ．これらの循環反応の最終的な目的は何か．

2. この女性のコントロールと運動中の平均動脈圧と脈圧はそれぞれどのくらいか．

3. この女性のコントロールと運動中の心拍出量はそれぞれどのくらいか．心拍出量を決定する二つの要因（1回拍出量と心拍数）の中で，どちらの要因が運動したときに生じた心拍出量の増加により大きく関与したか．または二つの要因は同じ程度の寄与であったか．

4. 運動で脈圧の変化が生じているが，その重要性について述べよ．

5. 運動中，女性の収縮期血圧が上昇したのはなぜか．拡張期血圧がやや低下したのはなぜか．

6. もし女性がプロプラノロール（β受容体拮抗薬）を服用していたら，運動に対する反応はどのように違っていただろうか．彼女の運動に耐えうる能力は上昇したであろうか，低下したであろうか，同じだったであろうか．

7. 運動初期，この女性の皮膚は手ざわりが冷たかった．しかし，最大運動時には，皮膚は紅潮してお

74   chapter 2　循環生理学

り手ざわりが非常に温かった．運動が進行する過程で女性の皮膚の色と温度がこのように変化したのはどのような機構が働いたからか．

8．動脈血酸素分圧(PaO_2)と静脈血酸素分圧(PvO_2)が運動前後で測定されている．PvO_2が低下し，PaO_2が変化しなかった理由を説明せよ．

解答は次のページ

解答と解説

1. 運動 exercise により循環機能がさまざまに反応する最終目標は，懸命に動いている筋肉（骨格筋と心筋）への酸素輸送 O_2 delivery を多くするためである．このように酸素をさらに供給する主要な機構は，運動している骨格筋と心筋への血流量が増加することによる．

　原則として，器官への血流量は次の二つの方法によって増加する．(i)総血流量 total blood flow（心拍出量 cardiac output）が増加し，それが個々の器官の血流量を増やす．(ii)血流量を再配分し，他の器官を犠牲にしてある器官への血流の比率を増やす．運動中には両方の機構が働く．すなわち，心拍出量は有意に増加し（心拍数と1回拍出量の増加による），そして，血流量は骨格筋と心筋に再分配される．そのためこれらの器官にはより多くの血流が（増加した）心拍出量から分配されるようになる．図2-9は，これらの反応をまとめてある．

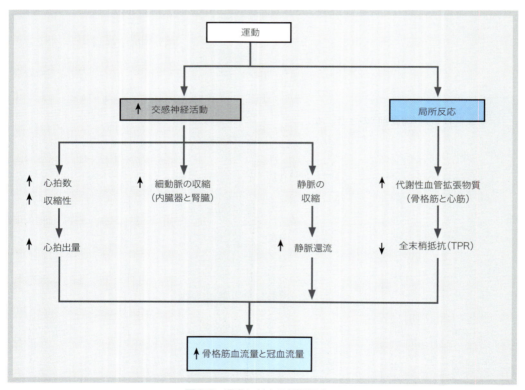

図 2-9　運動に対する循環反応．

　運動の最初のとき，筋肉の機械受容器と化学受容器によって反射が引き起こされ，大脳皮質の運動野へ求心性情報を送る．その後，大脳皮質が心臓や血管に対する交感神経活動の増加を含むさまざまな反応を指令する．(i)心臓では，交感神経活動が増加し，$β_1$ アドレナリン受容体 $β_1$-adrenergic receptor（$β_1$ 受容体 $β_1$ receptor）の活動により，心拍数と収縮性 contractility が増加する．

収縮性の増強は，1回拍出量の増加をもたらす．心拍数と1回拍出量の増加はともに，心拍出量の増加をもたらす．（心拍出量＝1回拍出量×心拍数を思い出してほしい．）(ii)さらに，交感神経活動の増加は，**α₁アドレナリン受容体 α₁–adrenergic receptor**(**α₁受容体 α₁receptor**)により，ある血管床(たとえば，内臓器や腎臓)での**細動脈の収縮 arteriolar constriction** や静脈の収縮をもたらす．(iii)**静脈収縮 venoconstriction**(骨格筋により搾り込まれるように静脈が圧迫されることと合わさって)により，心臓への**静脈還流 venous return** が増加する．静脈還流が増加することは，運動に対する循環反応の本質である．静脈還流増加は，心拍出量を増加させるのに必要な拡張終期容量を増加させる(**フランク–スターリングの機構 Frank–Starling mechanism**)．

　交感神経系により調和して引き出されるこれらの中枢からの反応に加え，骨格筋や心筋では自らの血流量を増加させるため**局所反応**も生じる．骨格筋においては，代謝率の増加に伴い，乳酸のような**代謝産物**，K⁺，**一酸化窒素 nitric oxide(NO)**，**アデノシン adenosine** が産生される．これらの代謝産物は，骨格筋の細動脈の血管拡張をもたらし，それにより局所血流量が増加する．骨格筋の局所血管が著しく拡張するため，全体として**全末梢抵抗 total peripheral resistance(TPR)は減少する**．（もしこのような骨格筋の局所反応が生じなかったならば，TPR は交感神経性血管収縮のために増加するはずである．）局所反応は心筋でも大いに働いており，主としてアデノシン産生と P_{O_2} 低下によって生じる．そのため，血管拡張と冠血流量の増加が起こる．

2．症例 10 での脈圧と平均動脈圧の計算式を思い出そう．

脈圧＝収縮期血圧－拡張期血圧

平均動脈圧＝拡張期血圧＋1/3 脈圧

　コントロール(運動前)のとき，女性の**脈圧 pulse pressure** は 40 mmHg(110 mmHg－70 mmHg)であった．運動中，彼女の脈圧は 85 mmHg(145 mmHg－60 mmHg)へと増加した．コントロールのとき，**平均動脈圧 mean arterial pressure** は 83 mmHg[70 mmHg＋1/3(40 mmHg)]であった．運動中，平均動脈圧は 88 mmHg[60 mmHg＋1/3(85 mmHg)]へと増加した．これらの値を，表2-2 の値に追加しておこう．

3．**心拍出量 cardiac output** は，症例 10 で検討したように，1回拍出量と心拍数の積である．

心拍出量＝1回拍出量×心拍数

　コントロールのとき，心拍出量は 6 L/分(80 mL/回×75 回/分＝6,000 mL/分，すなわち 6 L/分)であった．運動時，14.3 L/分(110 mL/回×130 回/分＝14,300 mL/分，すなわち 14.3 L/分)へと劇的に増加した．これらの値を，表2-2 の値に追加しておこう．

　1回拍出量と心拍数のどちらがより大きく心拍出量の増加に関与するかを決定するために，観察された変化量をパーセント変化で評価したらよい．いい換えれば，運動中，心拍出量，1回拍出量，心拍数はコントロールのときと比べどれくらいのパーセント変化したのだろうか．女性の心拍出量は，コントロールのときの 6 L/分から運動中には 14.3 L/分へと増加した．したがって，心拍出量は 8.3 L/分(14.3 L/分－6 L/分＝8.3 L/分)，すなわちコントロールの値よりも 138%(8.3 L/分÷6 L/分＝1.38)増加した．1回拍出量は，80 mL/回から運動中 110 mL/回へと増加した．つまり，30 mL/回増加しコントロールの値よりも 38%増加した．心拍数は，75 回/分から 130 回/分へと増加した．つまり，55 回/分増加し，コントロールの値よりも 73%増加した．したがって，1回拍出量増加と心拍数増加の二つの要素によって，心拍出量は劇的に増加したが，心拍数増加のほうがより重要な要因といえる．

78 chapter 2 循環生理学

4. 脈圧(収縮期血圧と拡張期血圧の差)は,コントロールのとき 40 mmHg から運動中は 85 mmHg へと増加した.この変化は何を意味するかを理解するため,脈圧とは何を表しているかを考えてみよう.動脈の血管壁には多くの弾性組織があるため,血管壁は比較的硬くそしてコンプライアンスがない.(コンプライアンスは弾性の反対である!)したがって,収縮期のとき,血液が左心室から全身の動脈に急激に駆出されるとき,動脈圧は一番低い値(拡張期圧)から一番高い値(収縮期圧)へと急激に上昇する.この圧の増加の大きさ(すなわち,脈圧)は,左心室から駆出される血液の量(1回拍出量 stroke volume)と動脈のコンプライアンスに影響される.この女性では,運動中に 1 回拍出量が増加したため,脈圧が増加した.

5. 収縮期血圧 systolic pressure が上昇したことに対する説明は,脈圧が増加したことに対する説明と同じ理由である.つまり,より多くの 1 回拍出量が収縮期に動脈へ駆出されたためである.

　一方,読者は驚いたかもしれないが,女性の拡張期血圧 diastolic pressure は低下した.そこで,拡張期血圧が何を表しているかを考えてみよう.拡張期血圧は心臓が弛緩しているとき(拡張期)の動脈の血圧であり,血液は動脈から静脈へと流れ心臓へ戻る.運動中は TPR の減少のため拡張期血圧が低下することもある.

6. プロプラノロール propranolol は,β アドレナリン受容体拮抗薬である.プロプラノロールは,心拍数と心収縮性を増加させる交感神経活性に関与する β_1 受容体を遮断する.心拍数と心収縮性に対する交感神経活性の影響は,心拍出量を増加させる主要な機序であったことを思い出してほしい.さらに,心拍出量の増加は運動中の酸素輸送を増加させる主要な機序もある.したがって,もしも女性がプロプラノロールを服用していたならば,彼女の運動に耐えうる能力は大きく低下していたであろう.

7. 皮膚血流量 cutaneous blood flow は,運動に対して二相性の反応を示す.運動初期には,交感神経性 α_1 受容体の活動により皮膚の細動脈の血管収縮が生じる.血流は皮膚から迂回し,そのため皮膚は冷える.運動が進行していくと,酸素消費量が増加したため二次的に体温が上昇する.そして前視床下部に存在する皮膚血流量を調節している交感神経中枢が抑制される.この選択的な交感神経活動の抑制は皮膚の細動脈の血管拡張をもたらす.その結果,温かい血液が身体の中心から皮膚表面の静脈叢へと回路をつくり,皮膚の紅潮が生じ皮膚が温かくなる.

8. この女性で運動中に骨格筋と心筋の仕事量は増え,それらの筋は運動中には安静時よりもっと酸素が必要となる.酸素の需要が増加していることに応えるために,骨格筋と心筋は動脈血からもっと多くの酸素を引き出す.結果として,静脈血の Po_2(Pvo_2)は正常のときより低くなる.正常の Pvo_2 は 40 mmHg であるが,女性の Pvo_2 は 25 mmHg であった.[本書の呼吸の章をみると,より多くの酸素をもらえる(酸素抽出 O_2 extraction)のは酸素ヘモグロビン解離曲線が右方偏位 right shift of O_2–hemoglobin dissociation curve するためであることがわかるだろう(図 2-10).この解離曲線の右方偏位は,代謝が亢進したときに生じる反応(体温の上昇,Pco_2 の上昇,pH の低下)によって起こる.この右方偏位によってヘモグロビンからの酸素の遊離が促される.]このため,血流量の増加(これは運動している筋肉への酸素輸送を増す)に加えて,より多くの酸素が血液から引き出されている.

　いまからパズルのような問題を解いてみよう.もし女性の Pvo_2 が低下したのなら,Pao_2 もまた低下するはずなのではないか.しかし,そうはならなかった.肺での酸素交換で Po_2 を正常の値である 100 mmHg へと戻しているのだから,そうはなりえない.混合静脈血は右心系に入り,肺

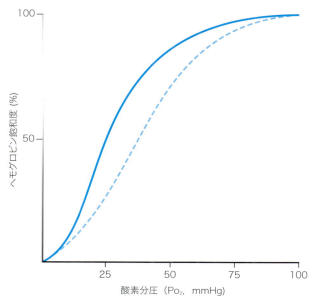

図 2-10　酸素ヘモグロビン解離曲線．点線は右方偏位した曲線を示す．

へと送られ酸素化される．この女性の場合，たとえ PvO_2 が正常より低かったとしても，肺胞ガスからの酸素の拡散は十分に速いため，Po_2 を正常の PaO_2 の値(100 mmHg)へと上昇させることができる．その後，この血液は肺静脈を通って肺を離れ，左心系に入り，全身の動脈血となる．（酸素の拡散が障害されている呼吸器疾患のある患者は，PaO_2 を正常値の 100 mmHg へと戻すことができない．多くの酸素が組織で使われる運動時においては，特にそうである．）

キーワード

アデノシン	平均動脈圧
adenosine	mean arterial pressure
心拍出量	一酸化窒素
cardiac output	nitric oxide (NO)
皮膚血流量	酸素輸送
cutaneous blood flow	O_2 delivery
運動	酸素抽出
exercise	O_2 extraction
フランク–スターリングの機構	酸素ヘモグロビン解離曲線
Frank–Starling mechanism	O_2–hemoglobin dissociation curve
骨格筋血流量の局所調節	プロプラノロール
local control of muscle blood flow	propranolol
局所代謝産物	脈圧
local metabolite	pulse pressure

$α_1$ 受容体
$α_1$ receptor

$β_1$ 受容体
$β_1$ receptor

酸素ヘモグロビン解離曲線の右方偏位
right shift of the O_2-hemoglobin dissociation curve

全末梢抵抗
total peripheral resistance(TPR)

症例 14

腎血管性高血圧症：レニン–アンジオテンシン–アルドステロン系

58歳の男性．不動産会社の社員である．長年，仕事のストレスのためにいろいろなことが犠牲になっていた．40年間ずっと1日に2ケースのタバコを吸っている．ダイエットに注意しようとしているが，仕事上のつきあいによる昼食やカクテルパーティーのために，体重は95kgまでになった（身長173cm）．最近は35歳の妻と別れ，もっと若い女性とデートしている．身体の調子が悪いことに突然気づき，健康診断の予約をとった．

診察室で，患者の血圧は180/125mmHgであった（正常は120/80mmHg）．医師は，腹部で連続的な雑音を聴取した．血圧上昇と腹部雑音を認めたため，医師は採血をして静脈の血漿レニン値を検査した．その結果をみて，医師に追加の検査として腎静脈のレニン値の左右比を調べることにした．患者の血漿レニン値は，10ng/mL/時（正常は0.9〜3.3ng/mL/時）であった．腎静脈のレニンの左右比（左対右）は1.6（正常は1.0）であった．

これらの検査結果は，左腎動脈狭窄の所見に一致していたため，腎動脈造影検査 renal arteriogram が行われた．その結果，重症の動脈硬化症による左腎動脈の80%閉塞がみつかった．閉塞を取り除くため，バルーンによる血管形成術 angioplasty が直ちに施行された．血圧は血管形成術後正常に戻ることが期待されている．患者は，タバコを止め，低脂肪の食事をし，規則的に運動をし，定期的な健康診断を受けるようにいわれた．

■ 問 題

1. 患者の左腎動脈閉塞が血漿レニン活性を上昇させたのは，どのような機序によるか．

2. 血漿レニン活性の上昇が患者の血圧を上昇させた（いわゆる，腎血管性高血圧症）のは，どのような機序によるか．

3. 腎静脈のレニンの左右の比率を調べるには，左右の腎臓の静脈血からレニン値を測定する必要がある．健常人では，左右の腎臓の静脈血レニン値はほぼ等しい．したがって，左右のレニン比は，1.0である．この症例ではこの比が，1.6へと上昇していた．ここでは明らかにされていないが，この比率が上昇するには二つの要因が考えられた．（i）左腎静脈のレニン値が増加していること，（ii）右腎静脈のレニン値が低下していること．なぜ左の腎臓のレニン分泌が増加し，右の腎臓のレニン分泌が低下していたのだろうか．

4. 腹部の雑音は，狭窄している左腎動脈を通る血流が乱流になるために生じた．動脈が狭くなったら，なぜ腎血流は乱流となったのだろうか．

5. もしバルーンによる血管形成術が成功していなかったならば，患者はアンジオテンシン変換酵素（ACE）阻害薬（たとえば，カプトプリル）が処方されていたであろう．腎血管狭窄による高血圧を治療するのに，ACE阻害薬を使用する理論的根拠は何か．

解答と解説

1. 動脈硬化症により，患者の左腎動脈に閉塞(狭窄)が生じた．この閉塞のため，**腎灌流圧** renal perfusion pressure が低下した．腎灌流圧の低下は，腎臓の**傍糸球体細胞** juxtaglomerular cell からのレニン分泌を促した(図2-11)．左の腎臓から分泌されるレニンが増加し，左腎静脈血を経て体循環の中に入っていった．(その結果，**血漿レニン活性** plasma renin activity が亢進した．)

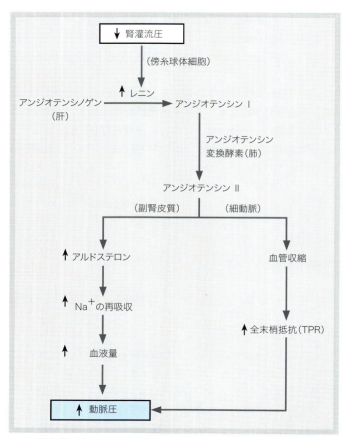

図2-11　レニン-アンジオテンシンⅡ-アルドステロン系．

2. **レニン** renin は，アンジオテンシノゲン angiotensinogen (レニン基質)からアンジオテンシンⅠへの変換を触媒する酵素である．**アンジオテンシンⅠ** angiotensin Ⅰ は，主に肺で，強い生物学的活性をもつ**アンジオテンシンⅡ** angiotensin Ⅱへと変換される．アンジオテンシンⅡの一つめの作用は，副腎皮質での**アルドステロン** aldosterone の合成と分泌を刺激することである．アルドステロンは，腎での Na^+ の再吸収を増やし，細胞外液量を増加させ，そして血液量を増加させる．アンジオテンシンⅡの二つめの作用は，細動脈の血管を収縮することである．この血管収縮は，全末梢抵抗 total peripheral resistance (TPR)を増加させる．この患者の場合，血液量の増加(静脈還流の増加

と心拍出量の増加をもたらす）と，TPR の増加とがあいまって，血圧の上昇をもたらした．（症例10 で考察したように，P_a＝心拍出量×TPR であることを思い出そう．）

患者は，腎血管性高血圧 renovascular hypertension に罹患していた．それは，左の腎臓が誤って患者は低血圧であると感知していたことによる．すなわち，左腎動脈の狭窄のため左腎灌流圧が低下し，その結果，レニン–アンジオテンシンⅡ–アルドステロン系 renin–angiotensin Ⅱ–aldosterone system が活性化し，正常以上に患者の血圧を上昇させたためである．

3．問題の項で述べたが，左対右のレニンの比率は二つの理由で上昇した．(i)左腎臓のレニン分泌の増加，(ii)右腎臓のレニン分泌の低下である．

先に述べたことをもとにして考えれば，左腎臓のレニン分泌が増加した理由をいうのは比較的やさしい．左腎動脈の狭窄は，左腎の灌流圧を低下させ，それが左腎臓のレニン分泌を促した．

一方，右腎臓のレニン分泌の低下はどうやって説明することができるか．答えは，正常な右腎臓が（左腎動脈の狭窄から生じる）血圧上昇に対してどのように反応するかを考えればよい．右腎臓は血圧上昇を感知し，そして，レニン分泌を低下させるという適切な反応を起こしたのである．

4．左腎動脈の狭窄は，乱流 turbulent blood flow を引き起こした．それは雑音 bruit となって聴取される．乱流が生じる可能性は，レイノルズ数 Reynolds number から考えることができる．

$$\text{レイノルズ数} = \frac{\rho d v}{\eta}$$

ρ＝血液の比重
d＝血管の直径
v＝血流速度
η＝血液の粘度

レイノルズ数が高くなればなるほど，乱流が生じる可能性が高くなる．一般に，レイノルズ数が2,000 以上になれば，乱流が生じると予想される．最初に述べないといけないが，血管のサイズと乱流との関係はわかりづらい．血管の直径(d)は，レイノルズ数の分子にある．もし血管が狭くその直径が減少するならば，レイノルズ数もまた減少し，乱流も生じにくくなるだろうか．しかし，そうはならない．レイノルズ数の式の中には，血流速度と血管の半径の関係が隠れている．症例10 での血流速度 velocity of blood flow の式を思い出してほしい．

$$v = Q/A$$

ここで，v＝血流速度，Q＝血流量，A＝血管の横断面積すなわち πr^2 である．したがって，レイノルズ数の式の中で分数の分子に含まれている血流速度は，半径の 2 乗(r^2)に反比例することになる．直径もレイノルズ数の式の中で分数の分子として表されるが，それは半径の 1 乗に比例している．いい換えれば，血流速度から影響を受ける半径の 2 乗のほうがより強く働くので，血管の半径が減少するほどレイノルズ数は高くなる．

5．アンジオテンシン変換酵素阻害薬 angiotensin–converting enzyme（ACE）inhibitor（カプトプリルcaptopril）は，腎血管性高血圧症の患者の血圧を低くするのに有効である．その理由を考えると，腎血管性高血圧症で高血圧が生じる病態がわかる．片側の腎動脈の狭窄は血漿レニン活性を亢進させ，それはアンジオテンシンⅡのレベルを上昇させた．アンジオテンシンⅡは，直接的に血管を収縮させ間接的にアルドステロンの作用を通して，これら両方の作用で血圧を上昇させる．ACE 活

84   chapter 2　循環生理学

性を阻害してアンジオテンシンⅡの産生を抑えることで，これら一連の反応をたち切ることができる．

キーワード

アルドステロン
  aldosterone

アンジオテンシン
  angiotensin

アンジオテンシン変換酵素阻害薬
  angiotensin–converting enzyme（ACE）
  inhibitor

動脈血圧
  arterial blood pressure

雑音
  bruit

カプトプリル
  captopril

傍糸球体細胞
  juxtaglomerular cell

血漿レニン活性
  plasma renin activity

腎灌流圧
  renal perfusion pressure

レニン–アンジオテンシンⅡ–アルドステロン系
  renin–angiotensin II–aldosterone system

腎血管性高血圧
  renovascular hypertension

レイノルズ数
  Reynolds number

乱流
  turbulent blood flow

血流速度
  velocity of blood flow

症例 15
循環血液量減少性ショック：血圧の調節

　78歳の女性．夫はすでに他界している．ある夜，妹に付き添われて救急外来を受診した．当日の朝，患者は便に鮮血がついているのをみつけたが，それを痔核 hemorrhoid のせいだと思い，いつも通りの生活を続けた．朝は家を掃除してから，友人と一緒に昼食を食べ，午後には新生児集中治療室で子供のあやし役としてボランティアをした．しかし，出血は一日中続いていて，夕食のときには，もはや無視できなくなった．患者は，喫煙も飲酒もしない．患者には関節炎があり，痛みがあればアスピリンを服用しており，時には1日10錠まで服用することがある．

　救急室では，患者は頭がふらふらし，青ざめて冷たく，そしてとても不安気だった．患者のヘマトクリット値は29％（女性の正常値は36〜46％）であった．表2-3は，仰臥位と立位のときの血圧と心拍数を示している．

表 2-3 この患者の血圧と心拍数

	仰臥位	立位
血圧	90/60 mmHg	75/45 mmHg
心拍数	105回/分	135回/分

　生理食塩水の輸液が開始され，輸血準備のために血液型判定や交差適合試験 crossmatch が行われた．結腸内視鏡検査により，結腸壁のヘルニア（憩室）から出血していたとわかったが（結腸壁の動脈が破裂すると，出血はかなりひどくなる），検査時にはすでに自然に止血していた．多量の血液が失われたため，患者は2パックの全血輸血を受け，経過観察のために入院した．医師は，尿道カテーテルを挿入し，尿量を持続的に計量した．翌朝には患者の顔色はふつうに戻り，頭のふらつきもなくなり，血圧は仰臥位のときも立位のときも正常に戻った．もはやさらなる治療も観察も必要なくなり，患者は退院して妹の世話になった．そして，「気楽にしなさい」とアドバイスを受けた．

問　題

1．循環ショックの定義は何か．その主な原因は何か．

2．消化管出血の後，どのようなことが起こったために患者の血圧は低下したのか．

3．患者の血圧が，仰臥位より立位のほうが低かった理由は何か．

4．仰臥位のとき患者の心拍数が正常よりも増加していた（105回/分）のはどうしてか．心拍数は立位になるとさらに増加（135回/分）したのはどうしてか．

5．もし中心静脈圧や肺毛細血管楔入圧が測定されていたならば，それらの値は健常人と比べて上がっていたか，下がっていたか，同じであったか．

86 　 chapter 2 　 循環生理学

6. ヘマトクリットとは何か. 患者のヘマトクリット値が低下していたのはなぜか. この低下が危険であったかもしれない理由は何か.

7. 患者の皮膚が青白く冷たかった理由は何か.

8. もし患者の尿中 Na^+ 排出量が測定されていたならば, それは健常人と比べて高いか, 低いか, 同じであったか. そう考える理由も述べよ.

9. 生理食塩水の輸液は患者の状態をどのように改善することを目的に施行されたのか.

10. なぜ医師は尿量を継続的に測定しようと思ったのか. プロスタグランジンは, 出血後の腎血流量をどのようにして守るといわれているか. この点に関して, 患者がアスピリンを服用していたことが危険であった理由は何か.

11. 出血がもっと重症ならば, 患者は低容量のドーパミンの投与を受けていたかもしれない. ドーパミンは, さまざまな血管床に選択的な作用をもっている. 脳, 心臓, 腎臓, 腸間膜の血管では, ドーパミンは血管拡張に働く. 筋肉, 皮膚では, ドーパミンは血管を収縮させる. 低容量のドーパミンが循環血液量減少性ショックの治療に有効な理由は何か.

解答は次のページ

88   chapter 2   循環生理学

解答と解説

1. ショック shock(循環ショック circulatory shock)とは，血流低下の状態で，組織灌流量と酸素輸送の低下を引き起こす．ショックは治療をしないと，組織や細胞の代謝障害を起こし，最終的には死に至らしめる．

　ショックの原因を分類するとき，組織への血流量を規定している循環系の構成要素を考えるとよくわかる．構成要素とは，心臓(ポンプ)，血管，循環系の中にある血液量のことである．ショックは，これらの要素のどれかの不全，不足によって生じる．循環血液量減少性ショック hypovolemic shock は，全血の喪失(出血性ショック)，血漿量の喪失(たとえば，火傷)，体液と電解質の喪失(たとえば，嘔吐，下痢)によって循環血液量が減少したときに生じる．心原性ショック cardiogenic shock は，心筋障害によって生じる(たとえば，心筋梗塞やうっ血性心不全)．血流の機械的閉塞は，循環系のどこでも生じ，局所の血流量低下をもたらす．神経原性ショック neurogenic shock(たとえば，深い全身麻酔，脊髄麻酔，脊髄損傷)は，血管運動の緊張低下を生じ，その結果静脈に血液が滞留する．敗血症性ショック septic shock またはアナフィラキシーショック anaphylactic shock は，毛細血管壁からの濾過の増大を生じ，このため循環血流量が減少する．

2. 患者は，消化管出血を起こし全血を多量に失っていた．この血液喪失がどのようにして血圧低下を招いたのであろうか．血圧低下の直接の原因として血液が動脈から流れ出たためと考えがちであるが，その説明ではあまりにも単純すぎる．実際には多くの段階を踏んでいる．静脈の容量が大きいので，多くの血液は動脈ではなく，静脈に存在することを思い出そう．したがって，出血 hemorrhage が起こると，多くの血液量は静脈から失われる．静脈の容量減少は，心臓への静脈還流を減少させ拡張終期容量 end-diastolic volume(前負荷 preload)の減少を招く．拡張終期容量が減少すると，フランク-スターリングの機構 Frank-Starling mechanism(心室筋の長さ-張力関係)が働き，心拍出量の減少をきたす．心拍出量が減少するとすでにおなじみの血圧＝心拍出量×全末梢抵抗(P_a＝心拍出量×TPR)により，血圧は低下する．したがって，血液喪失後の本質的な問題は，静脈容量と静脈還流量が減少することであり，その結果心拍出量が低下する．流入圧 filling pressure，静脈流入圧，心流入圧といった言葉を教科書で目にするかもしれない．これらはすべて，静脈容積 venous volume，静脈還流量 venous return，心拍出量 cardiac output，そして(最終的には)動脈圧 arterial pressure に関係する言葉である．

3. 患者の血圧は仰臥位より立位のほうが低かった(起立性低血圧 orthostatic hypotension)．その理由は，立ち上がったとき，血液は下肢の静脈に滞留し，静脈還流がさらに少なくなるからである．結果として，拡張終期容量がより減少し，そのため心拍出量と動脈圧はより一層低下した．

4. 患者の心拍数が増加していた理由を尋ねられたとき，出血に対する代償性の反応というより大きな問題について思いがめぐるはずである．本来，血圧が低下すると，血圧を正常に戻すために，心拍数の増加などいくつかの代償機構を引き起こす(図2-12)．

　血圧低下に対する反応として次の二つの主要な代償機構が働く．(i)圧受容器反射と(ii)レニン-アンジオテンシンⅡ-アルドステロン系である(これについては，問題8の中で述べる)．

　血圧低下に対する圧受容器反射 baroreceptor reflex の反応として，心臓と血管への交感神経活動が亢進する．その結果，心拍数と心収縮性が増加して心拍出量が増える．細動脈が収縮してTPR

が増加し，静脈が収縮して静脈還流が増加する．動脈圧に対する式（P_a＝心拍出量×TPR）を再び思い出したら，これらの変化はすべて血圧を正常に戻すように働いていることがよくわかるであろう．

患者の心拍数は，立位のときのほうが仰臥位のときよりも上昇していた．それは，血圧が立位のときのほうがさらに低いからである（静脈に血液が滞留する）．したがって，圧受容器の機構がより強く刺激され，心臓や血管に対する交感神経の刺激（心拍数の増加を含む）がより強く働く．

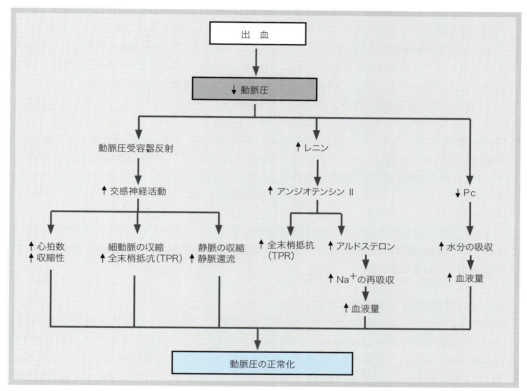

図2-12 出血に対する循環反応．Pc：毛細血管静水圧．(Costanzo LS: *BRS Physiology*, 5th ed. Baltimore, Lippincott Williams & Wilkins, 2011, p 98 より許可を得て転載)

5．**中心静脈圧** central venous pressure は大静脈で測定される．中心静脈圧の値は，静脈の血液量に関係しており，右心房圧にほぼ等しい．**肺毛細血管楔入圧** pulmonary capillary wedge pressure は，肺動脈を通ったカテーテルを一番小さい動脈枝の先でつかえるまで進めていき，そこで測定される．その部位では，カテーテルは肺毛細血管圧を感知しており，その圧はほぼ左心房圧に等しい．

したがって，中心静脈圧は右心房圧として，肺毛細血管楔入圧は左心房圧として推定できる．それらの値は，各々，右室と左室の拡張終期容量すなわち前負荷を反映している．もしこの患者でそれらが測定されていたならば，循環系の静脈側から血液量が減少しているので，中心静脈圧と肺毛細血管楔入圧は両方とも低下していたであろう．

6．**ヘマトクリット** hematocrit は，血液容積の中で赤血球の占める割合（パーセント）のことである．

90　chapter 2　循環生理学

全血の血球以外の成分は血漿であり，それは水様性である．ヘマトクリットの低下は，血液の喪失，赤血球の産生の低下，赤血球の破壊の亢進，赤血球の増加を伴わない血漿の増加などの多くの要因で生じる．

　この患者の場合，ヘマトクリットの低下は，全血の出血によるものと思われる．しかし，少し立ち止まってもう少し考えてみよう．もし全血が消化管より失われたなら，どうしてヘマトクリットが変化するのだろうか(赤血球も血漿も同じ比率で失われていることを考えるとよい)．出血後最初の数時間では，確かにヘマトクリットは変化しない．しかし，血漿量が元に戻るにつれて[アルドステロンの増加(下記の問題8の解答参照)，毛細血管での細胞外液の吸収の増加，そして輸液を行った結果として]，血漿量は増えていくが赤血球は増えない．(幹細胞が成熟した赤血球となるのに約7日を要する．)したがって，患者のヘマトクリット値は希釈によって低下したのである．

　赤血球は酸素を運搬するためのタンパク質である**ヘモグロビン** hemoglobin を含んでいるので，ヘマトクリットの低下は危険な状態である．出血後，組織への**酸素輸送 O$_2$ delivery** が足りずに致死的な結末に至るのには次の二つの理由がある．組織への血流量の低下(すなわち，心拍出量の低下)と血液の酸素輸送能力の低下(ヘマトクリットの低下)である．

7. 患者の皮膚が青白く冷たいのは典型的な出血に対する反応であり，皮膚の細動脈の血管収縮 vasoconstriction を反映している．血圧低下に対する反応としての圧受容器反射のため(問題4参照)，細動脈の交感神経性血管収縮が皮膚を含む多くの血管で生じた．皮膚血管の収縮は特に意味がある．そのことで，生体の血圧を上昇させ，血流をもっと重要な器官(たとえば，脳，心臓)へと向かわせる．

　皮膚が青白くなる出血性ショックや循環血液量減少性ショックとは対照的に，**敗血症性ショック**(グラム陰性菌感染症に続発する場合など)の初期段階では，血中に血管拡張物質が増加するため，皮膚は温かく紅潮している．

8. もし患者の**尿中 Na$^+$ の排出量**を測定していたならば，それは低下していたであろう．この Na$^+$ 排出の低下の理由は，血圧低下に対する反応の一つとしての**レニン-アンジオテンシンⅡ-アルドステロン系 renin–angiotensin II–aldosterone system** が活性化されたからである．**アルドステロン aldosterone** の増加は，腎臓の遠位尿細管と集合管での Na$^+$ の再吸収の増加(すなわち，Na$^+$ の排出低下)を引き起こす．この働きによって，細胞外液の Na$^+$ は増加し，それは細胞外液量と血液量を増加させる．血液量の増加によって，静脈還流が増加して，心拍出量を増加し，最終的には血圧が上昇する．

9. 静脈還流と心拍出量を回復させる治療の一つとして，細胞外液と血液量を増加させるため患者は輸液を受けた．生理食塩水の輸液は，効果がより速いことの他は生体の内因性アルドステロンの増加と同じ結果をもたらした．

10. 出血に対する反応において，(患者の予後を決定するかもしれない)きわめて重要な要素は，ある器官(たとえば，腎臓)の血管収縮とその器官の血流維持との間の"バランス"である．交感神経活動の亢進とアンジオテンシンⅡの増加の両方は，血管収縮と血圧を元に戻すのに重要な TPR の増加(P_a＝心拍出量×TPR を思い出すこと)を生じさせる．しかしながら，血管抵抗の増加によって生じる血管収縮は，多くの器官の血流量も低下させる．

　特に注意しなければならない器官は腎臓であって，腎臓でも交感神経活動とアンジオテンシンⅡは細動脈の収縮を起こす．この血管収縮は，拮抗反応が起こらない限り，**腎血流量 renal blood** flow と**糸球体濾過量** glomerular filtration rate（GFR）を低下させ，それは腎不全を生じ死を招く．この患者の場合，腎灌流と腎機能の徴候をみるのに尿量を測るのが重要であった．

　前の段落で"拮抗反応が起こらない限り"という言葉に注目してほしい．この言葉を聞いて，腎臓で交感神経活動とアンジオテンシンⅡによる血管収縮に対して，内因性修飾因子があるかもしれないと思うかもしれない．まさにその通りで，**プロスタグランジン** prostaglandin がこの修飾因子の役割を担う．交感神経活動とアンジオテンシンⅡは両方とも，腎血管拡張に働くプロスタグランジン E_2 とプロスタグランジン I_2 の局所での産生を増加させる．このように，交感神経活動とアンジオテンシンⅡの血管収縮作用は，内因性プロスタグランジンの血管拡張作用により相殺される．それゆえ，出血のような全身の血管が強く収縮する状態においても，腎血流量は維持される．

　この患者が関節炎に対して多量のアスピリン aspirin（アセチルサリチル酸）を服用していたことは，潜在的な危険性をはらんでいた．**非ステロイド性抗炎症薬** nonsteroidal anti–inflammatory drug（NSAID）であるアスピリンは，シクロオキシゲナーゼ cyclooxygenase の阻害薬であり，プロスタグランジンの合成を阻止する．したがって，もしアスピリンの服用がプロスタグランジンの防御的な血管拡張作用を抑えていたならば，患者は腎不全に発展する危険があった．

11. 医師は，もし血圧と血流量（皮膚の色に反映されている）が改善されないならば，低容量の**ドーパミン** dopamine の投与の準備をしたであろう．ノルアドレナリン noradrenaline の前駆体であるドーパミンは，問題の項で説明したように，それ自身血管に作用する．低容量のドーパミンは，重要な器官（たとえば，脳，心臓，腎臓）の細動脈を選択的に拡張する．そして，あまり重要でない器官（たとえば，骨格筋，皮膚）の細動脈を選択的に収縮する．このようにして，最も必要な器官の血流を維持する方向に働く．特に腎臓では，交感神経活動とアンジオテンシンⅡの増加の結果として血管収縮が起こる一方，ドーパミンの血管拡張作用が腎臓を助けている．

キーワード

アルドステロン
aldosterone

アナフィラキシーショック
anaphylactic shock

動脈圧，調節
arterial pressure, regulation

圧受容器反射
baroreceptor reflex

心流入圧，または流入圧
cardiac filling pressure, or filling pressure

心原性ショック
cardiogenic shock

中心静脈圧
central venous pressure

ドーパミン
dopamine

拡張終期容量
end–diastolic volume

フランク–スターリングの機構
Frank–Starling mechanism

糸球体濾過量
glomerular filtration rate（GFR）

ヘマトクリット
hematocrit

ヘモグロビン
hemoglobin

出血
hemorrhage

循環血液量減少性ショック
hypovolemic shock

神経原性ショック
neurogenic shock

非ステロイド性抗炎症薬
  nonsteroidal anti-inflammatory drug（NSAID）

酸素輸送
  O_2 delivery

血圧の起立性下降（起立効果）
  orthostatic fall in arterial pressure
  （orthostasis）

プロスタグランジン
  prostaglandin

肺毛細血管楔入圧
  pulmonary capillary wedge pressure

腎血流量
  renal blood flow

レニン-アンジオテンシンⅡ-アルドステロン系
  renin-angiotensin II-aldosterone system

敗血症性ショック
  septic shock

ショック（循環ショック）
  shock（circulatory shock）

症例 16
原発性肺高血圧症：右室不全

　死亡時 38 歳の主婦．15 歳，14 歳，12 歳の 3 人の子供の母親であった．コミュニティーカレッジでコンピュータープログラマーの資格をとったが，最初の子供が生まれたため実際に働いたことはなかった．家事をこなし子供の送り迎えで，非常に忙しかった．体形を保つため，地域のコミュニティーセンターのエアロビクスのクラスに参加していた．女性の初期症状はあいまいで，ただ疲れやすいだけであった．しかし，6 カ月後には，安静時にも運動時にも息切れがするようになり（呼吸困難），下肢にむくみがみられるようになったため，医師の診察の予約をした．

　身体所見として，女性の頚静脈は拡張し，肝臓は肥大し（肝腫大），腹腔内に腹水がみられ，下肢は浮腫を呈していた．心音の IV 音が右心室上で聴取された．医師は非常に心配して，すぐに胸部 X 線，心電図（ECG），心臓カテーテル検査を行った．

　胸部 X 線検査では，右心室の拡大，肺動脈の拡張がみられた．ECG の所見では，右心室肥大を示していた．心臓カテーテル検査結果を表 2-4 に示す．

表 2-4 心臓カテーテルの検査結果

圧	値
平均肺動脈圧	35 mmHg（正常は 15 mmHg）
右心室圧	上昇
右心房圧	上昇
肺毛細血管楔入圧	正常

　循環器内科医と呼吸器内科医は症例を検討し，病名は原発性肺高血圧症 pulmonary hypertension であると結論づけた．原発性肺高血圧症とは，肺高血圧症のまれなタイプで，肺動脈の広範囲に及ぶ病的変化によって生じる．これらの異常は，肺血管抵抗を増加して肺高血圧症を引き起こし，右室不全の原因となる（肺性心）．患者は血管拡張薬による治療を受けたが，効果はなかった．心肺同時移植の待機患者のリストに登録されたが，移植が行われる前に右心不全 right heart failure のために死亡した．

■ 問　題

1. なぜ肺血管抵抗の増加が肺動脈圧の上昇（肺高血圧症）をもたらしたのか．

2. 肺血管抵抗を計算するために必要な数値は何か．

3. 心室の "後負荷" の概念を考察せよ．左心室の後負荷は何か．右心室の後負荷は何か．後負荷が増加すると，1 回拍出量，心拍出量，駆出率，収縮終期容量へはどのような影響があるか．患者の肺動脈圧の上昇が右室不全をきたしたのは，どういう機序によるか．

4. 患者が右室不全状態であることを考えて，心臓カテーテルの検査結果を説明せよ．

94 chapter 2 循環生理学

5．右室不全が右室肥大をきたすのはどうしてか．（ヒント：この問題に答えるためラプラスの法則を用いよ．）

6．全身の静脈圧上昇と頸静脈拡張は，右室不全で必ずといってよいほどみられるもの(特徴といってもよい)である．頸静脈はなぜ拡張したのか説明せよ．

7．心周期のどの部分で，心音のⅣ音が聴取されるのか．心音のⅣ音が聴取される意義は何か．

8．右室不全が体循環の側に浮腫(たとえば，腹水や下肢の浮腫)をもたらすのはなぜか．スターリングの力について考察せよ．右室不全では肺水腫が生じると予想されるか．

9．患者は，デンバー(米国コロラド州)での家族親睦会にぜひ参加したいと思っていた．しかし，デンバーは高地にあるのでこの旅行は全く望ましくないと医師は患者に話した．なぜ，高地に行くことが肺高血圧症の患者にとって危険なのか説明せよ．（この問題に答えるためには，呼吸生理学の知識が必要である．）

10．医師は，血管拡張薬が患者の状態を改善すると期待した．医師がそう思った理由は何か．

解答は次のページ

解答と解説

1. **肺血管抵抗の増加**(肺の小動脈の内因性の病因によって起こる)が肺動脈圧の上昇をなぜもたらしたのかを説明するため，血圧，血流量，血管抵抗の関係について考えることが必要である．症例10での $\Delta P =$ 血流量×血管抵抗の関係を思い出そう．数学的には，もし血流量(この場合は，肺血流量)が一定で血管抵抗が増加すれば，肺動脈と肺静脈の間の血圧差は増加しなければならないことは簡単に理解できる．肺動脈圧が上昇するか肺静脈圧が下降するかどちらかの理由により，ΔP は増加する．(しかし，肺静脈圧はもともと非常に低いので，その下降は ΔP にはほとんど影響しないことに注意すること．)

    この症例の場合，ΔP は肺動脈圧が上昇したため増加した．肺血管抵抗が増加するのに伴って，血流量に対する血管抵抗の比が大きくなる．そして，肺微小循環より前の血液が肺動脈の中へ逆流する．肺動脈の血液量の増加は圧の上昇を引き起こす．

2. **肺血管抵抗** pulmonary vascular resistance は，圧，血流，抵抗の間の関係式を変換した式で計算される．$\Delta P =$ 血流量×血管抵抗，つまり，血管抵抗＝ΔP/血流量である．ΔP は，肺動脈と肺静脈の間の血圧差である．肺血流量は，右心室の心拍出量に等しく，それは定常状態では左心室の心拍出量に等しくなる．したがって，肺血管抵抗を計算するのに必要な値は，肺動脈圧，肺静脈圧(または左房圧)，そして心拍出量である．

3. 心室の後負荷とは，心室が血液を駆出するのに抵抗する圧のことである．**左心室の後負荷** afterload of the left ventricle は大動脈圧である．**右心室の後負荷** afterload of the right ventricle は肺動脈圧である．血液が収縮期に駆出されるためには，左心室圧は大動脈圧よりも大きくなければならないし，右心室圧は肺動脈圧よりも大きくなければならない．

    肺動脈圧が上昇したために，患者の右心室の機能は非常に悪化した．肺動脈弁を開け血液を肺動脈に駆出するために必要な圧を生み出すため，右心室はさらに仕事をしないといけなくなった．結果として，右心室の1回拍出量，心拍出量，駆出率が低下した．肺動脈に駆出されるべき血液が右心室に残るので，右心室の収縮終期容量は増加した．(患者は，**肺性心** cor pulmonale，つまり肺高血圧症による二次性右室不全になっていた．)

4. **心臓カテーテル** cardiac catheterization 検査の結果，肺動脈圧の上昇，右心室圧の上昇，右心房圧の上昇がみられたが，**肺毛細血管楔入圧** pulmonary capillary wedge pressure は正常であった．肺動脈圧の上昇(右室不全の原因)についてはすでに肺血管抵抗の増加のためであることを考察してきた．収縮終期に血液が駆出された後に正常よりも多くの血液が残っているために，右心室圧は上昇する．右心室圧が上昇するにつれて，血液が右房から右心室へ移動するのがより困難となる．結果として，右心房容積が増大し，右心房圧が上昇する．肺毛細血管楔入圧(左心房圧)は正常であったので，左心側には心不全がないことを示している．

5. 右室不全 right ventricular failure は，**右心室肥大** right ventricular hypertrophy をもたらす(胸部X線とECGの結果から明らかである)．その理由は，後負荷の増加に対抗して右心室はもっと仕事をする必要があるからである．右心室の壁は，仕事量の増加に対する適応反応として厚くなっている(肥大)．この適応反応は，球に対する**ラプラスの法則** law of Laplace によって説明される(心臓

の形はおおよそ球とみなせる).

$$P=\frac{2HT}{r}$$

P＝心室圧
H＝心室壁の厚さ(高さ)
T＝壁の緊張度
r＝心室の半径

　このように，心室圧に，心室壁の緊張度と心室壁厚に比例し，心室の半径に反比例する．心室壁の厚さが増すほど，一定の心室壁の緊張度では心室圧は大きくなる．肺動脈圧の上昇に対抗して血液を駆出せねばならないので，より高い右心室圧が出せるように，右心室は適応して肥大したのである．

6．患者の頸静脈が血液で拡張したのは，右室不全のため，血液が右心室へ逆流し，それから右心房へ，そして最終的には全身の静脈へと血液が押し戻されたからである．

7．心音のIV音 fourth heart sound は，成人ではふつうは聴取されない．しかし，心室のコンプライアンス compliance が低下した心室肥大 ventricular hypertrophy では聴取されることがある．コンプライアンスの低い心室に血液が満たされる間，血流は雑音を発生する(心音のIV音)．したがって，IV音(心房音)が聴こえるとすれば，心房の収縮期に聴取される．

8．すでに説明したように，右室不全では血液が全身の静脈へと逆流し，全身の静脈圧が上昇する．毛細血管壁を介しての水分の移動を決定するスターリングの力 Starling force を考えることで，全身の静脈圧が上昇したとき浮腫が体循環側(たとえば，腹水 ascites，下肢の浮腫 edema)に起こる理由を説明できる(図2-13).
　毛細血管壁を介するスターリングの力には，四つの力が存在する．毛細血管圧(P_c)，組織圧(P_i)，毛細血管膠質浸透圧(血漿膠質浸透圧)(π_c)，組織膠質浸透圧(π_i)である．P_c と π_i は，毛細血管から水分を濾過するように働く．π_c と P_i は，毛細血管へ水分を再吸収するように働く．多くの毛細血管床では，スターリングの力はやや濾過量が多くなるように働くため，その分はリンパ流 lymphatic によって循環系に戻っている．

$$J_v=K_f[(P_c-P_i)-(\pi_c-\pi_i)]$$

J_v＝濾過量
K_f＝毛細血管濾過係数
P_c＝毛細血管(静水)圧
P_i＝組織(静水)圧
π_c＝毛細血管膠質浸透圧(血漿膠質浸透圧)
π_i＝組織膠質浸透圧

　浮腫は，水分の濾過が増加しそれを循環へ戻すためのリンパ流の容量の限界を超えてしまったときに生じる．ここで問題だが，この患者の場合，水分の濾過が増加したのはなぜだろうか(リンパ管の機能は正常であると仮定する)．答えは全身の静脈圧が上昇したためである．それは毛細血管圧(P_c)を上昇させ，P_c の増加は濾過をさらに促す．
　肺水腫 pulmonary edema は，右室不全で生じることはなく，左室不全で生じる．左室不全では，

血液は左心室の後の左心房へ，そして肺静脈へと逆流する．肺静脈圧が上昇すると，肺毛細血管圧が上昇し，肺の間質への水分の濾過が増加する．患者の左心房圧（肺毛細血管楔入圧からわかる）は正常であったことから，患者は左室不全ではないことを示している．したがって，肺静脈圧は上昇しておらず，肺水腫は生じないと考えられる．

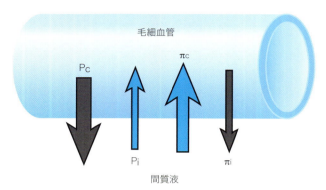

図2-13 毛細血管壁を通したスターリングの力．P_c：毛細血管圧，P_i：組織圧，π_c：毛細血管膠質浸透圧（血漿膠質浸透圧），π_i：組織膠質浸透圧．

9. **高地 high altitude** では，気圧は低下しており，そのため酸素のような大気のガス分圧は低下している．もしも患者がデンバーへ旅行したとすると，海抜レベルより低い酸素分圧の空気を呼吸することになる．そのような**肺胞低酸素 alveolar hypoxia** は肺循環の血管収縮をもたらす（正常では，これは低酸素の肺胞への血流を遮断するための肺の防御的な機構である）．この患者の肺血管抵抗は，内因性の病気のために，すでに異常に増加している．高地におけるいわゆる**低酸素性血管収縮 hypoxic vasoconstriction** は，さらに肺血管抵抗を増加させ，肺動脈圧を上昇させ，そしてさらに右心室の後負荷を増大させる．（補足すると，低酸素性血管収縮は肺に独特のものである．他の器官では，低酸素に対する反応として血管は拡張する．）

10. 医師は，血管拡張薬が肺の細動脈を拡張させ，肺血管抵抗と肺動脈圧を減少させるため右心室の後負荷を軽減させることを期待した．

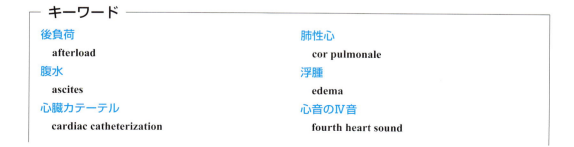

高地
high altitude

低酸素性血管収縮
hypoxic vasoconstriction

ラプラスの法則
law of Laplace

リンパ，またはリンパ管
lymph, or lymphatic vessel

肺毛細血管楔入圧
pulmonary capillary wedge pressure

肺水腫
pulmonary edema

肺高血圧症
pulmonary hypertension

肺血管抵抗
pulmonary vascular resistance

右心不全，または右室不全
right heart, or right ventricular, failure

右心室肥大
right ventricular hypertrophy

スターリングの力
Starling force

100   chapter 2   循環生理学

症例 17
心筋梗塞：左室不全

　52 歳の男性．建設現場監督で，非常に太っている．医師がたびたび警告していたのにもかかわらず，赤身の肉（牛や羊等）や，高カロリーのデザートなどぜいたくな食事をとっていた．そして，毎晩ビールを数本飲んでいた．患者は，「俺は心臓発作を待ってんだ」と仲間に冗談半分にいっていた．患者はときどき胸部痛（狭心痛）を感じていたが，ニトログリセリンで治っていた．

　心筋梗塞の起こった日の夜，患者は気分がすぐれなかったので早く床についた．胸部に押しつぶされそうな圧迫感とニトログリセリンでは治らない左上腕へ放散する痛みを感じ，午前 2 時に目覚めた．吐きそうになり，むやみに汗をかいた．息苦しさ（呼吸困難）を感じ，特に横になったときに苦しかったので，座って息をしていた（起坐呼吸）．呼吸は荒々しかった．妻は，119 へ電話し，救急隊はすぐに到着して患者を一番近い病院へと搬送した．

　救急室での血圧は 105/80 であった．吸気性ラ音が聴取され，それは肺水腫の所見に一致していた．皮膚は冷たく湿っていた．続いて，心電図と生化学マーカー（クレアチンホスホキナーゼ creatine phosphokinase と乳酸脱水素酵素 lactate dehydrogenase）の検査が行われ，その結果により左心室壁の心筋梗塞と考えられた．心臓カテーテル検査によって得られた肺毛細血管楔入圧は，30 mmHg（正常は 5 mmHg）であった．断層心エコー図で測定した駆出率は 0.35（正常は 0.55）であった．

　患者は冠状動脈疾患集中治療室へ移された．さらなる心筋梗塞が発生するのを防ぐための血栓溶解薬とジギタリス（陽性変力作用薬）とフロセミド（ループ利尿薬）が投与された．入院 7 日目に，患者は厳密な低脂肪と低ナトリウム食を命じられて退院した．

問　題

1．患者は心筋虚血による左心室壁の梗塞であった．左心室の障害は，ポンプとしての機能を損なわせる．つまり，左心室は正常に血液を駆出する十分な力をもはや生み出せない．左心室に対する正常のフランク–スターリングの法則の図を描け．さらに心筋梗塞が生じた後のフランク–スターリングの法則を示す図を書き加えよ．この図をつくって 1 回拍出量と心拍出量の変化を予測せよ．

2．患者は 1 回拍出量が減少したと推定される．どの情報が有力な手がかりか．

3．駆出率が減少したことは何を意味するか．

4．なぜ肺毛細血管楔入圧は上昇したのか．

5．なぜ肺水腫が生じたのか（説明の中で，スターリングの力について考察せよ）．なぜ肺水腫はそんなに危険な状態なのか．

6．なぜ，呼吸困難となり，起坐呼吸となったのか．

7．なぜ，皮膚は冷たく湿っていたのか．

症例 17 心筋梗塞：左室不全 101

8. 患者にジギタリスのような陽性変力作用薬を使う理論的な根拠は何か．（ヒント：フランク–スターリングの法則を示している図 2–14 を参照せよ．）

9. この患者を治療するのにフロセミドのようなループ利尿薬を使う理論的な根拠は何か．

10. 冠状動脈疾患集中治療室で，医学部の学生がプロプラノロール（β 受容体拮抗薬）で治療すべきではないのかと質問した．学生はその理由として，プロプラノロールは心筋の酸素需要を減らし，さらなる梗塞を起こさせなくする可能性があるといった．なぜ，プロプラノロールは心筋の酸素需要を減らすのであろうか．主治医は，プロプラノロールの使用はリスクを伴うと指摘した．そのリスクとは何か．

11. なぜ，患者は低ナトリウム食を命じられて退院したのか．

解答と解説

1. 心室に対する**フランク-スターリングの法則** Frank-Starling relationship によれば，心室拡張終期容量が増えるほど1回拍出量と心拍出量は増える(図2-14)．左心室に当てはめてみると，収縮期に駆出される血液量は拡張期終期に左心室を満たしている容量(すなわち，前負荷)に依存している．

　フランク-スターリングの法則の生理学的原理は，**心室筋の長さ-張力関係**である．骨格筋の長さ-張力関係と同じく，心臓の筋節の長さ(拡張終期容量によって決められる)は，太い線維(ミオシン myosin)と細い線維(アクチン actin)の重なりの程度を決定する．その重なりの程度は，連結橋がどれくらい形成されるかを決定する．連結橋の数(実際には周期的に変化している)は，細胞内 Ca^{2+} 濃度に依存している．したがって，心室でどのくらい張力が発生するかは，筋長(すなわち，太い線維と細い線維の重なりの範囲)と細胞内 Ca^{2+} 濃度の二つの要因によって決定される．

　心室不全 ventricular failure においては，収縮性は低下し，張力を生み出す心筋線維の内因性の能力は障害されている．このため，一定の拡張終期容量に対する1回拍出量と心拍出量は減少する．

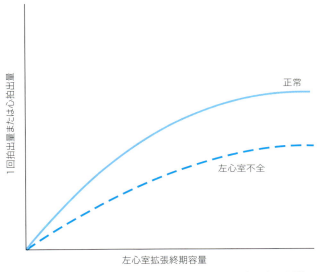

図 2-14　フランク-スターリングの法則に対する心室不全の影響．

2. この患者において，肺毛細血管楔入圧の上昇(後述の問題4の解答参照)や，駆出率の低下(後述の問題3の解答参照)などのいくつかの情報は，左心室の1回拍出量 stroke volume が減少したことと合致している．

　しかし，1回拍出量が減少したことを示す最も特徴的な情報は，**脈圧** pulse pressure が減少したことである．脈圧とは収縮期血圧と拡張期血圧との差であることを思い出そう．患者の収縮期血圧は 105 mmHg で，拡張期血圧は 80 mmHg であったことから，脈圧はわずか 25 mmHg しかなかった(正常の血圧は 120/80 くらいであり，脈圧は 40 mmHg となる)．1回拍出量は重要な脈圧の決定要因である．すなわち収縮期に心室から駆出された血液量は，血圧をその最低値(拡張期血圧)から

その最高値(収縮期血圧)へと上昇させる．したがって，患者の1回拍出量が減少したために，結果として脈圧も低下した．

3．**駆出率** ejection fraction＝1回拍出量/拡張終期容量である．言葉を変えれば，駆出率は拡張終期容量に対する収縮期に駆出される血液の割合である．駆出率は**収縮性** contractility と相関し，収縮性は心室不全で低下する．患者の駆出率は，正常値が 0.55(55％)であるのと比べて，たった 0.35(35％)であった．

4．**肺毛細血管楔入圧** pulmonary capillary wedge pressure は，左心房圧とみなすことができる．肺動脈を通ってカニューレを最も細い枝部分で止まるまで進めていき("楔入")，そこで測定される圧が肺毛細血管楔入圧である．この部位での圧は**左心房圧**にほぼ等しい．

　患者の肺毛細血管楔入圧の上昇は，左心房圧の上昇のためである．左心房圧の上昇は，左心室の1回拍出量と駆出率の低下のためである．駆出の後，正常のときよりも多くの血液が左心室に残り，その結果として，左心室圧と左心房圧がともに上昇した．

5．左心室の駆出率の減少が，心臓の左側の血液の逆流を起こし，それは左心室圧と左心房圧の上昇をもたらした．左心房圧の上昇は，肺静脈圧の上昇をもたらし，肺静脈圧の上昇によって肺毛細血管圧(P_c)が上昇する．肺毛細血管圧(P_c)は，水分を肺の間質へと濾過する主な**スターリングの力**Starling force である(症例 16 と図 2-13 参照)．

　肺リンパ管が水分を運び去る能力以上に濾過が増えると，**肺水腫** pulmonary edema が生じる．過剰の水分は最初は間質に蓄積するが，最終的にはそれは肺胞の中で"洪水"のようになる．

　肺水腫は，ガス交換を妨げるので危険な状態である．呼吸生理学でより詳しく学ぶが，簡単にいえば，肺水腫は酸素に対する拡散距離を大きくする．拡散距離が大きくなると，肺胞のガスから肺毛細血管の血液の中へ拡散する酸素が減少する．さらに，肺血流は空気の代わりに水分で満たされている肺胞を避けて流れる(すなわち，低酸素性肺血管収縮)．その結果，肺毛細血管の血液の酸素化が障害され，**低酸素血症** hypoxemia(動脈血の P_{O_2} の減少)を招く．低酸素血症は，**低酸素症**hypoxia(組織への酸素輸送の減少)の重要な原因である．

6．"呼吸困難"と"起坐呼吸"がわからなければその意味を調べる必要がある．

　呼吸困難 dyspnea とは，息がしにくい感覚のことである．肺水腫で呼吸困難が生じる病態は完全には明らかでないが，次の要因が関与している．(i)傍肺毛細血管受容器 juxtacapillary receptor(J受容器)は，間質の水分の蓄積で刺激され，速い浅い呼吸をもたらす反射の誘因となる．(ii)気管支のうっ血 bronchial congestion は粘液 mucus の産生をもたらす．その結果，気管抵抗は増加し，喘鳴(ぜんめい)wheezing と呼吸切迫感 respiratory distress(いわゆる"心臓喘息 cardiacasthma"である．肺水腫をきたす**左室不全** left ventricular failure について参照)をきたす．(iii)浮腫液の蓄積は，肺コンプライアンスを低下させるため，呼吸の仕事量が増加する．

　起坐呼吸 orthopnea とは，横になることによって増悪する呼吸困難である．人が横になって寝ると，下肢から心臓へ戻る静脈還流が増加する．左室不全のとき，静脈還流の増加はすでに存在している肺静脈のうっ血をより悪化させる．

7．患者の皮膚が冷たく湿っていたのは，心筋梗塞のストレスのため多量の**カテコールアミン**catecholamine(アドレナリン adrenaline とノルアドレナリン noradrenaline)が副腎髄質より分泌されたからである．血中のカテコールアミンが，皮膚血管の **$α_1$ アドレナリン受容体 $α_1$–adrenergic**

104　chapter 2　循環生理学

receptor を刺激して，皮膚血流量 cutaneous blood flow を減少させたのである．

8．すでに学んできたように，心筋梗塞によって左心室に障害が生じたために，ある左室拡張終期容量において，収縮性が低下し，1回拍出量が減少し，心拍出量が減少した．問題1で作図したフランク–スターリングの法則について考えてみよう．心不全のときの曲線は，収縮性低下，1回拍出量減少，心拍出量減少を反映して，正常曲線に比べて低値となっている．ジギタリス digitalis のような陽性変力作用薬 positive inotropic agent は，Ca^{2+}濃度を上昇させるために，収縮性を増強する．したがって，ジギタリスの使用によって収縮性を増し，フランク–スターリングの曲線を正常レベルへと戻すことが期待される．

9．この患者の状態で最も危険なことの一つは，肺静脈圧が上昇していることであり，それは肺水腫を増悪させる．（すでに考察したように，左心室の心拍出量が低下しており，血液は肺静脈へと逆流している．）したがって，一つの治療法は細胞外水分量を減少させることによって，静脈血液量を減少させることである．フロセミド furosemide のようなループ利尿薬 loop diuretic は，腎臓の太いヘンレ上行脚での Na^+ の再吸収を強力に阻害する薬である．Na^+ の再吸収が太いヘンレ上行脚で阻害されたとき，Na^+ の排出が増加する．結果として細胞外 Na^+ 濃度が減少し，それは細胞外水分量の減少をもたらし，血液量は減少する．

10．プロプラノロール propranolol（β アドレナリン受容体拮抗薬 β–adrenergic antagonist）は，洞房結節と心室筋の $β_1$ 受容体を遮断することで，心筋の酸素需要を減らす．正常では，$β_1$ 受容体は心拍数と心収縮性の増加をもたらし，心拍出量を増やす．心拍出は，心臓の仕事の一部であり，この仕事には酸素がいる．だから，プロプラノロールで $β_1$ 受容体に拮抗することは，心拍数，心収縮性，心拍出量を減らし，そして心筋の酸素消費を減らすことになる．

　　患者を β アドレナリン受容体拮抗薬で治療することに潜在的な危険があることに気づいただろうか．プロプラノロールは，すでに減少している心拍出量をさらに減らすので，注意して投与しなければならない．

11．細胞外液量は，細胞外 Na^+ 濃度によって決定されている．低ナトリウム食は，細胞外液量と血液量を減らす．そして続いて生じるかもしれない肺水腫を予防する．このために，低ナトリウム食が推奨される（利尿薬を使って治療するのと同じ考えに基づいている）．

キーワード

β アドレナリン受容体拮抗薬
　β–adrenergic antagonist

収縮性
　contractility

皮膚血流量
　cutaneous blood flow

呼吸困難
　dyspnea

ジギタリス，または強心配糖体
　digitalis, or cardiac glycoside

駆出率
　ejection fraction

フランク–スターリングの法則
　Frank–Starling relationship

フロセミド
　furosemide

低酸素血症
　hypoxemia

低酸素症
　hypoxia

左心不全
　left heart failure

左室不全
　left ventricular failure

ループ利尿薬
　loop diuretic

起坐呼吸
　orthopnea

陽性変力作用薬
　positive inotropic agent

プロプラノロール
　propranolol

肺毛細血管楔入圧
　pulmonary capillary wedge pressure

肺水腫
　pulmonary edema

脈圧
　pulse pressure

スターリングの力
　Starling force

症例 18

心室中隔欠損症

お金持ちのスペイン人ビジネスマンが，南アメリカの僻地の村へのボランティア旅行に参加し，その村で過ごしているとき，発育不良の9カ月の乳児（女）とその家族に出会った．女児は，目もとの涼しい子で，しきりに姉や兄と遊びたがっていたが，その体力がなかった．そのビジネスマンは，女児をスペインの大学病院で診察を受けさせるように手配した．

精密検査の結果，女児の病名は心室中隔欠損症であった．胸骨左縁に最強点のある全収縮期雑音が聴取された．胸部 X 線所見では，左心房と左心室の拡大が認められた．心エコー図では，心室での左−右短絡を示していた．心臓カテーテル検査では，右心房の P_{O_2} は 40 mmHg，右心室の P_{O_2} は 70 mmHg，混合静脈血の P_{O_2} は 40 mmHg，全身動脈血の P_{O_2} は 100 mmHg を示していた．

心室中隔欠損の修復手術の後，女児はすぐに回復し家族の待つ家へ帰宅した．その後，そのビジネスマンは定期的に彼女から近況や写真を受け取っており，それをみると彼女は雑草のようにたくましく成長し，日々健康で元気になっているようにみえた．

■ 問 題

1. 心室中隔欠損症の患者では，心周期中どのような経路を通って血液は流れるか．

2. 女児の心室での短絡血流はどちらの方向へ向かうか．そう考えた根拠を示せ．

3. 女児の心雑音の原因は何か．その心雑音が全収縮期雑音であるのはどうしてか．

4. 右心房と右心室での P_{O_2} の測定値について，どうしてそのような値であるのか説明せよ．

5. どうして患者の全身動脈血の P_{O_2} は正常値であったのか．

6. 患者は先天性の心室中隔欠損症であったため，医師が診察をしたときには重度の左−右短絡が心室でみられた．しかし，その病気が出生前にみつかっていたならば，その短絡血流は非常に少なかったと予想される．出生前の時期には，なぜ心室中隔欠損症は大きな短絡を起こさないのであろうか．

解答は次のページ

解答と解説

1. **心室中隔欠損症** ventricular septal defect では，左右の心室間に血流の異常な通り道がある．典型的には，小児の場合でも，左心室の収縮期圧は右心室の収縮期圧より高いので，左心室から右心室へ血液が流れる．心室中隔欠損を通って流れる血流を**短絡(シャント)** shunt と呼ぶ．

    正常状態では，収縮期の間，左心室からの拍出血液はすべて大動脈へと流れる．心室中隔欠損が存在すると，左心室から拍出された血液の一部は短絡を通って右心室へと流れる(図 2-15)．この短絡血は右心室にある血液に加わり，右心室の拡張終期容量を増大させる．次の心拍において，右心室の拡張終期容量の増大のため，右心の心拍出量が増加し(**フランク-スターリングの機構** Frank–Starling mechanism)，肺動脈血流を増加し，そして左心房への静脈還流量も増えてその結果左心室の充満が増す．

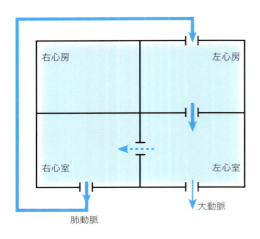

図 2-15 心室中隔欠損を通る血流．点線は心室中隔欠損を通る左-右短絡を示している．太い実線は，増加した血流の経路を示している．細い実線は，大動脈弁を通って流れる血流を示している．

2. この患者には，**左から右への短絡(左-右短絡)** left-to-right shunt がある．それは次のような観察結果に基づく．(i)左心への静脈還流の増加により左心房と左心室が拡大している．(ii)右心室の P_{O_2} の値が右心房の値より高い(問題 4 を参照)．(iii)全身動脈血の P_{O_2} が正常である(問題 5 を参照)．

3. **全収縮期雑音** pansystolic murmur は同じ大きさで，収縮期の全期間中聴取される．患者の心雑音は，心室中隔欠損を通る乱流により生じる(図 2-16)．その雑音は，僧帽弁の閉鎖で示される心室収縮期の最初に始まる(S_1)．この時点で，左右の心室が収縮しているが，左心室圧は右心室圧よりも高くなっている．左右の心室圧に差があるため，血液は心室中隔欠損を通って左から右へと流れる．その雑音は，大動脈弁の閉鎖で示される心室収縮期の最後で終わる(S_2)．この時点では，左右の心室は弛緩しており，左心室圧はもはや右心室圧を超えていない．そのため心室中隔欠損を通る血流はなくなる．

S₁　　S₂　　図 2-16　心室中隔欠損による収縮期雑音.

4. 右心室の血液の P_{O_2} 値は，右心房の P_{O_2} 値よりも高い値であった．これは，左心室から右心室への短絡のある患者では昔から知られている典型的な所見である．その理由は，次のような心臓の循環を考えればよく理解できる．全身の組織からの混合静脈血は，比較的低い P_{O_2} の値(40 mmHg)をとり，右心系を満たす．肺でガス交換され"動脈化"された血液は，比較的高い P_{O_2} の値(100 mmHg)をとり，左心系を満たす．左心室から右心室への短絡があると，この動脈化された血液の一部は心室中隔欠損を通り右心室へと流れる．動脈血は混合静脈血と右心室で混ざり合い，右心室全体の P_{O_2} 値を引き上げる(図 2-17)．右心房の血液の組成は心室の短絡によって影響を受けない．したがって右心房の血液の P_{O_2} 値は混合静脈血の値と変わらない．要約すると，患者の右心房の P_{O_2} 値は混合静脈血の P_{O_2} 値と同じ 40 mmHg である．患者の右心室の P_{O_2} 値は，左心室からの動脈血(P_{O_2}, 100 mmHg)が混合静脈血(P_{O_2}, 40 mmHg)と混じったため，70 mmHg となった．右心室の P_{O_2} 値が右心房の P_{O_2} 値よりどのくらい大きくなるかは，短絡の大きさによって決まる．すなわち，短絡が大きいほど，右心室の P_{O_2} 値は高く，右心室と右心房の差は大きい．

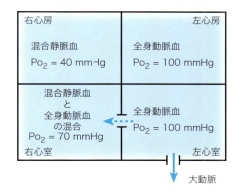

図 2-17　心室の左-右短絡による P_{O_2} の値.

5. 患者の全身動脈血の P_{O_2}(100 mmHg)は正常値であった．これは左-右短絡の特徴である．患者の左心へ戻ってくる血液は，肺で正常に動脈化されている．この血液(その P_{O_2} は 100 mmHg である)の一部分が全身の動脈に駆出される．短絡が存在しても，この血液の P_{O_2} は変化しない．

6. 患者の心室中隔欠損症は出生前から存在していたが，意味のあるほどの左-右短絡を生じていなかったと思われる．出生前と出生後でのこの差異はどのように説明したらよいだろうか？　その答えは，誕生後に肺血管抵抗が変化するためである．誕生前には，肺胞で換気は行われていない．したがって，肺全体で肺胞では低酸素の状態となっている．全肺胞での低酸素は，肺全体で血管収縮を引き起こす(低酸素性血管収縮 **hypoxic vasoconstriction**)．このため，肺血管抵抗が増加し，肺動脈圧の上昇をもたらし，右心系の圧が上昇する．そのため，収縮期の間，右心室と左心室とはほぼ等圧になっている．このように，左右の心室間で圧勾配がほとんどないため，出生前は心室中隔欠損があったにせよ意味のあるほどの短絡を起こさない．出生時，肺胞換気が始まると低酸素性血管

収縮のときは逆のことが生じて，肺動脈圧と右心系の圧が低下する．収縮期右心室圧が左心室圧より小さくなったとき，短絡を通る血流が生じてくる．

キーワード

フランク–スターリングの機構
Frank–Starling mechanism

低酸素性血管収縮
hypoxic vasoconstriction

左–右短絡
left–to–right shunt

全収縮期雑音
pansystolic murmur

Ⅰ音(S_1)
S_1

Ⅱ音(S_2)
S_2

心室中隔欠損症
ventricular septal defect

症例 19
大動脈弁狭窄症

82歳の男性．昔大工をしていたが退職している．しかし，友人や近所の人たちのために"片手間の仕事"はまだしている．妻はもっとゆっくりするように頼んでいるが，いうことを聞かない．胸部痛（狭心症 angina）と錯乱状態があったにもかかわらず，男性は医師を信じないし詳しく調べてもらうことを頑固に拒否している．しかし，最近材木を挽いているとき何回か失神（気絶）することがあったため，いやいやながら医師に診てもらうこととなった．

身体検査で，医師は，収縮期雑音（収縮期駆出性雑音）と明瞭に聴取できるIV音（S_4），さらにII音（S_2）の大動脈成分がかなり小さいことに気づいた．心電図（ECG）では左心室肥大の所見を示していた．頸動脈の拍動は弱く，拍動の立ち上がりが遅れていた．心臓カテーテル検査では収縮期の左心室-大動脈間の圧差は 100 mmHg を示しており，大動脈弁狭窄症の所見に一致していた．

■ 問 題

1．大動脈弁狭窄症では，大動脈弁の開き方が非常に狭い．なぜ，この狭窄は雑音を生じるのか．

2．大動脈弁狭窄症では，雑音は収縮期に生じる（すなわち，収縮期駆出性雑音）．その理由は何か．S_1 と S_2 を参考にして雑音が聴取される時期をどのように決定するのか．

3．正常のII音（S_2）の成分とは何か．また，この患者のII音（S_2）の大動脈成分はなぜ減少していたのか．

4．正常では収縮期の左心室-大動脈間の圧差はどれくらいか．左心室-大動脈間の圧差が 100 mmHg であるのはどうして重大なことなのか．

5．なぜ大動脈弁狭窄症で左心室肥大が生じるのか．

6．患者の頸動脈の拍動が弱かったのはなぜか．その拍動の立ち上がりが遅れていたのはなぜか．

7．患者が身体を動かしたとき失神が生じたのはどのような理由と思われるか．

8．IV音（S_4）とは何か．患者に明瞭なIV音（S_4）が聴取されたのはなぜか．

9．大動脈弁狭窄症では，経過中にうっ血性心不全となることがある．そのとき，左右どちらの心室が障害され，浮腫はどこで生じるか．

解答と解説

1. 心雑音 murmur は乱流 turbulent blood flow によってつくり出される音である．正常では，血流は層流 laminar flow であり，雑音は発生しない．しかしながら，循環系に血流動態や構造の異常があると，血流は乱流となる．大動脈弁狭窄症の場合，血液が左心室から部分的に閉鎖された大動脈弁を通って駆出されるとき，大動脈弁が正常なときには存在しない音（雑音）をつくり出す．血流が層流よりもむしろ乱流となる傾向は，症例 14 で検討したように，レイノルズ数 Reynolds number によって見当がつく．

2. 大動脈弁狭窄症 aortic stenosis では，雑音は心室が収縮する収縮期に生じる．なぜなら，血液が左心室から大動脈弁を通り大動脈へと流れ込むのは収縮期だからである．心室の収縮期は，等容性収縮期と駆出期から成り立っている．等容性収縮期には，すべての弁が閉じており，血液は駆出されていない．駆出期は，大動脈弁が開いたときに始まり，大動脈弁が閉じたときに終わる．大動脈弁狭窄症の雑音は，血液が狭窄している大動脈弁を通って流れ出るために生じるので，その雑音は心室の駆出期に生じる（すなわち，収縮期駆出性雑音 systolic ejection murmur）．

   大動脈弁狭窄症では，雑音はⅠ音（S_1）（僧帽弁と三尖弁の閉鎖）の後に始まり，Ⅱ音（S_2）（大動脈弁と肺動脈弁の閉鎖）の前に終わる．すなわち，雑音は S_1 と S_2 の間で生じる．左心室では，僧帽弁は等容性収縮期の始まり（S_1）で閉じる．S_1 に続き，等容性収縮期の間は短時間無音となる．その後，大動脈弁は開き，血液が狭窄している大動脈弁を通って駆出されるときに心雑音が聴取される．閉鎖している大動脈弁を通って血液は駆出されないから，雑音は大動脈弁の閉鎖（S_2）前に終わる．

3. 正常の S_2 は，大動脈弁閉鎖に関連した大動脈成分（A_2）と肺大動脈弁閉鎖に関連した肺動脈成分（P_2）からなっている．S_2 の構成成分は呼吸周期によって変化する．A_2 は P_2 の前に生じるが，呼気のとき，A_2 と P_2 は一つの音のように融合している．しかしながら，吸気のとき，正常では A_2 と P_2 は"分裂"しており，図 2–18 に示されるように A_2 が最初に聴かれてからかなり後に P_2 が聴かれる．この理由は次の通りである．吸気のとき，胸腔内圧はより陰圧になり，それは右心への静脈還流を増加させる．結果として右心室の拡張終期容量と右心の心拍出量が増加し，肺動脈弁の閉鎖を遅らせる（駆出される血液が多い）．同時に，右心の血液量が増加したので，左心の静脈還流が減少する．このため，左心室の心拍出量が減少し大動脈弁の閉鎖が早く起きる．このように二つの理

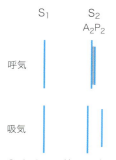

図 2–18　正常の S_1 と S_2 の呼気と吸気のときの成分．

由で，S_2 は吸気のとき分裂する．一つめの理由は P_2 が吸気時に呼気時より遅くなることであり，二つめの理由は A_2 が吸気時に呼気時より早くなることである．

患者の A_2 が減弱していたのは，狭窄している大動脈弁が比較的固定されており動きにくいからである．したがって，狭窄している大動脈弁が閉じるときは正常な弁が閉じるときと比べあまり音が出ない．

4．収縮期の左心室–大動脈間の圧差は正常ではほとんどゼロ（0）である．左心室が収縮している間，左心室圧は上昇し，すぐに大動脈圧を超え，大動脈弁が開き，そして血液の駆出が始まる．したがって正常では駆出の間，左心室圧は大動脈圧より少しだけ高い．この患者で左心室–大動脈間の圧差が 100 mmHg であるのはきわめて異常である．収縮期の間，左心室圧は，狭窄している大動脈弁を開き血液を駆出するため，大動脈圧よりはるかに大きい圧まで上昇しなければならなかった．

5．大動脈弁狭窄症では，左心室は代償反応として同心円型心肥大 concentric hypertrophy を呈する．このタイプの心肥大（後負荷の増加による反応として典型的なもの）では，古い筋節と平行に新しい筋節が合成される．そのため，左心室壁の厚さは増加するが，左心室の半径は変化しない．壁の厚さが増加することによって，狭窄した大動脈弁を通って血液を駆出するのに必要な高い圧を左心室が生み出すことを可能にしている．もう一度，ラプラスの法則 law of Laplace を思い出して，これらの関係を考えてみよう．

$$P = \frac{2HT}{r}$$

P＝心室圧
H＝心室壁の厚さ
T＝壁の緊張度
r＝心室の半径

6．患者の頸動脈の拍動が弱く，その立ち上がりが遅れていたのは，狭窄している弁を通る左心室の拍出が妨害されているからである．いい換えれば，血液は正常のように迅速に勢いよく全身の動脈（頸動脈の脈拍によって代表される）へ駆出されないためである．

7．患者が身体を動かしたとき，血圧が低下したために気絶 faint（失神 syncope）した．安静時には，左心室は心拍出量（そして血圧）を維持することができていた．つまり，左心室圧を非常に高いレベルまで上昇させることで，大動脈弁を通して正常の心拍出量をなんとか維持することができた．しかしながら，運動時には，狭窄した弁を通して心拍出量を増加させることができなかった．運動時には骨格筋の細動脈の血管拡張が起き，それが全末梢抵抗 total peripheral resistance（TPR）を低下させることを思い出そう．TPR の低下は，心拍出量の増加がないこととも合わさって，血圧を下げ（P_a＝心拍出量×TPR），脳血流量を下げ，失神を引き起こした．

8．S_4（心音の IV 音，心房音）は，聴取されるときには，拡張期の後半に聴こえ心房の収縮と同時に起こる．S_4 は正常の成人では聴取されないが，硬くなった心室に左心房（または右心房）からの血液が満たされるときに聴取できる．この患者で S_4 が聴かれたのは，左心室が肥大して硬くなりコンプライアンスがなくなり，その左心室に左心房からの血液が充満したので，明瞭な S_4 が聴取された．

大動脈弁狭窄症に関係することであるが，心房がコンプライアンスのない左心室を血液で満たす

114   chapter 2   循環生理学

必要があるときには，心房の収縮はより重要となってくる．（正常では，心室を血液で満たすことは本来的には受動的なことで，心房の収縮による充満はほんの付加的なものである．）左心房もまた，コンプライアンスのない左心室を血液で満たすための代償反応として，肥大してくる.

9．大動脈弁狭窄症では，うっ血性心不全 congestive heart failure が生じることがある．狭窄が悪くなればなるほど，ついには左心室は，正常な心拍出量を駆出するのに十分な圧をつくり出すことができない(すなわち，左室不全 left ventricular failure)．こうなってしまうと，血液は左心室の後，左心房そして肺静脈へと逆流する．肺静脈圧が上昇する結果，肺毛細血管圧が上昇し，肺毛細血管からの濾過が増えて，肺水腫 pulmonary edema が生じる.

キーワード

Ⅱ音の大動脈弁成分(A₂)
    A_2
Ⅱ音の肺動脈弁成分(P₂)
    P_2
Ⅰ音(S₁)
    S_1
Ⅱ音(S₂)
    S_2
Ⅳ音(S₄)
    S_4
大動脈弁狭窄症
    aortic stenosis
動脈圧
    arterial pressure

同心円型心肥大
    concentric hypertrophy
うっ血性心不全
    congestive heart failure
ラプラスの法則
    law of Laplace
肺水腫
    pulmonary edema
レイノルズ数
    Reynolds number
収縮期駆出性雑音
    systolic ejection murmur
乱流
    turbulent blood flow

症例 20
房室伝導ブロック

　68 歳の男性．自動車会社の中間管理職を退職した後，急性心筋梗塞 acute myocardial infarction に罹患した．患者が近くの病院で治療を受けているとき，医師は心電図 electrocardiogram（ECG）を注意深くモニターしていた（図 2-19）．

　患者の PR 間隔は正常で，QRS 波も正常な形であった．しかし，ときに QRS 波が続かない P 波が出現した（非伝導性 P 波）．患者は病院で 2 回失神した．医師は，心筋梗塞によって，**モビッツ II 型房室ブロック** Mobitz type II AV block とよばれる房室伝導系 atrioventricular（AV）conducting system のブロックが生じたと診断した．患者の伝導障害はさらに悪化する可能性があったため，医師たちはペースメーカーの植え込み手術を計画した．

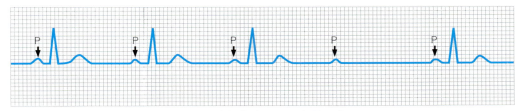

図 2-19　房室伝導ブロックの心電図所見．

問　題

1．正常心電図の波形と間隔の生理学的意義を述べよ．

2．ECG 上の PR 間隔とは何を表しているのか．PR 間隔を表現するのにどのような単位が使われるのか．PR 間隔の正常値はどれくらいか．

3．心筋組織で "伝導速度" といったとき，その言葉は何を意味するのか．房室結節（AV 結節）における正常の伝導速度はどれくらいか．房室結節の伝導速度を心臓の他の部位の伝導速度と比べてみよ．

4．房室結節の伝導速度は PR 間隔とどのように関係しているか．医師は，患者に房室伝導系にブロックがあると診断したが，どうして患者の PR 間隔は延長せずに，正常であったのか．

5．ECG 上の QRS 波とは何を表しているのか．患者の ECG で QRS 波が正常な形であったことは何を意味するか．

6．この患者の ECG 所見のように，QRS 波を伴わない P 波がみられるのはどうしてか．その機序を説明せよ．

7．患者が失神したのはなぜか．

解答と解説

1. P波は心房の脱分極を示している．一方，心房の再分極はQRS波形に隠れてしまうため，一般にはECG上でみることはできない．PR間隔はP波の始まりからQ波（心室の脱分極の開始）の始まりまでの間隔である．この中には房室結節を伝導する時間も含まれているため，房室結節を伝導する速度が遅くなるとPR間隔は延長する．QRS波は心室の脱分極を示している．QT間隔はQ波の始まりからT波の終わりまでの間隔で，心室の脱分極と再分極を総合した時間を表している．つまり，QT間隔は心室の活動電位持続時間に相当する．STセグメント（区域）はS波の終わりからT波の始まりまでの区域（セグメント）で，心室の脱分極から再分極の間の等電位の区域を示している．T波は心室の再分極を示している（図2-20）．

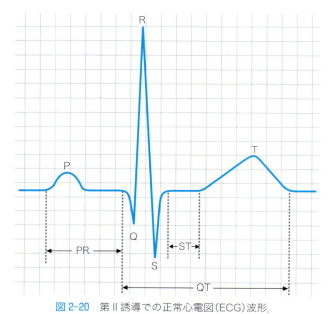

図2-20　第Ⅱ誘導での正常心電図（ECG）波形．

2. ECG上のPR間隔 PR interval とは，心房の最初の脱分極から心室の最初の脱分極まで（すなわち，P波 P-wave の始まりからR波の始まりまで）の時間を表している．したがって，PR間隔には，P波（心房の脱分極）と，PR区域（セグメント）PR segment が含まれる［PRセグメントとは，ECG上の等電位の部分で房室結節（AV結節）arterioventricular (AV) node を通り抜ける伝導に相当する］．PR間隔は時間であるので，その単位は秒（sec）またはミリ秒（msec）である．PR間隔の正常値は，120〜200ミリ秒（平均は160ミリ秒）である．

3. 心筋組織で使う伝導速度 conduction velocity という言葉も，神経や骨格筋で使うときと同じ意味をもっている．伝導速度とは，活動電位が組織の中をある部位から次の部位へ伝導するスピードのことである．だから，伝導速度の単位は，距離/時間［たとえばメーター/秒（m/秒）］である．房室結節における伝導速度は，すべての心筋組織の中で一番遅い（0.01〜0.05 m/秒）．この房室結節にお

ける伝導速度を，心房や心室(1 m/秒)それにヒス-プルキンエ線維(2~4 m/秒)のようなもっと速い伝導速度と比べてほしい.（訳注：洞房結節の伝導速度のほうが房室結節の伝導速度よりさらに遅いとする教科書もある．また，両方同じくらい遅いとする教科書もある.）

房室結節の伝導速度が遅いこと，すなわち房室伝導遅延 AV delay には，生理学的意義がある．これは，心房が活動した後，心室があまりにも早く活動しないように，つまり，心室が収縮する前に心室に血液が満たされる時間が十分あるようにしている．

4. 房室結節の伝導速度が遅くなれば遅くなるほど，PR 間隔も長くなる(PR セグメントの長さが延びるからである)．反対に，房室結節の伝導速度が速くなれば速くなるほど，PR 間隔も短くなる．房室伝導系には房室結節，ヒス束 bundle of His，左右両脚が含まれる．もしも，患者でみられた伝導ブロックが房室結節内に生じたものであったとすれば，患者の PR 間隔は正常よりも延長していたはずである．したがって，この患者の伝導ブロックは直接，房室結節内に生じたのではないに違いない．

5. ECG 上の QRS 波 QRS complex は，心室内を興奮が伝導することに相当している．患者の QRS 波が正常な形であることは，心室興奮が正常に伝播していること(すなわち，房室結節からヒス束を通り心室筋への興奮の広がりが正常であること)を意味している．

6. 患者の ECG では，QRS 波が後に続かない P 波が存在する．先行する PR 間隔の延長を伴わずに，時として突然に房室伝導が消失してしまう房室伝導ブロックは，モビッツⅡ型の房室伝導ブロックとよばれる．この房室伝導ブロックは，房室結節より下流，すなわちヒス束ないし左右両脚で生じているとみなされる．したがって，伝導ブロックが生じた拍動では，心房からの活動電位が心室へ伝導しないために，P 波の後に QRS 波が続いて認められない．

7. 患者が失神したのは，血圧が低くなり脳血流量が減少したからである．血圧低下は，ECG 上でQRS 波がないことと関係している．QRS 波がない心周期とは，心室の電気的活動が生じない心周期である．もし心室が電気的興奮をしないなら，心室は収縮しない．心室が収縮しないのなら，心室は血液を駆出できず，平均動脈圧は低下する．

キーワード

房室結節(AV 結節)
  atrioventricular (AV) node

房室伝導遅延
  atrioventricular (AV) delay

伝導速度
  conduction velocity

心電図(ECG)
  electrocardiogram

モビッツⅡ型房室ブロック
  Mobitz type II AV block

ムスカリン性受容体
  muscarinic receptors

P 波
  P-wave

副交感神経系
  parasympathetic nervous system

PR 間隔
PR interval

PR セグメント(区域)
PR segment

QRS 波
QRS complex

chapter **3** 呼吸生理学

症例 21 　呼吸生理学に不可欠な計算式：肺気量，死腔と肺胞換気量，120〜125

症例 22 　呼吸生理学に不可欠な計算式：ガスとガス交換，126〜132

症例 23 　高地への登上，133〜137

症例 24 　気管支喘息：閉塞性肺疾患，138〜148

症例 25 　慢性閉塞性肺疾患，149〜156

症例 26 　間質性肺線維症：拘束性肺疾患，157〜164

症例 27 　一酸化炭素中毒，165〜168

症例 28 　気胸，169〜171

症例 21
呼吸生理学に不可欠な計算式：肺気量，死腔と肺胞換気量

　この症例では，呼吸器系に関連する重要で基本的ないくつかの計算について紹介する．与えられた情報を用いて問題に解答せよ．

　図 3-1 は，スパイロメーター spirometer から呼吸している人の記録を示す．スパイロメーターのベルの動きによって表される肺気量が目盛りの付いた用紙に記録されている．被験者は，通常の呼吸を 1 回した後，最大吸気と最大呼気を行い，そしてもう一度通常の呼吸をした．（最大呼気後に肺の中に残っている気体の体積は，スパイロメトリーでは測定できず，他の方法で測定した．）表 3-1 に呼吸検査値をまとめた．

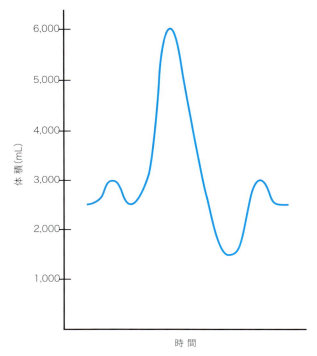

図 3-1　1 回の通常の呼吸とそれに続く最大吸気と最大呼気を示すスパイロメトリーの記録．

表 3-1　呼吸検査値

呼吸回数	12 回/分
Pa_{CO_2}（動脈血 P_{CO_2}）	40 mmHg
Pa_{O_2}（動脈血 P_{O_2}）	100 mmHg
$P_{E_{CO_2}}$（呼気 P_{CO_2}）	30 mmHg
$P_{I_{O_2}}$（加湿された吸気 P_{O_2}）	150 mmHg
$P_{I_{CO_2}}$（吸気 P_{CO_2}）	0
$\dot{V}_{CO_2}$（二酸化炭素産生量）	200 mL/分
$\dot{V}_{O_2}$（酸素消費量）	250 mL/分

P_{CO_2}：二酸化炭素分圧，P_{O_2}：酸素分圧．

症例21 呼吸生理学に不可欠な計算式：肺気量，死腔と肺胞換気量　　121

◼️ 問　題

1. 表3–1と図3–1で与えられた情報から，1回換気量，深吸気量 inspiratory capacity，予備呼気量，機能的残気量，肺活量 vital capacity，全肺気量の値はいくらになるか．（ヒント：これらの肺気量と肺容量の名前をスパイロメトリーの記録に書き込むとよい．）（訳注：肺気量分画のうち単一の分画を肺気量，二つ以上の分画を合わせたものを肺容量とよぶ．）

2. 最大呼気後に肺内に残っていてスパイロメトリーでは測定できない肺気量の名前は何か．スパイロメトリーで測定できない肺気量分画には，他にどのようなものがあるか．

3. "生理学的死腔" という用語の意味は何か．生理学的死腔を計算する過程において，どのような仮定がなされるか．この症例における生理学的死腔の体積はいくらか．

4. 分時換気量の値はいくらか．

5. 肺胞換気量の値はいくらか．

6. 肺胞換気式とは何か．肺胞換気量と肺胞気二酸化炭素分圧($P_{A_{CO_2}}$)の関係について説明せよ．

7. 肺胞気酸素分圧($P_{A_{O_2}}$)の値はいくらか．

解答と解説

1. (残気量を除く)静的な**肺気量** lung volume は**スパイロメトリー** spirometry によって測定される．肺気量は，**1回換気量** tidal volume，**予備吸気量** inspiratory reserve volume，**予備呼気量** expiratory reserve volume と残気量を含む．**肺容量** lung capacity は，二つまたはそれ以上の肺気量を組み合わせたものである．もし，図3-2と表3-2に示されているように，まずはじめに肺気量と肺容量の名前を書き入れたならば，それらの数値を求めることは簡単な課題であろう．

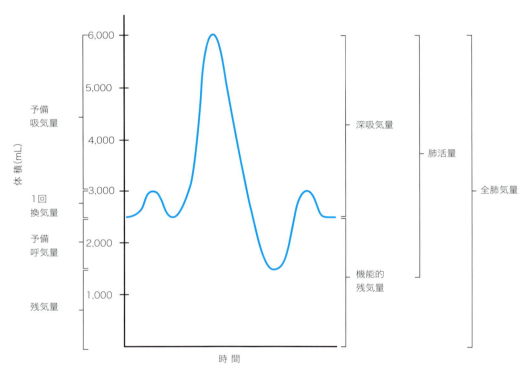

図 3-2 肺容量と肺気量の名前を書き入れたスパイロメトリーの記録．

表 3-2 肺気量と肺容量

1回換気量	500 mL
深吸気量	3,500 mL
予備呼気量	1,000 mL
機能的残気量	2,500 mL
肺活量	4,500 mL
全肺気量	6,000 mL

2. 最大呼気をした後の肺内に残っている気体の体積は**残気量** residual volume とよばれる．この体積はスパイロメトリーでは測定できない．したがって，残気量を含む肺気量や肺容量もスパイロメトリーでは測定できない（すなわち，**機能的残気量** functional residual capacity，全肺気量 total lung capacity はスパイロメトリーでは測定できない）．

3. **生理学的死腔** physiologic dead space は，ガス交換に関与しない肺気量（すなわち，"死"んだように機能のない肺気量）である．生理学的死腔は二つに分けられる．(i)**解剖学的死腔** anatomic dead space：空気の単なる通り道（導管）としての機能しか果たしていない気道，および，(ii)**機能的死腔** functional dead space：ガス交換に関与しない肺胞（換気は行われているが肺毛細血管による血液の灌流がされていない肺胞）である．生理学的死腔を1回換気量と比較することにより，どのくらいの換気が"無駄"になっているか見積もることが可能である．

　生理学的死腔の体積は，以下の三つを前提として，呼気中のP_{CO_2}（$P_{E_{CO_2}}$）に基づいて概算される．(i)吸気中に二酸化炭素は存在しない（すなわち，$P_{I_{CO_2}}=0$）．(ii)生理学的死腔はガス交換に関与しない．したがって，生理学的死腔は呼気中の二酸化炭素に関与しない．(iii)呼気中のすべての二酸化炭素は，機能している肺胞における二酸化炭素の交換によってもたらされる．

　生理学的死腔について考えるとき，生理学的死腔が**ない**場合と，**ある程度の**生理学的死腔が存在する場合の，二つの例を考えるとよい．もし生理学的死腔が**なければ**，$P_{E_{CO_2}}$は肺胞気のP_{CO_2}（$P_{A_{CO_2}}$）と等しくなるはずである．もし生理学的死腔が**あれば**，$P_{E_{CO_2}}$は，死腔から吐き出された空気（二酸化炭素を含まない）によって"希釈"され，$P_{E_{CO_2}}$は$P_{A_{CO_2}}$よりも小さくなるであろう．

　肺胞気のP_{CO_2}と呼気のP_{CO_2}を比較する上での問題の一つは，肺胞気は直接的には採取できないことである．つまり，われわれは$P_{A_{CO_2}}$を測定できない．しかし，肺胞気は正常では肺毛細血管血（これが体循環の動脈血になる）と平衡するので，この問題は解決可能である．すなわち，動脈血P_{CO_2}（$P_{a_{CO_2}}$）を測定することにより，$P_{A_{CO_2}}$を決めることができる．前述の前提を用いて，生理学的死腔は以下のように計算される．

$$V_D = V_T \times \frac{P_{a_{CO_2}} - P_{E_{CO_2}}}{P_{a_{CO_2}}}$$

$V_D =$ 生理学的死腔(mL)

$V_T = 1$ 回換気量(mL)

$P_{a_{CO_2}} =$ 動脈血P_{CO_2}(mmHg)

$P_{E_{CO_2}} =$ 呼気P_{CO_2}(mmHg)

　つまり，生理学的死腔は，肺胞気P_{CO_2}の死腔内空気による希釈の割合を表す数値を，1回換気量に乗じたものである．

　この症例の生理学的死腔を計算するのに必要な値はすべてそろっている．1回換気量はスパイロメトリーによって決められ，$P_{a_{CO_2}}$と$P_{E_{CO_2}}$の値は検査データとして与えられている．

$$V_D = V_T \times \frac{P_{a_{CO_2}} - P_{E_{CO_2}}}{P_{a_{CO_2}}}$$

$$= 500 \text{ mL} \times \frac{40 \text{ mmHg} - 30 \text{ mmHg}}{40 \text{ mmHg}}$$

$$= 500 \text{ mL} \times 0.25$$

$$= 125 \text{ mL}$$

　したがって，1回換気量500 mLのうち125 mLが生理学的死腔（すなわち，導管気道および機能

していない肺胞)を占めていた．いい換えれば，125 mL は肺内のガス交換に関与できない部位で"浪費"されたことになる．

4．**分時換気量** minute ventilation は，1 回換気量に 1 分あたりの呼吸回数を乗じたものである．この症例においては

$$\text{分時換気量}＝V_T×\text{呼吸回数/分}$$
$$＝500\,\text{mL}×12/\text{分}$$
$$＝6,000\,\text{mL}/\text{分}$$

5．**肺胞換気量** alveolar ventilation（$\dot{V}_A$）は，生理学的死腔を考慮して修正された分時換気量であり，あるいは

$$\dot{V}_A＝(V_T－V_D)×\text{呼吸回数/分}$$
$$\dot{V}_A＝\text{肺胞換気量(mL/分)}$$
$$\dot{V}_T＝\text{1 回換気量(mL)}$$
$$\dot{V}_D＝\text{生理学的死腔(mL)}$$

この症例において，1 回換気量はスパイロメトリーによって決められ(500 mL)，生理学的死腔は前式において計算されている(125 mL)．したがって，肺胞換気量は

$$\dot{V}_A＝(500\,\text{mL}－125\,\text{mL})×12\,\text{回/分}$$
$$＝375\,\text{mL}×12\,\text{回/分}$$
$$＝4,500\,\text{mL}/\text{分}$$

6．肺胞換気量と肺胞気 P_{CO_2} に関するこれらの問題を考える際，肺胞換気量の変化が肺胞気 P_{CO_2} にどのように影響するのか疑問に思ったかもしれない．その答えはきわめて大事である！　呼吸生理学的に考えると，肺胞換気量(機能している肺に到達する空気の 1 分あたりの量)と肺胞気 P_{CO_2} は，基本的には逆相関の関係となる．もし二酸化炭素産生量が一定なら，肺胞換気量が大きければ大きいほど，より多くの二酸化炭素が呼出され肺胞気 P_{CO_2} は低下する．逆に，肺胞換気量が低ければ低いほど，呼出される二酸化炭素が減り肺胞気 P_{CO_2} は上昇する．この関係は**肺胞換気式** alveolar ventilation equation によって表される．

$$V_A＝\frac{\dot{V}_{CO_2}×K}{P_{A_{CO_2}}}$$

$P_{A_{CO_2}}＝$肺胞気 P_{CO_2}(mmHg)
$\dot{V}_A＝$肺胞換気量(mL/分)
$\dot{V}_{CO_2}＝CO_2$ 産生量(mL/分)
$K＝$定数(体温，大気圧，水蒸気飽和の条件下では 863 mmHg)

7．肺胞気は採取できないので，$P_{A_{O_2}}$ を直接的に測定することはできない．しかし，その値を概算するために次のような方法を用いることができる．全身の酸素需要を満たすために酸素は肺胞気から血液内へ取り入れられる．そして肺胞には肺胞換気によって酸素が補充される．$P_{A_{O_2}}$ は，この二つの間のバランスによって決定される．したがって，もし酸素消費量が一定ならば，肺胞気 P_{O_2} は肺胞換気量によって決定される(肺胞気 P_{CO_2} が肺胞換気量により決定されるのと同様．問題 6 解答参照)．

この関係は**肺胞気式** alveolar gas equation によって表される．この式には，$P_{A_{O_2}}$ を決定する因子

[吸気中の酸素分圧($P_{I_{O_2}}$)を含む], $P_{A_{CO_2}}$(これは，前に説明したように，肺胞換気量を反映する)，そして，呼吸商 respiratory quotient(R，酸素消費量に対する二酸化炭素産生量の比)が用いられる．

$$P_{A_{O_2}} = P_{I_{O_2}} - \frac{P_{A_{CO_2}}}{R}$$

$P_{A_{O_2}} =$ 肺胞気 P_{O_2}(mmHg)

$P_{I_{O_2}} =$ 吸気の P_{O_2}(mmHg)

$P_{A_{CO_2}} =$ 肺胞気 P_{CO_2}(mmHg)

$R =$ 呼吸商(O_2 消費量に対する CO_2 産生量の比)

$P_{I_{O_2}}$(150 mmHg)は与えられており，また，Pa_{CO_2} および $P_{A_{CO_2}}$(40 mmHg)も与えられている．そして，呼吸商の値は二酸化炭素産生量(200 mL/分)を酸素消費量(250 mL/分)で割ることにより計算することができる．または呼吸商の平均値として 0.8 を用いてもよい．

$$P_{A_{O_2}} = 150\ \text{mmHg} - \frac{40\ \text{mmHg}}{0.8}$$

$$= 150\ \text{mmHg} - 50\ \text{mmHg}$$

$$= 100\ \text{mmHg}$$

キーワード

肺胞気式
alveolar gas equation

肺胞換気量
alveolar ventilation

肺胞換気式
alveolar ventilation equation

解剖学的死腔
anatomic dead space

予備呼気量
expiratory reserve volume

機能的残気量
functional residual capacity

深吸気量
inspiratory capacity

予備吸気量
inspiratory reserve volume

分時換気量
minute ventilation

生理学的死腔
physiologic dead space

残気量
residual volume

呼吸商
respiratory quotient

スパイロメトリー
spirometry

1回換気量
tidal volume

全肺気量
total lung capacity

肺活量
vital capacity

126   chapter 3　呼吸生理学

症例 22

呼吸生理学に不可欠な計算式：ガスとガス交換

　この症例では，酸素を例として，血液のような溶液内におけるガスの分圧と濃度に関連する重要で基本的な計算について紹介する．表 3–3 に与えられた情報を用いて，問題に解答せよ．

表 3-3　呼吸検査値	
P_B(大気圧)	760 mmHg（海面レベル）
P_{H_2O}(水蒸気圧)	47 mmHg(37℃)
$F_{I_{O_2}}$(吸気中の O_2 分画濃度)	0.21（または 21%）
$P_{A_{O_2}}$(肺胞気 P_{O_2})	100 mmHg
血液の酸素溶解度	0.003 mL O_2/100 mL blood/mmHg
血液中のヘモグロビン濃度	15 g/dL
血液の酸素容量	20.1 mL O_2/100 mL blood
パーセント飽和度（酸素飽和度）	98%

P_{O_2}：酸素分圧．

■ 問 題

1. 海面レベルでの乾燥した空気中の酸素分圧（P_{O_2}）はいくらか．

2. 吸入された空気は，気管に入ると水蒸気によって飽和される（加湿）．海面レベルでの気管内の加湿された空気の P_{O_2} はいくらか．

3. 肺胞気 P_{O_2}（$P_{A_{O_2}}$）は 100 mmHg とわかっている．肺胞–毛細血管障壁 alveolar–pulmonary capillary barrier を通る酸素の完全な平衡を仮定したとき，肺毛細管血の P_{O_2} はいくらか．この平衡はどのようにして生じるのか．この血液中に溶解している酸素の濃度はいくらか．

4. 血液中の全酸素含量は，溶解された酸素および，ヘモグロビンと結合した酸素（酸素ヘモグロビン）を含む．この症例の血液中の全酸素含量はいくらか．全酸素含量の何割が酸素ヘモグロビンか．

5. もしヘモグロビン濃度が 15 g/dL から 9 g/dL に減少したら，酸素ヘモグロビンの量はどう変化するか．溶解酸素の量はどう変化するか．血液中の全酸素含量はどう変化するか．

6. もし肺胞気 P_{O_2} が 100 mmHg から 50 mmHg に減少したら，肺毛細管血の P_{O_2} はどう変化するか．肺毛細管血の溶解酸素濃度はどう変化するか．全酸素含量はどう変化するか．

解答は次のページ

128   chapter 3　呼吸生理学

解答と解説

1. **ダルトンの分圧の法則** Dalton's law of partial pressures によれば，(たとえば大気のような)混合ガス中のある特定のガスの**分圧** partial pressure は，そのガスが混合ガスの全容積を占めた場合の圧力である．したがって，あるガスの分圧は，全圧力(たとえば大気圧)にそのガスの分画濃度を乗じた値である．

$$P_X = P_B \times F$$

P_X＝あるガスの分圧(mmHg)
P_B＝大気圧(mmHg)
F＝あるガスの分画濃度(単位はない)

ゆえに，760 mmHg の大気圧における乾燥した空気中の P_{O_2} は以下のようになる．

$$P_{O_2} = 760\ \text{mmHg} \times 0.21$$
$$= 159.6\ \text{mmHg}$$

2. 吸入された空気が気管で加湿されると，水蒸気が混合ガスの重要な構成成分となる．加湿された空気中の P_{O_2} を計算するために，水蒸気圧を考慮して大気圧を補正する必要がある．

$$P_X = (P_B - P_{H_2O}) \times F$$

P_X＝加湿された空気中のガス分圧(mmHg)
P_B＝大気圧(mmHg)
F＝ガスの分画濃度(単位はない)
P_{H_2O}＝水蒸気圧(37℃で 47 mmHg)

すなわち，気管内の加湿された空気の P_{O_2} は以下のようになる．

$$P_{O_2} = (760\ \text{mmHg} - 47\ \text{mmHg}) \times 0.21$$
$$= 149.7\ \text{mmHg}$$

3. 正常の場合，肺毛細管血はほぼ完全に肺胞気と平衡する．そのため，もしも肺胞気 P_{O_2} が 100 mmHg ならば，肺毛細管血の P_{O_2} も 100 mmHg となる．それは，以下のように起こる．酸素は**単純拡散** simple diffusion によって，肺胞気から肺毛細管血に移行する．この拡散の駆動力は，肺胞気と肺毛細管血との間の酸素分圧較差である(図3-3)．

右心からの混合静脈血は，比較的低い P_{O_2}(およそ 40 mmHg)を持ち，肺毛細血管に入る．肺胞気ははるかに高い P_{O_2}(およそ 100 mmHg)を持つ．したがって，初期のうちは，肺胞気から肺毛細血管への酸素の拡散のための大きな圧力勾配(駆動力)がある．肺毛細管血の P_{O_2} が肺胞気の P_{O_2}(100 mmHg)と等しくなるまで，酸素は血液内へ拡散する．いったん平衡状態になると，酸素のさらなる拡散のための駆動力はもはやなくなる．この平衡状態になった血液は，肺毛細血管を出て，左心に入り体循環の動脈血となる．

ヘンリーの法則 Henry's law によると，溶解酸素の**濃度**は，液相(たとえば血液)中の酸素分圧と，その液体の酸素溶解度に依存する．

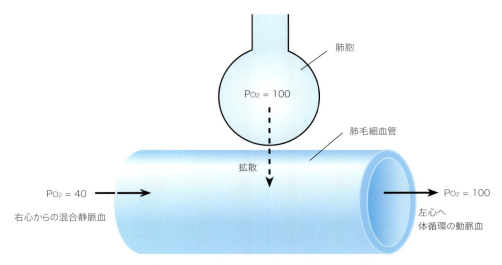

図 3-3 肺胞気から肺毛細管血への酸素の拡散．P_{O_2}：酸素分圧．

$$Cx = Px \times 溶解度$$

Cx＝溶解しているガスの濃度（mL gas/100 mL blood）
Px＝そのガスの分圧（mmHg）
溶解度＝血液中のそのガスの溶解度（mL gas/100 mL blood/mmHg）

以前に考察したように，肺毛細管血の P_{O_2} は 100 mmHg である．酸素の溶解度は，0.003 mL O_2/100 mL blood/mmHg と与えられている．したがって

$$溶解酸素濃度 = 100\ \text{mmHg} \times 0.003\ \text{mL}\ O_2/100\ \text{mL blood/mmHg}$$
$$= 0.3\ \text{mL}\ O_2/100\ \text{mL blood}$$

4. 血中の酸素含量 O_2 content of blood は，溶解酸素とヘモグロビン hemoglobin に結合した酸素からなる．前の問題では，溶解された形の酸素について考察し，値を計算した．（溶解酸素は，P_{O_2} と酸素の溶解度に依存していた．）

さて，酸素ヘモグロビン O_2-hemoglobin（結合型）として存在する酸素の量は何によって決められるのか．酸素ヘモグロビンの量は，血中のヘモグロビン濃度，ヘモグロビンの酸素結合能 O_2-binding capacity（すなわち，ヘモグロビン 1 g あたりに結合できる酸素の最大量），および，酸素によるヘモグロビンのパーセント飽和度 percent saturation に依存する．この最後の点は非常に重要である！ ヘモグロビン分子は，四つのサブユニットからなり，各サブユニットは一つの酸素分子と結合し，ヘモグロビン 1 分子あたりでは合計四つの酸素分子が結合する．つまり，100％飽和とはヘモグロビン 1 分子あたり 4 個の酸素分子の結合，75％飽和とはヘモグロビン 1 分子あたり 3 個の酸素分子の結合，などを意味する．酸素ヘモグロビン解離曲線 O_2-hemoglobin dissociation curve（図 3-4）に示されるように，ヘモグロビンのパーセント飽和度は血液の P_{O_2} に依存する．P_{O_2} が 100 mmHg のときヘモグロビンは 100％飽和されており，P_{O_2} が 50 mmHg のときヘモグロビンは約 85％が飽和されており，P_{O_2} が 25 mmHg のときヘモグロビンは 50％が飽和されている．（ヘモグロビンが 50％飽和しているときの P_{O_2} は，P_{50} とよばれる．）

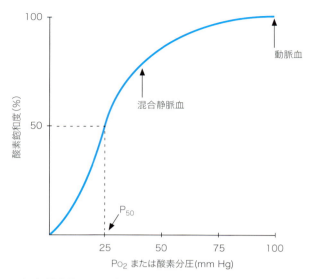

図 3-4　酸素ヘモグロビン解離曲線．P_{O_2}：酸素分圧，ヘモグロビンが 50％飽和しているときの酸素分圧．

したがって，ヘモグロビンに結合している酸素の量は，血液の酸素容量をパーセント飽和度で乗ずることにより計算でき，本症例ではこれら両方の値が与えられている．

$$\text{酸素ヘモグロビン} = \text{酸素容量} \times \text{パーセント飽和度}$$
$$= 20.1\ \text{mL O}_2/100\ \text{mL blood} \times 98\%$$
$$= 19.7\ \text{mL O}_2/100\ \text{mL blood}$$

最後に，全酸素含量は，溶解酸素と酸素ヘモグロビンとの合計である．

$$\text{全酸素含量} = \text{溶解酸素} + \text{酸素ヘモグロビン}$$
$$= 0.3\ \text{mL O}_2/100\ \text{mL blood} + 19.7\ \text{mL O}_2/100\ \text{mL blood}$$
$$= 20.0\ \text{mL O}_2/100\ \text{mL blood}$$

酸素ヘモグロビンは全酸素含量の 98％である（すなわち，19.7/20.0）．

5. もしヘモグロビン濃度が 15 g/dL ではなく 9 g/dL ならば，酸素ヘモグロビンの要素が減るので，血液の酸素含量は減少する．全酸素含量の新しい値はいくらか．前回の酸素ヘモグロビン量の計算には，血液の酸素容量（20.1 mL O₂/100 mL）が与えられていたので，ヘモグロビン濃度を使わなかった．酸素ヘモグロビン含有量に対するヘモグロビン濃度の減少の効果を決めるため，単純に，ヘモグロビン濃度の変化が血液の酸素容量をどのように変えるかを計算する必要がある（すなわち，酸素容量は元の値の 9/15 に減少するであろう．酸素容量 oxygen capacity は血液 100 mL に含まれる酸素の最大量．ヘモグロビン濃度 g/dL × 1.36 mL）．

$$\text{酸素容量} = 9/15 \times 20.1\ \text{mL O}_2/100\ \text{mL blood}$$
$$= 12.1\ \text{mL O}_2/100\ \text{mL blood}$$

いま，パーセント飽和度がヘモグロビン濃度の減少によって影響されないと仮定すれば，ヘモグ

ロビンに結合している酸素の量が計算できる.

$$酸素ヘモグロビン＝酸素容量×パーセント飽和度$$
$$＝12.1 \text{ mL O}_2/100 \text{ mL blood}×98\%$$
$$＝11.9 \text{ mL O}_2/100 \text{ mL blood}$$

全酸素含量は酸素ヘモグロビンと溶解酸素の和であることはわかっている. また, 酸素ヘモグロビンが溶解酸素よりも量的にいっそう重要だということ, さらに, (考察したように)酸素ヘモグロビンはヘモグロビン濃度の減少によって減少することも知っている. しかし, ヘモグロビン濃度の変化によって, 溶解酸素の量が変わるだろうか? その答えは次のようである. もしあるとしても, P_{O_2} はわずかに上昇するだけであろう. (もし, 利用可能なヘモグロビンの減少によってヘモグロビンに結合する酸素が減るなら, より多くの酸素が溶液中に遊離していることになる.) しかし, 通常, 全酸素含量に対する溶解酸素の関与はとても少ないので, その変化は取るに足らないものである. この理由から, 問題3で計算した溶解酸素の元の値($0.3 \text{ mL O}_2/100 \text{ mL blood}$)を安全に使うことができる. それゆえ, ヘモグロビン濃度が 9 g/dL に減少したときの全酸素含量は以下のようになる.

$$全酸素含量＝酸素ヘモグロビン＋溶解酸素$$
$$＝11.9 \text{ mL O}_2/100 \text{ mL blood}＋0.3 \text{ mL O}_2/100 \text{ mL blood}$$
$$＝12.2 \text{ mL O}_2/100 \text{ mL blood}$$

(たとえば貧血 anemia の際に起こるような)このようなヘモグロビン濃度の減少は, 血液の酸素含量に重大な影響を示す. 全酸素含量は通常の60%に減少する(すなわち12.2/20.0)!

6. もし, 肺胞気 P_{O_2} が 50 mmHg で酸素の平衡が正常と仮定すると, 肺毛細管血の P_{O_2} も 50 mmHg である. 溶解酸素濃度は, P_{O_2} に血中での酸素溶解度を乗じたものであり, すなわち

$$溶解酸素濃度＝50 \text{ mmHg}×0.003 \text{ mL O}_2/100 \text{ mL blood/mmHg}$$
$$＝0.15 \text{ mL O}_2/100 \text{ mL blood}$$

ヘモグロビンに結合する酸素の量はどれくらいだろうか. もし, P_{O_2} が 50 mmHg に減ると, 結合酸素量は変化するだろうか. ヘモグロビンに結合する酸素の量は, 酸素結合能, ヘモグロビン濃度, 有効な結合部位の数, そして, ヘモグロビンの酸素飽和度に依存することを思い出そう. P_{O_2} が 50 mmHg のとき, パーセント飽和度は減少し, ヘモグロビンに結合する酸素の量が減少する. 酸素ヘモグロビン解離曲線(図3-4参照)により, 50 mmHg の P_{O_2} におけるパーセント飽和度はおよそ85%と見積もることができる.

$$酸素ヘモグロビン＝酸素容量×パーセント飽和度$$
$$＝20.1 \text{ mL O}_2/100 \text{ mL blood}×85\%$$
$$＝17.1 \text{ mL O}_2/100 \text{ mL blood}$$

溶解酸素量と酸素ヘモグロビンの計算された値を使って, P_{O_2} が 50 mmHg のときの全酸素含量は以下のように計算される.

$$全酸素含量＝溶解酸素＋酸素ヘモグロビン$$
$$＝0.15 \text{ mL O}_2/100 \text{ mL blood}＋17.1 \text{ mL O}_2/100 \text{ mL blood}$$
$$＝17.3 \text{ mL O}_2/100 \text{ mL blood}$$

132 chapter 3 呼吸生理学

したがって，50 mmHg の P_{O_2} では（正常なヘモグロビン濃度と正常な酸素結合能を仮定したとしても），血中の酸素総量は正常に比べて著しく減少する．その**主要な**理由は，ヘモグロビンに結合する酸素量が減少するからである．（溶解酸素量はほとんど変化しない．）

キーワード

ダルトンの分圧の法則
    Dalton's law of partial pressures

拡散
    diffusion

ヘンリーの法則
    Henry's law

酸素結合能
    O_2-binding capacity

血中の酸素含量
    O_2-content of blood

酸素ヘモグロビン
    O_2-hemoglobin[*]

酸素ヘモグロビン解離曲線
    O_2-hemoglobin dissociation curve

分圧
    partial pressure

P_{50}（ヘモグロビンの 50%が酸素化されるのに必要な P_{O_2}）
    P_{50}

パーセント飽和度
    percent saturation

＊訳注：本書では，酸素化ヘモグロビンの意味と，酸素含量の計算の過程でヘモグロビンに結合した酸素の量の意味で本文中で使われている．

症例 23　高地への登上　133

症例 23
高地への登上

　大学に通う男性．大学卒業の記念にフランスアルプス登山を計画した．既往歴は特になく，健康状態は良好だった．毎日 3〜5 km 走り，在学中はサッカー，バレーボール，ラグビーの対抗試合の選手だった．両親の助言で登山の前に健康診断を受けたが，全く問題は指摘されず，アルプスに出かけていった．

■ 問　題

1. フランスアルプスの最高峰であるモンブランは，海抜 15,711 フィート（4,807 m）である．モンブランでの気圧は約 420 mmHg である．（海面レベルの大気圧は 760 mmHg である．）モンブラン頂上の酸素の分画濃度（$F_{I_{O_2}}$）はいくらか．モンブラン頂上での加湿された大気の酸素分圧（P_{O_2}）はいくらか．この P_{O_2} の値を，海面レベルでの加湿された大気の P_{O_2} と比較せよ．

2. 海面レベルで行った身体検査において，動脈血 P_{O_2}（Pa_{O_2}）は，100 mmHg であった．もしも，モンブラン頂上に到着したときに Pa_{O_2} を測定したなら，約 50 mmHg であったであろう．高地で Pa_{O_2} が低下するのはなぜか．モンブラン頂上での肺胞気 P_{O_2}（PA_{O_2}）はどれくらいであったか．

3. 以下の a〜d のパラメーターはモンブラン頂上で増加するか，減少するか，あるいは変化しないか予測せよ．予測された変化が生じる理由を説明せよ．
   a　呼吸回数
   b　ヘモグロビンのパーセント飽和度
   c　ヘモグロビンが 50% 飽和する P_{O_2}（すなわち P_{50}）
   d　肺動脈圧

4. もしこの男性の動脈血 P_{CO_2}（Pa_{CO_2}）がモンブラン頂上で測定されたら，その値は通常に比べて，上昇していたか，低下していたか，あるいは変化しなかったか．その理由は何か．もしあなたが Pa_{CO_2} が変化すると予測したならば，その変化は動脈の pH に対してどのような影響を及ぼすであろうか．どのような酸-塩基平衡の異常が生じていたか．

5. 登山家は 100% 酸素のボンベを用いるように奨励されている．モンブラン頂上では，加湿された 100% 酸素の P_{O_2} はいくらか．100% 酸素の呼吸は，Pa_{O_2} にどのような効果を示したか．彼の呼吸頻度にはどのような影響があったか．

6. 医師はこの男性に，炭酸脱水酵素阻害剤であるアセタゾールアミドを予防的に服用することを指示した．もし，アセタゾールアミドを服用したならば，問題 3 と 4 で予測した応答や変化のどれが消去あるいは相殺されたか．

134　chapter 3　呼吸生理学

解答と解説

1. モンブランの大気圧は海面レベルよりもかなり低いが，F_{IO_2} は同じである（0.21，または 21%）．大気圧（PB）を水蒸気圧（P_{H_2O}）に対して補正し，その数値に F_{IO_2} を乗じることによって加湿された空気の P_{O_2} を計算する（症例 22 に記述したのと同じように）．

$$P_{O_2}(モンブラン) = (P_B - P_{H_2O}) \times F_{IO_2}$$
$$= (420 \text{ mmHg} - 47 \text{ mmHg}) \times 0.21$$
$$= 78.3 \text{ mmHg}$$
$$P_{O_2}(海面レベル) = (P_B - P_{H_2O}) \times F_{IO_2}$$
$$= (760 \text{ mmHg} - 47 \text{ mmHg}) \times 0.21$$
$$= 149.7 \text{ mmHg}$$

　　高地では大気圧が低いため，このようにモンブランにおける加湿された空気の P_{O_2} は，海面レベルにおける加湿された空気の P_{O_2} よりもかなり低い．

2. モンブランでは，Pa_{O_2} はかなり低下するであろう（**低酸素血症 hypoxemia**）．その理由は，前の問題で示されたように，モンブランにおいて呼吸した空気は，海面レベルで呼吸した大気（149.7 mmHg）よりも，ずっと低い P_{O_2}（78.3 mmHg）を持つからである．

　　吸気の P_{O_2} がこのように低下すると肺胞気 P_{O_2}（PA_{O_2}）が低下するであろう．どうすれば PA_{O_2} がどれくらいであったかを概算することができるか．一つの方法は，肺胞気と肺毛細管血（体循環の動脈血）との間で酸素が平衡すると仮定することである．測定された Pa_{O_2} が 50 mmHg だったならば，PA_{O_2} は 50 mmHg と推測することができる．

3. モンブランの頂上では，以下の変化が予想される．
   - 呼吸回数は**増える**であろう（**過換気 hyperventilation**）．なぜなら，Pa_{O_2} の低下は，総頸動脈の分岐部近くに位置する頸動脈体にある**末梢化学受容器 peripheral chemoreceptor** を刺激するからである．Pa_{O_2} が 60 mmHg 以下のとき，これらの化学受容器は強く刺激される．そして，情報は呼吸回数の増加を引き起こす延髄の呼吸中枢に伝えられる．いい換えれば，体はもっと多くの O_2 を求めているのである．
   - Pa_{O_2} が低下するので，**ヘモグロビンのパーセント飽和度**は**減少する**だろう．図 3-5 は，ヘモグロビンのパーセント飽和度に対する P_{O_2} の影響を示している．
     　　図 3-5 において，実線は症例 22 で議論された正常な**酸素ヘモグロビン O_2–hemoglobin** の関係を示す．50 mmHg の Pa_{O_2} では，ヘモグロビンの約 85% が飽和している．この結果，血液の全酸素含量は著しく減少し，末梢組織への酸素運搬は損なわれるであろう．
   - **高地 high altitude** への上昇に伴い**酸素ヘモグロビン解離曲線の右方偏位 right shift of the O_2–hemoglobin dissociation curve** が起こるので，P_{50} は**上昇する**であろう．低酸素血症は，**2,3–ジホスホグリセリン酸 2,3–diphosphoglycerate（DPG）** の合成を刺激するので，この右方偏位が起きる．2,3–DPG は，ヘモグロビンと結合し，ヘモグロビンの酸素親和性を減らす．この**親和性の低下**は，組織内での O_2 の供給を促進することになり，高地における順応として有用である．
     　　右方偏位のパーセント飽和度に対する効果にも注意せよ．50 mmHg の P_{O_2} において，右方

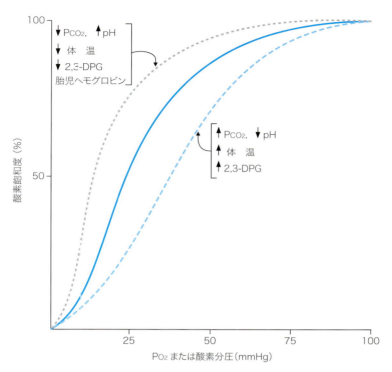

図 3-5 二酸化炭素分圧(P_{CO_2}), pH, 体温, 2,3-ジホスホグリセリン酸(DPG), 胎児ヘモグロビン(ヘモグロビンF)の影響によるヘモグロビンの酸素解離曲線の変化. P_{O_2}: 酸素分圧. (Costanzo LS. *BRS Physiology*. 5th ed. Baltimore: Lippincott Williams & Wilkins, 2011, p 126 より許可を得て転載)

偏位した曲線上ではヘモグロビンが約 75% 飽和しており,この値は,通常曲線から概算した 85% 飽和よりも低い.

- 肺胞低酸素は肺細動脈の収縮(**低酸素性血管収縮** hypoxic vasoconstriction)を引き起こすので,肺動脈圧は**上昇する**だろう.血管収縮は肺血管抵抗を増やし,肺動脈血圧を上昇させる.(2章の心臓血管生理から,動脈圧=血流×抵抗を思い出そう.) 低酸素性血管収縮は肺における特異な現象で,血流を低酸素領域から他の領域へ振り向ける.これとは対照的に,他の組織では低酸素は血管拡張性である.

4. Pa_{CO_2} は,過換気のために**低下**していたかもしれない.以前に議論したように,低酸素血症(Pa_{O_2}, 50 mmHg)は末梢化学受容器を刺激し,呼吸回数を増加させた(過換気).過換気は肺から CO_2 を余分に追い出し,動脈血 P_{CO_2} の低下を起こす.(二酸化炭素産生量が一定ならば,動脈血 P_{CO_2} は肺胞換気によって決まることを症例 21 から思い出そう.)

ヘンダーソン-ハッセルバルヒの式 Henderson–Hasselbalch equation によれば,Pa_{CO_2} の低下は動脈血 pH の上昇を引き起こす.

$$pH = 6.1 + \log \frac{HCO_3^-}{P_{CO_2}}$$

136 chapter 3 呼吸生理学

$$pH = -\log_{10}[H^+]$$
$$6.1 = HCO_3^- / CO_2 \text{ 緩衝の pK}$$
$$HCO_3^- = \text{動脈血の } HCO_3^- \text{ 濃度}$$
$$P_{CO_2} = \text{動脈血の } P_{CO_2}$$

過換気によって起こされる酸-塩基平衡の異常は，**呼吸性アルカローシス respiratory alkalosis** である．その名前が示すように，アルカリ性血液 pH は呼吸の障害に起因する(この場合は，P_{CO_2} の低下を引き起こす過換気)．

5. 水蒸気で飽和した100%酸素の P_{O_2} を計算するために，問題1で記述されたのと同じ方法が使用できる．[$F_{I_{O_2}}$ が現在 1.0(または 100%)であることに注意.] そうすると

$$P_{O_2} = (P_B - P_{H_2O}) \times 1.0$$
$$= (420\ mmHg - 47\ mmHg) \times 1.0$$
$$= 373\ mmHg$$

このように，100%酸素吸入によって，吸入気の P_{O_2} を 373 mmHg まで上昇させることが予想できる．その結果，肺胞気および動脈血 P_{O_2} の上昇が予想される．ヘモグロビン酸素解離曲線によれば，このような動脈血 P_{O_2} の上昇はヘモグロビンのパーセント飽和度を上昇させ，組織への O_2 運搬を増加させる．この男性は，もはや低酸素血症ではなく，末梢化学受容器の低酸素血症による刺激もなくなる．そして，呼吸回数は正常に戻ると考えられる．

6. 炭酸脱水酵素阻害剤である**アセタゾールアミド acetazolamide** は，腎臓での HCO_3^- の再吸収を抑制し，尿中への HCO_3^- の排出を増加させる．尿中への HCO_3^- 排出の増加は，血中の HCO_3^- 濃度の減少を起こす(**代謝性アシドーシス metabolic acidosis**)．
　医師はこの男性にアセタゾールアミドを服用することを勧めた．アセタゾールアミドは穏やかな代謝性アシドーシスを引き起こし，過換気によって引き起こされる呼吸性アルカローシスを相殺または打ち消すであろう．ヘンダーソン-ハッセルバルヒの式は，この相殺がどのように起こるかを示している．

$$pH = 6.1 + \log \frac{HCO_3^-}{P_{CO_2}}$$

　低酸素血症は，末梢化学受容器を刺激して過換気を起こす．過換気は P_{CO_2} を低下させ，ヘンダーソン-ハッセルバルヒの式の分母を減少させることにより，血液の pH を上昇させる．アセタゾールアミドは血中の HCO_3^- 濃度を低下させ，ヘンダーソン-ハッセルバルヒの式の分子を減少させる．もしも，分子(HCO_3^-)と分母(P_{CO_2})が同じ程度に減少したら，pH は正常化する．
　高地において生じると予測されたすべての反応の中で，ただ一つアセタゾールアミドにより相殺されるであろうものは，血液 pH の上昇である．この男性は，やはり P_{O_2} の低い空気で呼吸を続けるため，彼の Pa_{O_2} とパーセント飽和度は低いままであろう．そして，彼は依然として低酸素血症のために過換気となるだろう．

キーワード

アセタゾールアミド
　acetazolamide

2,3-ジホスホグリセリン酸（赤血球内の有機リン酸塩）
　2, 3-diphosphoglycerate（DPG）

背側呼吸ニューロン群
　dorsal respiratory group（DRG）

ヘンダーソン-ハッセルバルヒの式
　Henderson–Hasselbalch equation

高地
　high altitude

過（剰）換気
　hyperventilation

低酸素血症
　hypoxemia

低酸素性血管収縮
　hypoxic vasoconstriction

代謝性アシドーシス
　metabolic acidosis

酸素ヘモグロビン
　O_2-hemoglobin[*]

酸素ヘモグロビン解離曲線（ヘモグロビンの酸素解離曲線）
　O_2-hemoglobin dissociation curve

P_{50}（ヘモグロビンの50%が酸素化されるのに必要なP_{O_2}）
　P_{50}

末梢化学受容器
　peripheral chemoreceptor

呼吸性アルカローシス
　respiratory alkalosis

酸素ヘモグロビン解離曲線の右方偏位
　right shift of the O_2-hemoglobin dissociation curve

＊ p 132（訳注）参照.

138　chapter 3　呼吸生理学

症例 24

気管支喘息：閉塞性肺疾患

　43歳の男性．電力会社の架線作業員．既婚．24，22，21，18歳の4人の子供がいる．小児の頃から喘息の既往があった．彼の喘息発作の特徴は喘鳴と息切れであり，花粉と寒気によってしばしば誘発された．発作時には気管支拡張薬（アルブテロール，β_2アドレナリン作動薬）の吸入をした．死亡するまで，室内の仕事（頭脳労働）を必死に得ようとしていた．喘息発作はさらに頻繁に，さらに重篤になり，去年は5回，救急外来を受診した．

　死亡の3日前，鼻腔と胸部のうっ血と38.8℃の発熱を伴う上気道の感染を起こした．"ただ呼吸しようとすること"にすら疲れ切り，気管支拡張薬の吸入も効果がなかった．3日目になって，長男が地元の病院の救急外来に連れて来た．吸息時と呼息時の喘鳴があり，著しい呼吸困難の状態にあった．表3-4は，午後4時に救急外来に到着した際の検査結果を示す．

表 3-4　午後4時の検査値

呼吸回数	30回/分（正常は12〜15）
$F_{I_{O_2}}$（吸入気の酸素の分画濃度）	0.21（室内大気）
pH	7.48（正常は7.4）
Pa_{O_2}（動脈血 P_{O_2}）	55 mmHg（正常は100 mmHg）
Pa_{CO_2}（動脈血 P_{CO_2}）	32 mmHg（正常は40 mmHg）

　救急外来のスタッフは，気管支拡張薬を投与し，50%酸素（$F_{I_{O_2}}$，0.5）の吸入を行った．午後6時になっても状況は改善せず，むしろ悪化した．反応が鈍くなり，傾眠と注意散漫な状態になった．より積極的な治療（たとえば抗炎症剤の投与と挿管）を行う前に，スタッフは2回目の検査を行った（表3-5）．

表 3-5　午後6時の検査値

呼吸回数	8回/分（正常は12〜15）
$F_{I_{O_2}}$（吸入気の酸素の分画濃度）	0.5
pH	7.02（正常は7.4）
Pa_{O_2}（動脈血 P_{O_2}）	45 mmHg（正常は100 mmHg）
Pa_{CO_2}（動脈血 P_{CO_2}）	80 mmHg（正常は40 mmHg）

　患者は積極的な治療を始める前に死亡した．検死の結果，患者の気道は粘液栓によってほとんど完全に閉塞した状態であった．

問 題

1. 喘息は閉塞性疾患であり，気道が狭くなり，肺に出入りする気流への抵抗が高くなる．気流，気道抵抗と気道直径の関係はどのようになっているか．計算式を用いて解答せよ．

2. 図3-6は，前年の喘息発作中に行われた肺機能検査の結果を示す．検査中，まず通常の呼吸を1回した後，続いて最大吸気と最大呼気を行っている．気管支拡張薬であるβ_2アドレナリン作動薬を吸入した後，検査が繰り返された．

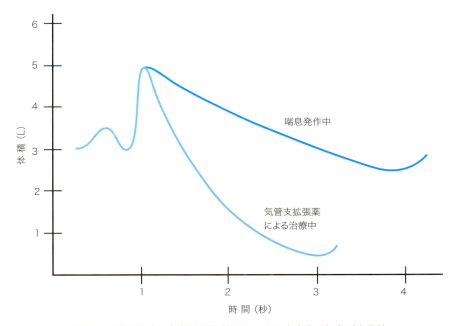

図 3-6　喘息発作中と気管支拡張薬吸入による治療中の努力呼出曲線．

1回換気量はいくらか．喘息発作中と気管支拡張薬による治療後の努力肺活量(FVC)はいくらか．喘息発作中と気管支拡張薬による治療後のFEV_1(1秒量，努力呼気の最初の1秒間に呼出された肺気量)はいくらか．発作中と治療後のFEV_1/FVC(1秒率)はいくらか．気管支拡張薬によりもたらされたFVC，FEV_1とFEV_1/FVCの変化の意味は何か．

3. 喘息は，残気量と機能的残気量にどのような影響を示したか．

4. "ただ呼吸しようとするだけ"で疲労してしまったのはなぜか．閉塞性肺疾患は呼吸の仕事量をどのように増やすのか．

140　　chapter 3　呼吸生理学

5. 動脈血 P_{O_2}(Pa_{O_2})が，午後 4 時に低下していたのはなぜか．（ヒント：換気血流比($\dot{V}/\dot{Q}$)の変化が Pa_{O_2} にどのように影響するかを考えよ．）

6. A–a 勾配とは何か．その意義は何か．午後 4 時での A–a 勾配はいくらだったか．（呼吸商は 0.8 だったと仮定せよ．）

7. 午後 4 時に，過換気だったのはなぜか．動脈血 P_{CO_2}(Pa_{CO_2})が（正常に比べて）低値だったのはなぜか．午後 4 時にはどのような酸–塩基平衡の異常があったのか．

8. 午後 6 時での A–a 勾配はいくらか．（呼吸商は 0.8 のままであったと仮定せよ．）午後 4 時から午後 6 時の間に起きた A–a 勾配の変化の意味は何か．

9. 午後 6 時に Pa_{CO_2} が上昇したのはなぜか．そのとき，どのような酸–塩基平衡の異常があったのか．反応が鈍くなったのはなぜか．

解答は次のページ

142 chapter 3 呼吸生理学

解答と解説

1. 喘息 asthma は，気道の炎症を特徴とする疾患である．炎症の進行に伴って，気道上皮の腫脹，粘液産生の増加，気道平滑筋の収縮すなわち気管支痙攣 bronchospasm を引き起こす因子の放出が起こる．その結果，気道の直径が減少する．気道抵抗 airway resistance は，気道直径または半径とは逆相関の関係にある．ポアズイユの法則 Poiseuille's law によれば，気道 airway の半径が大きくなると，気流 airflow に対する抵抗は減少する．

$$R = \frac{8\eta l}{\pi r^4}$$

R＝気道抵抗
η＝吸入した空気の粘性
l＝気道の長さ
r＝気道の半径

この関係は，半径の4乗に依存しているため特に強力であり，心臓血管生理学分野で重要な式である．

流量，圧力と抵抗の間のよく知られている関係によると，気流は気道抵抗に反比例する．

$$Q = \frac{\Delta P}{R}$$

Q＝気流（L/分）
ΔP＝圧力差（mmHg または cmH_2O）
R＝気道抵抗（cmH_2O/L/秒）

したがって，気流（Q）は，気道の入口と出口の間（たとえば口と肺胞の間）の圧力差（ΔP）に正比例し，気道抵抗（R）に反比例する．この圧力差は気流のための**駆動力**であり，抵抗は気流に対する**障害**である．

気道半径，抵抗と気流の関係を組み合わせると，気道半径が大きくなればなるほど，抵抗は小さくなり，気流は大きくなる．逆に，半径が小さくなればなるほど，抵抗が大きくなり，気流が小さくなる．

1本の気道の抵抗は半径と逆相関の関係にあり，最も細い気道が最も高い抵抗を持っているはずである．しかし実は，中間の太さの気管支が，無傷な呼吸器系全体における最も抵抗の高い部位となっていることに注意せよ．この明らかな矛盾は，細い気道が並列に配置されていることが原因である．抵抗が並行に配列されるとき，全体の抵抗は個々の抵抗よりも小さくなる．

2. 1回換気量 tidal volume は，通常の呼吸時に吸息され呼息される肺気量である．努力肺活量 forced vital capacity（FVC）は，最大限に吸息した後に強制的に呼出されうる肺気量である．1秒量 volume expired in the first second（FEV_1）は，努力呼気の最初の1秒間に呼出された肺気量である．1秒率 FEV_1/FVC は，最初の1秒間に呼出された FVC の割合である．健常人では，FEV_1/FVC は約0.8（または80%）である．いい換えれば，通常，肺活量の大部分は努力呼気の最初の1秒間に吐き出される（表3-6）．

表 3-6 喘息発作時と気管支拡張薬による治療時のこの患者の肺気量分画

	喘息発作時	気管支拡張薬による治療中
1回換気量	0.5 L	0.5 L
FVC	2.5 L	4.5 L
FEV_1	1.2 L	3.5 L
FEV_1/FVC	0.48	0.78

FEV_1：努力呼気の最初の1秒間に呼出された肺気量．FVC：努力肺活量．

　この患者は気道の炎症と狭窄を特徴とする**閉塞性肺疾患** obstructive pulmonary disease の一つである気管支喘息であった．前問で考察したように，この狭窄（すなわち，気道半径の減少）は，**抵抗の増加**と気流の減少を引き起こす．この患者の**喘鳴** wheeze は，狭くなった気道を通じて努力して呼息しようとするときに発生した音だった．

　喘息 asthma では，主に三つの理由により気道が細くなる．(i) さまざまな刺激に対する気管支平滑筋の過剰反応性．これが，発作時の気管支痙攣と**気管支収縮** bronchoconstriction（気管支狭窄ともよばれる）を引き起こす．(ii) **炎症** inflammation に続いて起こる気管支壁の肥厚と浮腫．(iii) 気管支**粘液** mucus の生成増加とそれによる気道の閉塞．最初の機序（気管支収縮）は，**$β_2$アドレナリン作動薬 $β_2$–adrenergic agonist**（たとえば**アルブテロール** albuterol）などの気管支拡張薬の投与によって食い止めることができる．

　喘息にみられるような気道抵抗の増加は，FVC，FEV_1 と FEV_1/FVC を含む**すべての呼息パラメーターの減少**を引き起こす．気道抵抗が高くなればなるほど，肺からの空気を呼出することがいっそう難しくなる．**努力**呼気のときには，胸膜腔内圧が陽圧となり気道を圧迫し，あるいは閉鎖してしまうので，気道抵抗はいっそう増大する（図 3-7）．それゆえ，呼息の早い時期に気道が閉塞

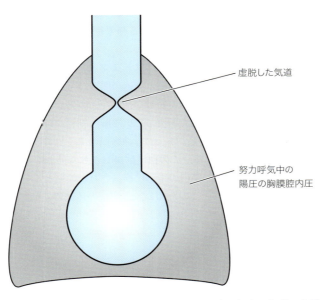

図 3-7　胸膜腔内圧の陽圧の結果として起こる努力呼気中の気道の虚脱．

し，喘息の発作中は FVC が減少する．この時期尚早な気道閉塞の結果の一つは，吐き出されるべき空気が肺内に残ってしまうことである（空気とらえ込み現象，またはエアトラッピング air trapping）．

　吸入された気管支拡張薬 bronchodilator は本患者の気道を緩和させ，気道の半径を増大し気流に対する抵抗を減らした．気道抵抗の減少は，本患者の呼息機能を改善させた．これは FEV_1 と FEV_1/FVC が増大したことから明らかである．また，本患者の気道は尚早に閉塞しなくなったので，FVC は増加した．

3．喘息は気道抵抗の増加を伴っており，それが本症例の呼息機能を損なわせている．結果として，呼出されるべき空気が肺内に残り，残気量と機能的残気量 functional residual capacity（FRC）が増大した．FRC は，安静状態の，あるいは平衡状態の肺の体積（すなわち，呼吸と呼吸の間の肺の体積．訳注：安静呼気位で肺内に残る空気量）であることを思い出そう．FRC が増加しているために，本症例の通常の安静呼吸は，肺の体積がより大きくなっている状態で行わなければならなかった．

4．呼吸の仕事量は，肺の内外に空気を出し入れするために必要な圧変化の大きさによって決まる．喘息のような閉塞性肺疾患では，呼吸仕事量 work of breathing は二つの理由によって増加する．(i) すでに述べたように，（FRC が増大しているため）喘息患者は高い肺気量のレベルで呼吸している．吸息中は，肺内に空気を入れるために，健常人に比べて胸腔内圧をより低くする必要がある．すなわち，より多くの仕事が吸息中に必要となる．(ii) 呼息中，気道抵抗は増加しているので，肺から空気を追い出すために，より高い圧力が生成されなければならない．この大きな呼息努力は補助呼吸筋の働きを必要とする．（健常人では，呼息は受動的に起こり，補助呼吸筋の助けを必要としない．）呼吸仕事量の増加のため，酸素消費量と二酸化炭素産生量は増加する．

5．肺内における換気–血流の関係 ventilation–perfusion relationship（$\dot{V}/\dot{Q}$）を思い出そう．換気（$\dot{V}$）と血流（$\dot{Q}$）は通常はよく適合しており，換気されている肺胞は灌流されている毛細血管のすぐ近くに位置している．（図 3–8 の上部に示したように）この $\dot{V}/\dot{Q}$ の適合（マッチング，すなわち，$\dot{V}/\dot{Q}=1.0$）によって，酸素交換は正常に起こる．肺胞気 P_{O_2} と肺毛細管血 P_{O_2} が等しくなるまで（正常は 100 mmHg），酸素は肺胞気から肺毛細管血に拡散する．

　本症例では，$\dot{V}/\dot{Q}$ の不適合 $\dot{V}/\dot{Q}$ defect（あるいはミスマッチ）があったので，動脈血 P_{O_2}（Pa_{O_2}）が低下した（低酸素血症 hypoxemia）．気管支収縮と気道の閉塞は，適切な換気を妨げる．これらの換気されていない領域では，酸素供給のための新鮮な空気が，ガス交換の場である肺胞まで到達しない．そのために，換気されていない肺胞を灌流している肺毛細管血は酸素化されない．図 3–8 の下に示したように，毛細血管中の血液の P_{O_2} は，混合静脈血の P_{O_2} と同じままである．肺血流のこの部分はシャント（短絡）shunt とよばれる．この血流は換気された肺胞を迂回し，酸素化されない．肺静脈血（体循環の動脈血になる）は，肺内の十分に換気された領域と十分には換気されていない領域からの血液の混合したものである．このために，本症例の体循環の動脈血 P_{O_2} は，100 mmHg 未満であった．

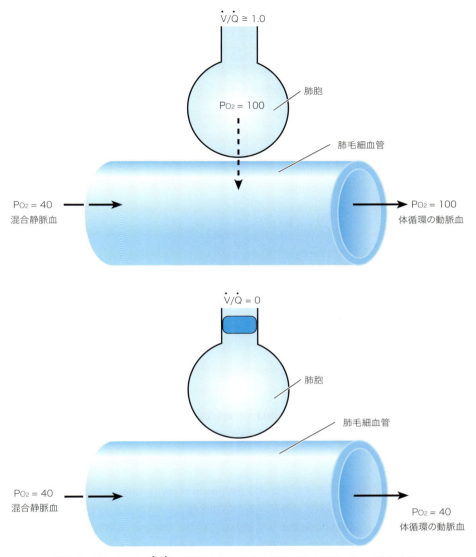

図 3-8 換気血流比($\dot{V}/\dot{Q}$)と酸素交換に対する気道閉塞の影響．P_{O_2}：酸素分圧．

6. A-a 勾配 A–a gradient は，肺胞気 P_{O_2}（PA_{O_2}，または "A"）と動脈血 P_{O_2}（Pa_{O_2}，または "a"）との差である．A-a 勾配は，肺胞気と肺毛細管血との間で酸素が正常に平衡状態になっているかを示す．たとえば，正常の A-a 勾配は 0 に近い．なぜなら，酸素はほぼ完全に平衡状態になるからである．つまり，PA_{O_2} と Pa_{O_2} は等しいかあるいはほぼ等しいのである．しかし，$\dot{V}/\dot{Q}$ の不適合（あるいはミスマッチ）が起こると，Pa_{O_2} は PA_{O_2} よりも小さくなり，A-a 勾配は 0 より大きくなる．酸素交換の障害が大きくなれば，A-a 勾配は大きくなる．

A-a 勾配は，"a"（動脈血の P_{O_2}，または Pa_{O_2}）の測定と，肺胞気式 alveolar gas equation（症例 21 に記述）による "A"（肺胞気の P_{O_2}，または PA_{O_2}）の計算によって決められる．したがって，午後 4 時では

$$\text{"a"} = 55 \text{ mmHg}$$

$$\text{"A"} = P_{I_{O_2}} - \frac{PA_{CO_2}}{R}$$

$$= (P_B - P_{H_2O}) \times F_{I_{O_2}} - \frac{PA_{CO_2}}{R}$$

$$= (760 \text{ mmHg} - 47 \text{ mmHg}) \times 0.21 - \frac{32 \text{ mmHg}}{0.8}$$

$$= 150 \text{ mmHg} - \frac{32 \text{ mmHg}}{0.8}$$

$$= 110 \text{ mmHg}$$

$$\text{A-a} = 110 \text{ mmHg} - 55 \text{ mmHg}$$

$$= 55 \text{ mmHg}$$

A-a 勾配が 0 に近い健常人と比べて，本症例の A-a 勾配はかなり増大している．いい換えれば，$\dot{V}/\dot{Q}$ の不適合（具体的には，$\dot{V}/\dot{Q}$ 比 $\dot{V}/\dot{Q}$ ratio の減少）のため，肺胞気と肺毛細管血との間で酸素は平衡になっていない．

7. 低酸素血症が頸動脈体にある末梢化学受容器 peripheral chemoreceptor を刺激したので，午後 4 時には過換気状態だった．この刺激は呼吸回数の増加を起こした（過換気 hyperventilation）．また，動脈血 P_{CO_2}（Pa_{CO_2}）は，**過換気の結果として**減少していた．（Pa_{CO_2} は肺胞換気とは逆相関の関係であることを思い出そう．）この Pa_{CO_2} の減少は，呼吸性アルカローシス respiratory alkalosis とよばれる酸–塩基平衡の障害を引き起こした．ヘンダーソン-ハッセルバルヒの式 Henderson–Hasselbalch equation で記述されるように，動脈血 pH は，CO_2 に対する HCO_3^- の比によって決まる．

$$pH = 6.1 + \log \frac{HCO_3^-}{P_{CO_2}}$$

$$pH = -\log_{10}[H^+]$$

$$6.1 = HCO_3^- / CO_2 \text{ 緩衝の pK}$$

$$HCO_3^- = \text{動脈血の } HCO_3^- \text{ 濃度}$$

$$P_{CO_2} = \text{動脈血の } P_{CO_2}$$

（過換気のために起こった）P_{CO_2} の減少は，ヘンダーソン-ハッセルバルヒの式の分母を減少させ，その結果，本症例の動脈血 pH を上昇させた（つまり，呼吸性アルカローシス）．

8. 午後6時，本症例の A–a 勾配は，以下のようであった（$F_{I_{O_2}}$ は 0.21 から 0.5 あるいは 50% に上げられたことに注意）.

$$"a" = 45 \text{ mmHg}$$

$$"A" = P_{I_{O_2}} - \frac{P_{A_{CO_2}}}{R}$$

$$= (760 \text{ mmHg} - 47 \text{ mmHg}) \times 0.5 - \frac{80 \text{ mmHg}}{0.8}$$

$$= 357 \text{ mmHg} - 100 \text{ mmHg}$$

$$= 257 \text{ mmHg}$$

$$\text{A–a} = 257 \text{ mmHg} - 45 \text{ mmHg}$$

$$= 212 \text{ mmHg}$$

　午後6時には，A–a 勾配がさらに増大していた！　$F_{I_{O_2}}$ を 0.5 へ増やしたため，肺胞気 P_{O_2}（"A"）は 110 mmHg から 257 mmHg に上昇した．しかし，この変化は患者の血液の酸素化を改善しなかった．事実，午後6時に，動脈血 P_{O_2}（"a"）はさらに低下し 45 mmHg になっている．本患者の A–a 勾配が広がった（あるいは増大した）事実は，肺のより広い領域が十分な換気を受けなくなったことを示唆している．その結果として，肺内シャントおよび $\dot{V}/\dot{Q}$ 不適合はさらに大きくなったのである.

9. 午後6時，Pa_{CO_2} は 80 mmHg だった．この値は，正常値 40 mmHg と比べても，午後4時の値（これは正常値よりも低かった）に比べても著しく高い．本患者の Pa_{CO_2} が午後4時に低値であった理由はすでに考察した（低酸素血症のために過換気だった）．午後4時と午後6時の間の動脈血 P_{CO_2} の劇的な上昇は，状態の著しい悪化を反映している．疑いなく，本患者の気道はさらに広範に閉塞し（検視によって確認），呼吸のための仕事量はさらに増加し，低換気 hypoventilation となり，身体が産生する二酸化炭素を除去できなくなった．二酸化炭素の残留は Pa_{CO_2} を上昇させ，ヘンダーソン-ハッセルバルヒの式で予想されるように，呼吸性アシドーシス respiratory acidosis を引き起こした.

$$pH = 6.1 + \log \frac{HCO_3^{-}}{P_{CO_2}}$$

　（分母にある）P_{CO_2} の上昇は，動脈血 pH を 7.02 まで低下させた（呼吸性アシドーシス）．そして高 P_{CO_2} の麻酔作用の結果として反応が鈍化した.

キーワード

A–a 勾配（肺胞気-動脈血酸素分圧較差）
　A–a gradient

β_2 アドレナリン作動薬
　β_2–adrenergic agonist

気流，気圧，抵抗の関係
　airflow, pressure, resistance relationship

空気とらえ込み現象（エアトラッピング）
　air trapping

気道抵抗
　airway resistance

アルブテロール
　albuterol

肺胞気式
alveolar gas equation

喘息
asthma

気管支収縮（あるいは気管支狭窄）
bronchoconstriction

気管支拡張薬
bronchodilator drug

1秒量
FEV_1

1秒率
FEV_1/FVC

努力肺活量
forced vital capacity（FVC）

機能的残気量
functional residual capacity（FRC）

過（剰）換気
hyperventilation

低換気
hypoventilation

低酸素血症
hypoxemia

閉塞性肺疾患
obstructive pulmonary disease

末梢化学受容器
peripheral chemoreceptor

ポアズイユの法則
Poiseuille's law

呼吸性アシドーシス
respiratory acidosis

呼吸性アルカローシス
respiratory alkalosis

1回換気量
tidal volume

換気-血流（$\dot{V}/\dot{Q}$）不適合またはミスマッチ
ventilation–perfusion（$\dot{V}/\dot{Q}$）defect, or mismatch

$\dot{V}/\dot{Q}$ 比（換気血流比）
$\dot{V}/\dot{Q}$ ratio

呼吸仕事量
work of breathing

症例 25

慢性閉塞性肺疾患

73 歳の未婚女性．元裁縫師．48 年間紳士服の仕立て部門で働いていた．仕事中にタバコをくわえていないのをみたことが一度もないほどの喫煙常習者．3 年前に，雇い主が職場での喫煙を禁止したのを契機に退職した．退職して以来，気分がすぐれなかった．軽い活動でも疲れやすい．息切れを覚え，最近になって，睡眠時に枕を二つ使い始めた．しかし，これらの問題をかかえているにもかかわらず，喫煙を続けた．

最近になって内科医を受診．呼息相の延長，呼息時の喘鳴，胸郭の前後（AP）径の増加，爪床のチアノーゼ，足首に中程度の陥凹浮腫が認められた．これらの所見と，血液検査および呼吸機能検査の結果から，長い喫煙歴に起因する慢性閉塞性肺疾患（COPD）で，肺気腫と気管支炎が併発していると診断された．

肺機能検査と血液検査の結果を表 3-7 と表 3-8 にそれぞれ示した．

表 3-7 肺機能検査の結果

1 回換気量	減少
残気量	増加
機能的残気量	増加
呼気流速	減少

表 3-8 血液検査の結果

ヘモグロビン	14.5 g/dL（女性の正常は 12〜15 g/dL）
Pa_{O_2}（動脈血 P_{O_2}）	48 mmHg（正常は 100 mmHg）
酸素飽和度	78%（正常は 98〜100%）
Pa_{CO_2}（動脈血 P_{CO_2}）	69 mmHg（正常は 40 mmHg）
HCO_3^-	34 mEq/L（正常は 24 mEq/L）

問 題

1. この症例の慢性気管支炎は，気道の炎症と粘液の過剰分泌を伴っており，それが患者の気道を閉塞し気道抵抗を増加させている．患者の肺気腫は，肺胞-毛細血管の単位の損失と肺組織の弾性の減少を伴っている．本症例の肺機能検査の結果は，気道抵抗の増加と肺組織の弾性の減少によってどのように説明されるか．

2. 図 3-9 の曲線は，健常人と COPD 患者の**努力呼気**時の呼気流速を示している．各々の被験者は，最初に最大限に吸気し（これは図中には示されていない），次に努力呼気を行った．曲線は，努力呼気時の呼気流速と肺気量の関係を示す．

   健常人と COPD 患者の努力肺活量 forced vital capacity（FVC）はいくらか．各々の最大呼気流速はいくらか．各々の残気量はいくらか．

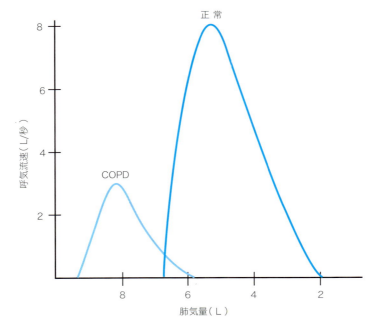

図 3-9　健常人と慢性閉塞性肺疾患(COPD)患者における努力呼気時の呼気流速.

3. 胸郭の前後(AP)径の増加は，肺機能検査の結果と問題1に対する答えによって，どのように説明されるか．

4. 動脈血 P_{O_2}(Pa_{O_2})が低いのはなぜか．

5. (パーセント)酸素飽和度が低いのはなぜか．それは，組織への酸素運搬においてどのような意味をもつのか．

6. 爪床がチアノーゼ(青色)を示すのはなぜか．

7. ヘモグロビン濃度は正常である．もしこの患者のヘモグロビン濃度が減少したならば，Pa_{O_2} は変化するか．もし変化するとしたら，どの方向に変化するか．

8. 動脈血 P_{CO_2}(Pa_{CO_2})が高いのはなぜか．

9. 動脈血 pH はいくらか．(動脈血中の二酸化炭素濃度を，$P_{CO_2} \times 0.03$ と仮定せよ．) どのような酸-塩基平衡の異常があるか．その原因は何か．HCO_3^- 濃度が増加しているのはなぜか．

10. 呼吸性アシドーシスは，組織への酸素運搬にどのような影響を持つか．(ヘモグロビンの酸素解離曲線に対する二酸化炭素の効果について考えよ．) この効果は有用か有害か．

11. 足首に浮腫があるのはなぜか．(ヒント：血液の流れを肺から始めて順を追って考えてみよ．)

解答は次のページ

152　chapter 3　呼吸生理学

解答と解説

1. 肺機能検査は，本患者に残気量の増加，機能的残気量の増加，肺活量 vital capacity の減少，呼気流速 expiratory flow rate の減少があることを示している．**残気量 residual volume** とは，最大努力呼気後の肺内に残った空気の量であることを思い出そう．また，**機能的残気量 functional residual capacity（FRC）**は通常の 1 回換気量 tidal volume を呼出した後に肺内に残った空気の量である．肺機能検査にみられたこれらの変化は，本症例の疾患の二つの要因によって説明される．その二つとは，気道抵抗の増加と肺組織の弾性の減少である．

　本患者は**慢性閉塞性肺疾患**　**chronic obstructive pulmonary disease（COPD）**で**慢性気管支炎 chronic bronchitis** と肺気腫を併発しているが，気管支炎により，気道の狭窄と閉塞が生じたその結果の気道**抵抗が増加**，特に呼息時の気流が減少した．呼息相が強く悪影響を受けるので，空気は肺内にとらえ込まれて残気量が増えた．FRC は残気量を含むので，FRC も増加した．

　一方，**肺気腫 emphysema** は，肺組織の**弾力性の減少**をもたらし，それもまた，呼気に悪影響を及ぼした．肺の弾性が呼息機能とどのように関係するか理解するために，**エラスタンス elastance はコンプライアンス compliance** とは逆数の関係にあることを思い出す必要がある（ここで，コンプライアンス＝容量/圧力である）．エラスタンスとコンプライアンスの関係は太いゴムバンドと細いゴムバンドの例で説明できる．太いゴムバンドは大量の弾性"組織"を持つ．つまり，それはエラスタンスが高く元に戻ろうとする強い反発力を持つが，コンプライアンスは低い．細いゴムバンドは少量の弾性"組織"を持つ．つまり，エラスタンスは低く元に戻ろうとする反発力は弱いが，高いコンプライアンスをもつ．肺気腫では，肺構造の中の弾性組織が減少する．結果として，エラスタンスが低下し，**コンプライアンスが増大する**．エラスタンスとコンプライアンスの変化は，肺の呼息機能において二つの重要な意味を持つ．(i)正常な呼息運動は弾性組織の反発力による．この力は肺内の空気を圧縮し，肺胞内圧を上昇させ，空気を肺の外へ押し出す．弾性組織が失われたとき，元に戻ろうとする反発力は減少し，呼息は弱まる．(ii)通常，呼息の間，気道は放射状の牽引力（訳注：細気管支には軟骨はないが，弾性線維網が発達しており，この弾力により呼吸時にも気道は閉鎖しない）により開かれたままに保たれる．この牽引力は気道壁に働く弾性組織の反発力によって生み出される．弾性組織の反発力が減少すると，気道はこの放射状の牽引力を失う．その結果，呼息時に気道は虚脱したり閉塞したりしてしまう．気道が虚脱すると，気道抵抗は増加し，呼息が"早めに"終わってしまう．そして，吐き出されるべき空気が肺内にとらえ込まれてしまう．

　肺内に空気がとらえ込まれると残気量が増加する．その結果として起こることの一つは，**肺活量の低下**である．（肺活量は，残気量からさらに吸息できる空気の最大量であることを，症例 21 から思い出そう．）残気量が全肺気量のより大きな部分を占めるようになるので，肺活量は侵食されて小さくなってしまう．

2. これらの計算問題に答えるため，まず，この曲線が呼気流速を肺気量の関数として示していることに注意せよ．各々の被験者は最大限の吸気をし，それに続いて努力呼気をした．曲線は努力呼気時の肺気量と気流速度を示している．

　健常人は，6.8 L の肺気量になるまで最大吸気し，その後，努力呼気を始めた．呼息中の**最大（ピーク）呼気流速 peak expiratory flow rate** は 8 L/秒であった．努力呼気の終わった時点で 2 L が肺に残った．つまり，健常人の残気量は 2 L であり，FVC（吐き出された量全体）は，4.8 L（6.8 L－2 L）であった．

COPD 患者は，9.3 L の肺気量になるまで最大吸気し，その後，努力呼気を始めた．最大呼気流速は健常人よりもかなり低かった（3 L/秒）．努力呼気の終わった時点で 5.8 L が肺に残った．つまり COPD 患者は，健常人より大きい残気量（5.8 L）とより小さい FVC［3.5 L（9.3 L−5.8 L）］であった．

3．**胸郭前後径** anteroposterior（AP）chest diameter が増加したのは，呼息機能が損なわれたためである．呼息機能が損なわれた結果として，**空気とらえ込み現象** air trapping，残気量の増加，FRC の増加が起こった．空気のとらえ込みと FRC の増加のために，COPD 患者は**樽状胸**を持ち，"肺気量がより大きいレベルで呼吸している"といわれる．

4．動脈血 P_{O_2}（Pa_{O_2}）は 48 mmHg であり，正常の 100 mmHg より非常に低かった．いい換えれば，彼女は**低酸素血症** hypoxemia の状態であった．Pa_{O_2} 値は，肺内での血液の酸素化が正常であるということを思い出そう．正常な酸素化には換気-血流（$\dot{V}/\dot{Q}$）の適合（マッチング）が必要である．換気-血流（$\dot{V}/\dot{Q}$）のマッチングとは，換気されている肺胞が灌流されている肺毛細血管のすぐ近くにあるということである．本症例では，換気障害の結果として **$\dot{V}/\dot{Q}$ の不適合** $\dot{V}/\dot{Q}$ defect がみられる．肺血流の一部は，換気されていない肺領域を灌流している（**肺内シャント** intrapulmonary shunt）．これらの肺領域の **$\dot{V}/\dot{Q}$ 比** $\dot{V}/\dot{Q}$ ratio（**換気血流比**）は**低値**を示す．つまり，分母（$\dot{Q}$）が，分子（$\dot{V}$）に比べて大きくなっている．これらの肺領域に供給されている血液は酸素化されない．シャント領域から戻ってくるあまり酸素化されていない血液は，よく酸素化された肺領域からの血液と混合する．結果として，肺から戻ってくる血液（これが体循環の動脈血となる）の P_{O_2} は低下する．

5．P_{O_2} が低下しているので，ヘモグロビンの**パーセント飽和度** percent saturation は低下している．症例 23 における酸素ヘモグロビン解離曲線についての考察から，P_{O_2} とパーセント飽和度の関係が重要であることを思い出そう（図 3-5 参照）．
その曲線によると，48 mmHg の動脈血 P_{O_2} では，パーセント飽和度は約 80% である．この数字は，患者の測定値 78% とよく一致する．このパーセント飽和度は正常値 100% から明らかに**減っており**，ヘモグロビン 1 分子あたり約三つの酸素分子が結合していることに対応する（通常はヘモグロビン分子 1 個あたり 4 個の酸素分子が結合する）．そのような変化は組織への酸素運搬を損なうだろう．なぜならば，血中の酸素含量はヘモグロビンに結合している酸素量に大きく依存するからである．したがって，78% 飽和においては，酸素の運搬と含有量は，正常の約 78% である．（血中の他の状態にある酸素，すなわち溶解酸素は，全酸素含量にはきわめてわずかにしか貢献しないことを思い出そう．）

6．爪床は**チアノーゼ** cyanosis だった（外観は黒ずんだ青である）．これは，患者の血液中の**還元ヘモグロビン** deoxyhemoglobin の濃度が上昇したからである．還元ヘモグロビンは，皮膚表面近くにある毛細血管床でみることが可能である．酸素化ヘモグロビンは赤で，還元ヘモグロビンは青である．本患者の P_{O_2} は低下したので，ヘモグロビンのパーセント飽和度は低い．酸素化した型で存在するヘモグロビンが減少し，脱酸素化した型で存在するヘモグロビンが増えた．結果として，血液は赤よりも青にみえた．

7．ヘモグロビン濃度の減少は自動的に Pa_{O_2} の減少を意味すると考えたかもしれないが，それは正しくない．（ヘモグロビンと結合する酸素の全量が減少するので）ヘモグロビンの減少は血液の酸素**含量**を減らすが，Pa_{O_2} はヘモグロビンに結合していない**遊離**酸素によって決まるので（症例 22 参照），ヘモグロビン濃度の直接の影響はない．

154　chapter 3　呼吸生理学

8．組織が産生した二酸化炭素のすべてを除去できなかったので，Pa_{CO_2} は上昇した（高炭酸ガス血症 hypercapnia）．病状が悪化するのに伴い，（呼吸仕事量の増加のため）肺胞換気が維持できなくなり，二酸化炭素を体内にためることになった．

9．患者は，CO_2 の貯留によって呼吸性アシドーシス respiratory acidosis になった．患者の動脈血 pH はヘンダーソン–ハッセルバルヒの式 Henderson-Hasselbalch equation で以下のように計算できる．

$$
\begin{aligned}
pH &= 6.1 + \log \frac{HCO_3^-}{P_{CO_2} \times 0.03} \\
&= 6.1 + \log \frac{34\ mM}{69\ mmHg \times 0.03} \\
&= 6.1 + \log \frac{34\ mM}{2.07\ mM} \\
&= 6.1 + 1.22 \\
&= 7.32
\end{aligned}
$$

　　動脈血 pH 7.32 は，正常の pH 7.4 より低いので，酸(性)血症 acidemia と考えられる．P_{CO_2} が上昇し，ヘンダーソン–ハッセルバルヒの式の分母が大きくなったために，酸血症となった．
　　患者は慢性の呼吸性アシドーシスである．慢性の呼吸性アシドーシスでは腎性代償 renal compensation が起こる．そのため，患者の HCO_3^- 濃度は増加している．呼吸性アシドーシスに対する腎性代償として，HCO_3^- の再吸収が増加する（これは P_{CO_2} の上昇によって促進される過程である）．HCO_3^- の再吸収が増加するとき，血中 HCO_3^- 濃度が増加する．この HCO_3^- 濃度の増加は，動脈 pH を正常に回復するのを助けるという意味において"代償"である．驚くべきことに，P_{CO_2} は著しく上昇していたにもかかわらず，pH はわずかに酸性を示すだけだった．これは，HCO_3^- 濃度が P_{CO_2} とほぼ同じ程度にまで増加した事実によって説明できる．結果として，二酸化炭素に対する HCO_3^- の比は正常に近く，pH は正常に近かった．

10．患者にとっての唯一の"よいニュース"は，上昇した P_{CO_2} が酸素ヘモグロビン解離曲線の右方偏位 right shift of the O_2–hemoglobin dissociation curve を起こしたことである（図 3-5 参照）．P_{CO_2} の上昇（とアシドーシス）は，ヘモグロビンの酸素親和性を減少させ（ボーア効果 Bohr effect），曲線の右方偏位として表れる．P_{O_2} の与えられた値に対するヘモグロビンのパーセント飽和度は減少する．この症例では，右方偏位は有用であった．（低酸素血症のために）血中酸素含量は著しく減ったが，親和性の低下はヘモグロビンの組織中での酸素放出を容易にした．"悪いニュース"は，親和性の低下を伴った右方偏位は肺内での酸素の付加を困難にしたことである．

11．問題中の"ヒント"をもとに考えると肺の障害が体循環側（足首）の浮腫につながることが示唆される．COPD 患者では，肺動脈圧は肺血管抵抗の増加によって上昇することが多い．肺血管抵抗 pulmonary vascular resistance の増加は二つの理由で起きる．(i)COPD は，肺胞–毛細血管単位の欠損を伴う．毛細血管床の欠損は，肺血管抵抗を増加させる．(ii)（低換気に伴って起こる）肺胞低酸素は，低酸素性血管収縮 hypoxic vasoconstriction を引き起こす．そのために生じる肺血管抵抗の増加は，肺動脈圧を上昇させる．この圧上昇は右心室の後負荷となる．右心室の後負荷の増加は，心拍出量を減少させ，あるいは肺性心 cor pulmonale（肺高血圧による右心室の不全）を引き起こす．右心室から駆出されなかった血液は，右心房と全身の静脈の中に停滞する．全身の静脈圧上昇は，毛細血管の静水圧を上昇させ，間質への体液の濾出を増加させる（浮腫 edema）．

低酸素性血管収縮は，**肺高血圧 pulmonary hypertension** とそれに続く**右室不全 right ventricular failure** の原因となるという意味では，"悪い"ことである．しかし，それが，$\dot{V}/\dot{Q}$ 不適合を改善することになるという意味では，"よい"ことである．肺の十分に換気されない領域は低酸素になっている．この低酸素は近くの細動脈の血管収縮を引き起こし，ガス交換が行われえない領域から血流を遠ざける．したがって，この過程は換気されている領域へ血流を方向転換（または，シャント，切替え）させることになる．

　この症例について最後に触れたいことは，COPD 患者は，"**赤やせ型 pink puffer**"（A 型）か "**青ぶとり型 blue bloater**"（B 型）に分類されることであり，それは，患者の疾患が主として肺気腫（赤やせ型）なのか気管支炎（青ぶとり型）なのかによる．本患者は，青ぶとり型である．彼女は，チアノーゼ，高炭酸ガス血症，右室不全と全身の浮腫を伴った重篤な低酸素血症である．赤やせ型は（呼吸頻度の増加を示す）多呼吸であり，中程度の低酸素血症であり，低炭酸ガス血症か正常炭酸ガス状態である．

キーワード

空気とらえ込み現象（エアトラッピング）
　air trapping

胸郭前後径
　anteroposterior (AP) chest diameter

青ぶとり型
　blue bloater

ボーア効果
　Bohr effect

気管支炎
　bronchitis

慢性閉塞性肺疾患
　chronic obstructive pulmonary disease (COPD)

コンプライアンス
　compliance

肺性心
　cor pulmonale

チアノーゼ
　cyanosis

エラスタンス
　elastance

肺気腫
　emphysema

機能的残気量
　functional residual capacity (FRC)

ヘンダーソン–ハッセルバルヒの式
　Henderson–Hasselbalch equation

高炭酸ガス血症
　hypercapnia

低酸素血症
　hypoxemia

低酸素性血管収縮
　hypoxic vasoconstriction

肺内シャント
　intrapulmonary shunt

最大（ピーク）呼気流速
　peak expiratory flow rate

パーセント飽和度
　percent saturation

赤やせ型
　pink puffer

肺高血圧
　pulmonary hypertension

肺血管抵抗
　pulmonary vascular resistance

腎性代償
　renal compensation

残気量
　residual volume

呼吸性アシドーシス
　respiratory acidosis

右室不全
　right ventricular failure

酸素ヘモグロビン解離曲線の右方偏位
　　right shift of the O_2–hemoglobin dissociation
　　curve

換気–血流（$\dot{V}/\dot{Q}$）不適合
　　ventilation–perfusion（$\dot{V}/\dot{Q}$）defect

$\dot{V}/\dot{Q}$ 比（換気血流比）
　　$\dot{V}/\dot{Q}$ ratio

症例 26

間質性肺線維症：拘束性肺疾患

　42歳の女性．2人の10代の子供がいる．3年前に，びまん性間質性肺線維症 diffuse interstitial pulmonary fibrosis と診断された．銀行の支配人補佐として働くことを含めて，可能な限りいままで通りの活動を続けようとしてきた．しかし，日常の生活をこなしていくことが徐々に困難になってきた．疲れやすくなり，強い息切れを起こすことなく階段を上ることができなくなった．彼女は肺疾患専門の内科医により詳細な経過観察を受け，出された細かい指示を守って生活している．

　表3-9と3-10は，最近の定期検査の結果を示す．安静状態でのこれらの結果が得られた後，彼女は踏み台昇降運動をするようにいわれた．わずか2分後，彼女は激しく疲労し，検査を中断しなければならなかった．動脈血ガス分析が再び行われ，表3-11に示す結果が得られた．

表 3-9　安静時の動脈血ガス分析

Pa_{O_2}（動脈血 P_{O_2}）	76 mmHg（正常は 100 mmHg）
Pa_{CO_2}（動脈血 P_{CO_2}）	37 mmHg（正常は 40 mmHg）
パーセント飽和度（酸素飽和度）	97％（正常は 95〜100％）

表 3-10　安静時の肺機能検査の結果

全肺気量	減少
機能的残気量	減少
残気量	減少
$D_{L_{CO}}$	減少
FEV_1/FVC	増加

$D_{L_{CO}}$：肺の拡散能，FEV_1：努力呼気の最初の1秒で呼出された量（1秒量），FVC：努力肺活量．

表 3-11　運動時の動脈血ガス分析

Pa_{O_2}（動脈血 P_{O_2}）	62 mmHg（正常は 100 mmHg）
Pa_{CO_2}（動脈血 P_{CO_2}）	36 mmHg（正常は 40 mmHg）
パーセント飽和度（酸素飽和度）	90％（正常は 95〜100％）

問　題

1. びまん性間質性肺線維症は拘束性肺疾患であり，肺組織のコンプライアンスの減少が特徴である．この情報を使って，この患者の安静時の全肺気量の減少，機能的残気量 functional residual capacity（FRC）の減少，残気量の減少がなぜ起こるのか説明せよ．FEV_1/FVC の増加があったのはなぜか．[1秒率 FEV_1/FVC は，呼息の最初の1秒間に呼出された呼気量（1秒量 FEV_1）の努力肺活量 forced vital capacity（FVC）に対する割合である．]

2. 肺の拡散能 lung diffusing capacity（D_L）は，一酸化炭素（CO）を用いて測定される．なぜ CO が用いられるのか．本症例の D_LCO の減少は何を意味するのか．

3. 肺コンプライアンスの変化に加えて，びまん性間質性肺線維症には肺胞膜が肥厚するという特徴もある．この情報を用いて，本症例の安静時動脈血 P_{O_2}（Pa_{O_2}）の低下を説明せよ．

4. 図 3-10 を用いて，健常人では肺胞気と肺毛細管血の酸素交換が"灌流量依存性の"過程とみなされるのはなぜか説明せよ．肺線維症では，酸素交換が"拡散量依存性の"過程に転換するのはなぜか．この転換は Pa_{O_2} にどのように影響するか．

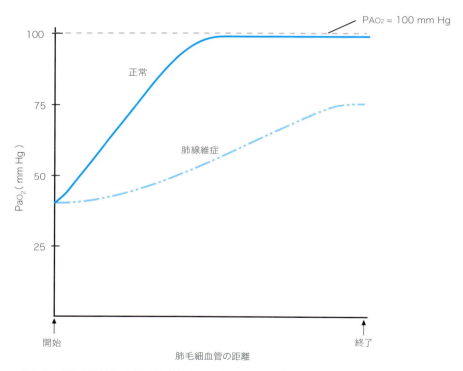

図 3-10　健常人と線維症患者における肺毛細血管の全長に沿った（血流に沿った）酸素の拡散．$P_{A_{O_2}}$：肺胞気酸素分圧，Pa_{O_2}：動脈血酸素分圧．

5. 安静時，この患者の血液中の全酸素含量はいくらか．血液の酸素結合能を 1.34 mL O_2/g ヘモグロビン，ヘモグロビン濃度を 15 g/dL，血中への酸素溶解度は 0.003 mL O_2/100 mL blood/mmHg と仮定せよ．

6. 踏み台昇降運動中，本症例の Pa_{O_2} はさらに 62 mmHg にまで低下した．この Pa_{O_2} のさらなる低下の機構を提案せよ．

症例 26 間質性肺線維症：拘束性肺疾患 159

7. 運動中に，血中ヘモグロビンのパーセント飽和度が(97%から90%へ)低下したのはなぜか．パーセント飽和度の低下は，運動耐容量にどのように影響したか．

8. この患者は，低酸素血症であった(すなわち，Pa_{O_2}の低下があった)が，高炭酸ガス血症ではなかった(つまり，二酸化炭素の貯留や，Pa_{CO_2}の上昇はなかった)．事実，患者のPa_{CO_2}は37 mmHgであり，正常よりもわずかに低いだけだった．したがって本患者には明らかに酸素交換の障害はあるが，二酸化炭素交換に問題はないようである．どのようにして低酸素血症が高炭酸ガス血症を伴わずに生じたのか．

160　chapter 3　呼吸生理学

解答と解説

1．この症例では，全肺気量の減少，FRC の減少，残気量の減少がみられる．これらの所見を説明するのに，拘束性肺疾患 restrictive pulmonary disease（たとえば間質性線維症 interstitial fibrosis）には肺組織のコンプライアンス compliance の減少があることを理解するのが重要である．肺が硬く柔軟性がなくなるので，吸息中の肺を拡張するために，肺内圧のより大きな変化とより大きな労力が必要になる．結果として，すべての肺気量は損なわれる（減少する）．

　　しかし，1秒率 FEV_1/FVC（努力呼気の最初の1秒間に吐き出された割合）は増加している．この所見は驚くべきことかもしれない．しかし肺組織の中で，気道は弾性力によって通常開かれたままに保たれていることを思い出そう．肺組織のエラスタンスが大きければ大きいほど，気道を開存させる弾性力が大きくなる．したがって，線維症やその他の拘束性肺疾患では，コンプライアンスが減少しエラスタンス elastance が増加しており，気道は通常よりも拡張している．（線維症の肺では，拡張した気道が，瘢痕組織に囲まれ特徴的な蜂巣状 honeycomb の外観を示す．）気道直径の増加は気流に対する抵抗を減少させる．これは FEV_1/FVC の増加から明らかである．（他の肺気量と同じように）FVC は減少したが，最初の1秒間に呼出される気量の割合は実際に増加しうる．

2．肺拡散能 lung diffusing capacity（D_L）は，肺胞毛細血管関門（障壁）の透過性を評価するものである．D_L は，気体の拡散係数，拡散が行われる面の広さ，および障壁の厚さを反映している．D_L は，一酸化炭素 carbon monoxide（CO）を用いて以下のように測定される（$D_{L_{CO}}$）．1回呼吸法において，被験者は一酸化炭素を含んでいる空気を最大に吸い込み，10秒間呼吸を止めてから吐き出す．肺胞気から肺毛細管血へ移動する一酸化炭素の量を測定することによって，肺胞–毛細血管障壁の拡散能を評価する．

　　なぜ他のガスではなく一酸化炭素が使われるのか．一酸化炭素は拡散による制限を受けているため（すなわち，肺胞気から肺毛細管血への一酸化炭素の移動は，拡散過程にのみ依存しているため）である．この点を理解するために，ガスの拡散に関する二つの重要な原理を思い出そう．(ⅰ)溶液中のガス分圧は，結合せず遊離しているガスの濃度に依存する．(ⅱ)ガスの拡散は分圧の差によって駆動される．1回呼吸法 single–breath method では，肺胞気中の一酸化炭素分圧は大変高く，肺毛細管血中の一酸化炭素分圧は最初は0である．（通常は，われわれの血液には一酸化炭素はない．）したがって，肺胞–毛細血管障壁を横切る分圧勾配は最初は非常に高い．一酸化炭素が肺胞気から血液中に拡散し始めた後でも，勾配は高いままである．なぜなら，一酸化炭素は血中のヘモグロビンに強力に結合し，一酸化炭素ヘモグロビン carboxyhemoglobin を生成するからである．一酸化炭素のヘモグロビンに対する結合は，血中の遊離一酸化炭素の濃度と一酸化炭素分圧の両方を低く保つ．このようにして，一酸化炭素拡散の駆動力は，肺毛細血管の全長に沿って高いままに維持される．このような事情から（一酸化炭素拡散の駆動力は消失しないので），肺胞気から肺毛細管血へ移動する一酸化炭素の量は，肺胞–毛細血管障壁の拡散性（たとえばその厚さ）にのみ依存することになる．

　　間質性線維症では肺胞壁が肥厚化を起こすので，$D_{L_{CO}}$ は減少した．この肥厚化が，一酸化炭素や酸素などの気体の拡散距離を増大させ，肺胞壁を横切って移動できる気体の全体量を減少させる．

3．安静時の，本症例の Pa_{O_2} は 76 mmHg で，正常値（100 mmHg）よりも低い．なぜ Pa_{O_2} が低下した

のかを議論する前に，健常人ではどのようにして100 mmHg になるのかを考えてみよう．肺胞-毛細血管障壁を横切って生じる酸素の平衡は次のように起こる．血中 P_{O_2} が肺胞気 P_{O_2}（およそ100 mmHg）と等しくなるまで，酸素の分圧勾配の駆動力により，酸素は肺胞気から肺毛細管血へ容易に拡散する．このような，正常な平衡過程を経て，Pa_{O_2} は100 mmHg になる．

しかし，この症例では，酸素の完全な平衡は不可能である．肺胞壁の肥厚化は，（$D_{L_{CO}}$ の減少からわかるように）酸素拡散を損なわせ，Pa_{O_2} は肺胞気 P_{O_2}（PA_{O_2}）に等しくなれない．

4. 図3-10 は肺毛細血管の距離，あるいは長さによって動脈血 P_{O_2}（Pa_{O_2}）がどのように変化するかを示している．参考のため，肺胞気 P_{O_2}（PA_{O_2}）を100 mmHg の水平な点線で示してある．

健常人の曲線（正常）に，問題3に記述されているように，肺胞-毛細血管障壁を横切る酸素の平衡状態がどのように起こるかを表している．混合静脈血は40 mmHg の P_{O_2} を持ち，肺毛細血管に入る．肺毛細血管の最初のほうでは，肺胞気 P_{O_2} は混合静脈血 P_{O_2} よりもはるかに高いので酸素拡散のための大きな分圧勾配がある．酸素はこの分圧勾配を下り，肺胞気から肺毛細管血へ容易に拡散する．はじめのうちは，酸素は毛細血管に入るとヘモグロビンに結合し，毛細管血 P_{O_2} は低く保たれ，酸素拡散のための分圧勾配は維持される．しかし，ヘモグロビンのすべての結合部位が酸素で占められた後，血液の P_{O_2} は急速に上昇し PA_{O_2} と等しくなる．この平衡点は，肺毛細血管の最初の約3分の1となる．この点を過ぎると酸素の分圧勾配すなわち酸素を駆動する力がなくなるので，さらなる正味の酸素拡散は起きなくなる．血液は，PA_{O_2}（100 mmHg）と等しい Pa_{O_2} となって毛細血管を離れ，体循環の動脈血となる．健常人では，肺胞から毛細血管への O_2 移行過程は灌流量依存性と記述される．なぜなら，酸素の平衡状態が，肺毛細血管血流開始の**初期**のうちに達成されてしまうからである．血液中への酸素の移動量を増やす唯一の方法は，血流量，すなわち**灌流量**を増やすことである．

線維症 fibrosis の患者では，肺毛細血管に流入する混合静脈が健常人と同じ P_{O_2}（40 mmHg）であると仮定しよう．したがって，酸素拡散のための駆動力は，最初のうちは，健常人のものと同じである．しかし，線維症の肺では，肺胞壁の肥厚のために酸素拡散が著しく損なわれている．結果として，酸素拡散の速度は正常な肺に比べて非常に低い．P_{O_2} は毛細血管に沿って徐々に上昇していくが，酸素は決して平衡状態にならない．肺毛細血管からの血液（これが体循環の動脈血になるのだが）は，肺胞気よりもはるかに低い P_{O_2} となる（この症例の場合，76 mmHg）．したがって，肺線維症では，酸素交換は拡散量依存性となる．酸素の分圧勾配は，肺毛細血管の全長にわたって保持され，平衡状態は決して生じない．（考察のために混合静脈が正常の P_{O_2} 40 mmHg で肺毛細血管に流入すると仮定した．しかし，疾患の過程が Pa_{O_2} を低下させるので，静脈血 P_{O_2} も結果的には低下していると予想される．この単純化が問題の主旨を損ねることはない．）

5. 血液の全酸素含量 total O_2 content は二つの成分からなる．（i）遊離して溶解している O_2 と（ii）酸素ヘモグロビンの二つである．酸素ヘモグロビン O_2–hemoglobin が全酸素含量に対してはるかに大きく貢献するものであることをあなたはすでに知っている（症例22の問題4参照）．しかし，問題を全体にわたって理解するために，症例22で述べたようにして，安静時の本患者の溶解酸素と結合酸素の両方の量を計算しよう．

溶解酸素＝P_{O_2}×溶解度

$\qquad$＝76 mmHg×0.003 mL O_2/100 mL blood/mmHg

$\qquad$＝0.23 mL O_2/100 mL blood

酸素ヘモグロビン＝酸素容量×パーセント飽和度

$\qquad$＝(ヘモグロビン濃度×酸素結合能)×パーセント飽和度

$\qquad$＝(15 g/dL×1.34 mL O_2/g ヘモグロビン)×パーセント飽和度

$\qquad$＝20.1 mL O_2/100 mL blood×97%

$\qquad$＝19.5 mL O_2/100 mL blood

全酸素含量＝溶解酸素＋酸素ヘモグロビン

$\qquad$＝0.23 mL O_2/100 mL blood＋19.5 mL O_2/100 mL blood

$\qquad$＝19.7 mL O_2/100 mL blood

6. この問題では，運動をしたとき本症例の Pa_{O_2} がさらに低下した理由を示すように求めている．運動中の低酸素血症 hypoxemia の悪化は，肺線維症ではよくあることである．肺胞壁の肥厚化が酸素の拡散を損ない，本症例の安静時 Pa_{O_2} を低下させることはわかっている．しかし，運動中に酸素交換がいっそう**悪化したのはなぜであろうか**．本章で考察している換気-血流($\dot{V}/\dot{Q}$)適合の重要性に基づいて，もしかすると，線維症では運動が換気-血流不適合を生じるのではないかと思うかもしれない．よいことに気がついた！

　運動中は，身体の酸素に対する需要増大を満たすため，換気と灌流(心拍出量)の両方が増えることが予想される．しかし，肺線維症では，換気と心拍出量の両方の増加は限られており，その制限のため運動によって低酸素血症は悪化する．肺線維症の拘束性の性質のため，換気量を増やす方法として1回換気量を増大することは難しい．その代わりに，患者は呼吸回数を増やす傾向がある．この速く浅い呼吸は，死腔換気 dead space ventilation(換気のうちガス交換に用いられない部分)を増やす．死腔の増加は，$\dot{V}/\dot{Q}$ 不適合 $\dot{V}/\dot{Q}$ defect を起こし低酸素血症を悪化させる．肺線維症ではまた，肺血管抵抗の増加が伴っている．それが，心臓の後負荷を増加させ，心拍出量の増加を制限する．心拍出量と組織血流の増加が制限されているため，組織への酸素の抽出が増加する．その結果，混合静脈血 P_{O_2} が低下する．したがって，肺線維症患者が運動すると，肺に入る混合静脈血は安静時よりも低い P_{O_2} をもつことになる．この低い"開始点"と，すでに議論した拡散の障害とが組み合わさり，**運動中の動脈血は安静時よりもさらに低い P_{O_2} を持つことになる**．

7. 運動中に Pa_{O_2} が低下するので，本症例のパーセント飽和度は運動中さらに低下する．(症例22で考察された)酸素ヘモグロビン解離曲線 O_2–hemoglobin dissociation curve は，ヘモグロビンの酸素飽和度と P_{O_2} 間の関係を示している(図3-4参照)．P_{O_2} 100 mmHg において，ヘモグロビンは100%飽和されている(ヘモグロビン1分子につき4個の O_2 分子が結合している)．P_{O_2} が76 mmHg(安静時の本症例の値)のとき，ヘモグロビンは約97%飽和している．P_{O_2} 62 mmHg(運動中の本症例の値)において，ヘモグロビンは約90%飽和している．

　運動中にはパーセント飽和度が低下するので，本症例の血液の全酸素含量は運動中は安静時に比べて低い．この変化は組織への酸素運搬 O_2 delivery to tissue にどのような影響を及ぼしたか．酸素運搬は，血流(あるいは心拍出量)と血中酸素含量の積である．本症例の心拍出量は運動中は明らかに増加した(健康人に起こるであろう増加に比べれば程度は低いが)．しかし，ヘモグロビンと結合する酸素量が減少しているので，酸素含量は少ない．運動中に身体の酸素必要量が増加するとすれば，組織への酸素運搬が，需要を満たすには不十分だったことは驚くにはあたらない(つまり，本症例の運動耐容量はきわめて低い)．

症例 26　間質性肺線維症：拘束性肺疾患　　163

8． 患者は酸素交換の障害を持ち，低酸素血症であった（患者の Pa_{O_2} は低かった）．しかし，二酸化炭素交換には問題はないようである．つまり，**高炭酸ガス血症** hypercapnia ではない（二酸化炭素の貯留や Pa_{CO_2} の上昇もみられない）．事実，安静時も運動時も，Pa_{CO_2} は正常値の 40 mmHg よりもわずかに低かった．このパターンは呼吸疾患の患者によくみられる．**低酸素血症は高炭酸ガス血症を伴わずに起きうる．**これはなぜだろうか．

　本症例の動脈血ガスがこのパターンを示すのは肺内で何が起こったからかを考えよ．線維症疾患は，肺のある領域を障害するが，すべての領域を障害するわけではない．病変の及んだ領域は，肺胞壁が肥厚し，酸素と二酸化炭素の拡散の障害となる．拡散の障害は低酸素血症（Pa_{O_2} の低下）を引き起こし，また，高炭酸ガス血症（Pa_{CO_2} の上昇）も一時的に引き起こしたかもしれない．しかし，**中枢化学受容器** central chemoreceptor は P_{CO_2} の小さな変化にきわめて敏感なので，この化学受容器が高炭酸ガス血症に反応して換気頻度を上昇させた．つまり肺の健康な領域の肺胞換気量の増加が，不健康な領域によって貯留された余分な二酸化炭素を除去した．別のいい方をすれば，二酸化炭素交換の観点からは，肺胞換気量の増加により肺の健康な領域が不健康な領域を補ったということであろう．結果として，本症例の P_{CO_2} は正常に戻った．病気が進行して，不健康な肺組織を補うだけの十分な健康な肺組織がなくなれば，あるいは，**呼吸仕事量** work of breathing が著しく増大し肺胞換気量を十分に増やすことができなくなれば，**高炭酸ガス血症**が起こることになるであろう．

　この時点で，次のような疑問を持つのはもっともであろう：増加した肺胞換気が，肺の不健康な領域によって貯留された余分な二酸化炭素を除去できるなら，なぜ増加した肺胞換気は**低酸素症** hypoxia も改善できないのか．答えは酸素ヘモグロビン解離曲線の特徴にある．ヘモグロビンの飽和特性のため，肺胞換気が増加しても，肺の健康な領域の血流の全酸素含量をごくわずかにしか増加させない．ヘモグロビンがいったん 100%飽和（すなわち，ヘモグロビン 1 分子に 4 個の酸素分子が結合）すると，さらなる酸素の拡散により，肺胞気の P_{O_2} と等しくなるまで肺毛細管血の P_{O_2} が上昇する．そして平衡状態が生じると，さらなる酸素の拡散は起こらなくなる．この血液に付加される酸素は，ほとんどが溶解酸素の状態であり，全酸素含量はほとんど増加しない．さらに，肺の健康な領域から来る十分に酸素化された血液は，不健康な領域から来るあまり酸素化されていない血液と常に混ざり薄められる．結果として，この混合された血液（これが体循環の動脈血になる）の Pa_{O_2} は必ず正常より低い．

　この考察から，もう一つ別の疑問が出てくるかもしれない．過換気の程度は，低炭酸ガス血症が進行するほどに（Pa_{CO_2} が低下するほどに）大きくなりうるのか．全くその通りだ！　事実，この症例の Pa_{CO_2} は正常よりもわずかに低かった．もし Pa_{O_2} が**末梢化学受容器** peripheral chemoreceptor を刺激するのに十分なほどに低ければ（すなわち，＜ 60 mmHg），過換気が生じて，より多くの CO_2 が肺の健康な領域から排出され Pa_{CO_2} は正常値の 40 mmHg 以下にまで落ちる．

　要約すると，肺疾患をもった患者が，異常な動脈血ガスの三つの段階を経過することはよくあることである．（i）正常炭酸ガス状態を伴う低酸素血症，（ii）低炭酸ガス血症を伴うより重い低酸素血症（Pa_{O_2} ＜ 60 mmHg）．低炭酸ガス血症は**呼吸性アルカローシス** respiratory alkalosis を起こす，（iii）高炭酸ガス血症を伴うさらに重篤な低酸素血症．高炭酸ガス血症は**呼吸性アシドーシス** respiratory acidosis を起こす．現在の時点では，本症例は第 1 段階と第 2 段階の中間にある．

キーワード

一酸化炭素
carbon monoxide

一酸化炭素ヘモグロビン
carboxyhemoglobin

中枢化学受容器
central chemoreceptor

コンプライアンス
compliance

拡散により制限されるガス交換
diffusion–limited gas exchange

(CO により測定した)肺拡散能
$D_{L_{CO}}$

エラスタンス
elastance

1 秒量
FEV_1

1 秒率
FEV_1/FVC

高炭酸ガス血症
hypercapnia

低炭酸ガス血症
hypocapnia

低酸素血症
hypoxemia

低酸素症
hypoxia

肺拡散能
lung diffusing capacity (D_L)

血液の酸素含量
O_2 content of blood

組織への酸素運搬
O_2 delivery to tissue

酸素ヘモグロビン解離曲線
O_2–hemoglobin dissociation curve

灌流に制限されるガス交換
perfusion–limited gas exchange

末梢化学受容器
peripheral chemoreceptor

肺線維症
pulmonary fibrosis

呼吸性アシドーシス
respiratory acidosis

呼吸性アルカローシス
respiratory alkalosis

拘束性肺疾患
restrictive lung disease

1 回呼吸法
single–breath method

換気–血流 $(\dot{V}/\dot{Q})$ 不適合
ventilation–perfusion $(\dot{V}/\dot{Q})$ defect

$\dot{V}/\dot{Q}$ 比(換気血流比)
$\dot{V}/\dot{Q}$ ratio

呼吸仕事量
work of breathing

症例27　一酸化炭素中毒　　165

症例 27
一酸化炭素中毒

　65歳の男性．引退するまでは造園家として働いていた．1月のある寒い朝，ガレージに置いてある自分の車を暖めようとした．40分後，車の前部座席でうなだれ，混乱した状態で頻回呼吸しているのを，妻が発見した．近くの救急部門に搬送され，急性一酸化炭素(CO)中毒との診断のもと100%酸素吸入を受けた．動脈血サンプルは異常な鮮赤色 cherry-red color だった．血液ガス分析の結果を表3-12に示す．

表 3-12 動脈血ガス分析の結果

Pa_{O_2}（動脈血 P_{O_2}）	660 mmHg（正常は 100 mmHg，室内空気）
Pa_{CO_2}（動脈血 P_{CO_2}）	36 mmHg（正常は 40 mmHg）
パーセント酸素飽和度（酸素飽和支）	50%（正常は 95〜100%）
脈波酸素飽和度	100%

■ 問　題

1．健康な人では，動脈血のヘモグロビンのパーセント酸素飽和度は 95〜100% である．なぜ，この症例の酸素飽和度は，50% まで下がったのか．

2．この症例のパーセント酸素飽和度は 50% なのに，脈波酸素飽和度の値が 100% だったのはなぜか．

3．この症例では，ヘモグロビンのヘム基の何% が CO と結合したのか．

4．正常な酸素ヘモグロビン解離曲線を描け．そして，救急室でこの患者から得られるであろう酸素ヘモグロビン解離曲線を重ね書きせよ．一酸化炭素中毒は酸素結合能に対してどんな影響があったか．一酸化炭素中毒はヘモグロビンの酸素親和性に対してどんな影響があったか．

5．一酸化炭素中毒は，組織への酸素運搬をどのように変えたか．

6．100% 酸素吸入をする理論的根拠は何か．

7．室内の空気を呼吸している健常人では，動脈血 P_{O_2}（Pa_{O_2}）は約 100 mmHg である．この患者では，100% 酸素吸入中，Pa_{O_2} は 660 mmHg であった．なぜ 660 mmHg という高い値になったのか．[ヒント：計算によってこの値が妥当なものであるか判断できる．その計算では，呼吸商（二酸化炭素産生量/酸素消費量）を 0.8 であったと仮定せよ．]

8．A-a 勾配とは何か．A-a 勾配の有無は，どのような生理学的過程を反映しているか．100% 酸素吸入中，A-a 勾配の値はいくらになるか．この値にどのような解釈を提示できるか．

166   chapter 3　呼吸生理学

解答と解説

1. 一酸化炭素がヘモグロビンの酸素結合部位を占拠したので，パーセント酸素飽和度 percent O_2 saturation はわずか 50％だった（正常は 95～100％）．事実，一酸化炭素は，酸素の 200 倍の親和性をもち，ヘモグロビンと貪欲に結合する．そのため，酸素と結合すべきヘム基が，一酸化炭素と結合してしまう．一酸化炭素と結合したヘモグロビンは一酸化炭素ヘモグロビン carboxyhemoglobin とよばれ，特徴的な鮮赤色を示す．

2. 脈波型酸素飽和度計 pulse oximeter は，二つの波長における吸光度を測定する二波長分光光度計である．酸素化ヘモグロビンと還元ヘモグロビンは異なった吸光度を持っており，この装置は指先の動脈血のパーセント酸素飽和度（酸素化ヘモグロビンの比率）を計算する．脈波型酸素飽和度計が動脈血のパーセント酸素飽和度を検出できるのは，吸光度の"脈動する"変化によっている．静脈や毛細血管内の血液の背景吸光度は差し引かれ［なぜなら，これらの血液の吸光度は（脈動しておらず）一定であり背景となっている］，一方，動脈血は脈動しており検出される．脈波型酸素飽和度計は，通常は，動脈血内のヘモグロビンのパーセント酸素飽和度を計測するものであり，酸素分圧を直接に計測するものではない．しかし，パーセント飽和度がわかれば，酸素ヘモグロビン解離曲線から酸素分圧を推定することができる．

　　この症例では，ヘモグロビンの 50％しか酸素飽和していなかった事実にもかかわらず，脈波型酸素飽和度計の測定値は 100％であった．これはなぜであろうか．その理由は，CO に結合したヘモグロビンが，脈波型酸素飽和度計によって，酸素化ヘモグロビンとして検出されるためである．そのため，ヘモグロビンが 100％酸素飽和していると誤って表示されてしまう．

3. パーセント飽和度が 50％だったので，ヘム基の残りの 50％が一酸化炭素によって占められていたと結論できる．

4. 一酸化炭素の存在によって，酸素ヘモグロビン解離曲線 O_2-hemoglobin dissociation curve は変形する（図 3-11）．酸素によるヘモグロビンの最大パーセント飽和度は低下し（本症例では 50％まで低下している），その結果，酸素結合能が低下する．また，曲線の左方偏位も起こる．これは，一酸化炭素との結合によりヘモグロビンの立体構造が変化するためである．この立体構造の変化により，すでにヘモグロビンと結合している酸素とヘモグロビンの親和性が上昇する．（つまり，結合可能な酸素量が減少し，かつ組織への酸素の移行も減少する．）

5. 組織への酸素運搬 O_2 delivery は，血流（心拍出量）と血中の酸素含量の積であり，下記のようになる．

酸素運搬＝心拍出量×血中の酸素含量

　　血中の酸素含量は，溶解した酸素とヘモグロビンに結合した酸素の和である．これら二つの要素のうち，酸素ヘモグロビンが，断然，最重要である．この症例では，組織への酸素運搬は二つの理由により著しく減少した．(i)一酸化炭素はヘモグロビンの酸素結合部位を占拠し，血中のヘモグロビンによって運ばれる酸素の全体量を減らす．(ii)残っているヘム基（一酸化炭素に占拠されていないヘム基）は，高い親和性（酸素ヘモグロビン解離曲線の左方偏位は高い親和性を意味する）で

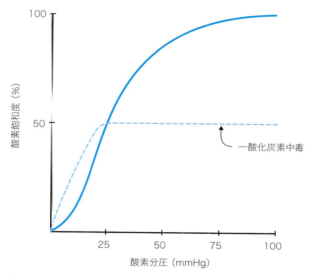

図 3-11　酸素ヘモグロビン解離曲線に対する一酸化炭素の効果.

酸素と結合する．親和性の上昇は，組織中での酸素の放出を難しくする．一酸化炭素のこれら二つの作用が結びついて，組織における強い酸素欠乏(**低酸素症 hypoxia**)を引き起こす．

6. 本症例では，二つの理由から **100%酸素吸入** が行われた．(i)可能な限り多く一酸化炭素をヘモグロビンから競合的に置き換えるため，そして，(ii)患者の血中に溶存酸素 dissolved O_2 の量を増加させるためである．すでに学んだように，溶存酸素は通常では血中の全酸素含量にほんのわずかしか貢献しない．しかし，一酸化炭素中毒 carbon monoxide(CO) poisoning では，ヘモグロビンの酸素運搬能力は著しく低下し(本症例では50%にまで低下している)，他には酸素運搬の方法がないので，溶存酸素がより重要になってくる．吸入気の酸素濃度を100%に増やすことにより(室内空気の酸素濃度は21%である)，本患者の肺胞気 P_{O_2} と動脈血 P_{O_2} は上昇するであろう．それが溶存酸素量を増加させるであろう(溶存酸素量＝P_{O_2}×血中の酸素溶解度)．

7. 100%酸素吸入をしているとき，Pa_{O_2} は際立って高値であった(660 mmHg)．肺毛細管血は通常，肺胞気と平衡状態に達するので，動脈血 P_{O_2}(Pa_{O_2})は肺胞気 P_{O_2}($P_{A_{O_2}}$)と等しいはずである．それゆえ，実際の疑問点は，**なぜ $P_{A_{O_2}}$ は 660 mmHg だったのか**，である．

　　肺胞気式 alveolar gas equation は，$P_{A_{O_2}}$ の予想値を計算するために使われる(症例21参照)．肺胞気式を用いて計算するために，われわれは吸入気の P_{O_2}($P_{I_{O_2}}$)，$P_{A_{CO_2}}$，呼吸商の値を知る必要がある．$P_{I_{O_2}}$ は，大気圧(水蒸気圧を補正した値)と吸入気の酸素濃度($F_{I_{O_2}}$)から計算できる．本症例では，$F_{I_{O_2}}$ は 1.0，または 100%．$P_{A_{CO_2}}$ は Pa_{CO_2} と等しく，Pa_{CO_2} は与えられている．呼吸商は 0.8 である．したがって

$$P_{I_{O_2}} = (P_B - P_{H_2O}) \times F_{I_{O_2}}$$
$$= (760 \text{ mmHg} - 47 \text{ mmHg}) \times 1.0$$
$$= 713 \text{ mmHg}$$

168 chapter 3 呼吸生理学

$$P_{A_{O_2}} = P_{I_{O_2}} - \frac{P_{A_{CO_2}}}{R}$$

$$= 713 \text{ mmHg} - \frac{36 \text{ mmHg}}{0.8}$$

$$= 668 \text{ mmHg}$$

この計算から，100%酸素吸入をしているときの肺胞気 P_{O_2}（$P_{A_{O_2}}$）は 668 mmHg と予想されることがわかる．本患者の体循環の動脈血が肺胞気と平衡したと仮定すれば，測定された $P_{a_{O_2}}$ の値 660 mmHg は完璧につじつまが合っている．

8. **A–a 勾配** A–a gradient は，肺胞気（"A"）と動脈血（"a"）との間の P_{O_2} の差である．いい換えれば，A–a 勾配は，肺胞気と肺毛細管血の間で酸素の平衡が起こったかどうかを教えてくれる．正常の場合，もし A–a 勾配が 0 か 0 に近いならば，酸素の完全な（あるいは完全に近い）平衡が起こっている．A–a 勾配の増大は平衡が起こっていないことを意味する．これは，**換気–血流（$\dot{V}/\dot{Q}$）不適合**（たとえば閉塞性肺疾患），拡散障害（たとえば肺線維症）あるいは**右–左短絡 right–to–left shunt**（すなわち，心拍出量の一部が肺を経由せず酸素化を受けない状態）などで起こる．

本症例の $P_{A_{O_2}}$ は，肺胞気式から計算され（問題 7 参照），そして $P_{a_{O_2}}$ は動脈血ガス分析で測定された．この患者の A–a 勾配はこの二つの値の差である．

$$\text{A–a 勾配} = P_{A_{O_2}} - P_{a_{O_2}}$$

$$= 668 \text{ mmHg} - 660 \text{ mmHg}$$

$$= 8 \text{ mmHg}$$

肺胞気 P_{O_2} と動脈血 P_{O_2} との間のこの小さな差は，肺毛細管血がほぼ完全に肺胞気と平衡していることを意味する．いい換えれば，一酸化炭素中毒は，換気–血流（$\dot{V}/\dot{Q}$）適合の障害や酸素拡散の障害を起こすことはない．

キーワード

A–a 勾配（肺胞気–動脈血酸素分圧較差）
　A–a gradient

肺胞気式
　alveolar gas equation

一酸化炭素中毒
　carbon monoxide (CO) poisoning

一酸化炭素ヘモグロビン
　carboxyhemoglobin

低酸素症
　hypoxia

酸素ヘモグロビン解離曲線の左方偏位
　left shift of the O$_2$–hemoglobin dissociation
　curve

酸素運搬
　O$_2$ delivery

酸素ヘモグロビン解離曲線
　O$_2$–hemoglobin dissociation curve

脈波型酸素飽和度測定
　Pulse oximetry

右–左短絡
　right–to–left cardiac shunt

$\dot{V}/\dot{Q}$ 比（換気血流比）
　ventilation–perfusion ($\dot{V}/\dot{Q}$) ratio

症例 28

気　胸

　18 歳の女性．ボーイフレンドとともに，高校の卒業記念パーティーを退席して二次会に向かう途中だった．そのとき，他の生徒たちを乗せたリムジンが 2 人のスポーツカーに側面から衝突した．彼女はシートベルトを着用しておらず，車から放り出されフェンスに叩きつけられた．救急隊員が到着したとき，多発外傷があり胸壁の貫通性外傷が気胸を起こしていることは明らかだった．呼吸をするのが困難で，パルスオキシメーターは 85％の酸素飽和度を示した．救急部門において，胸部 X 線によって左肺が虚脱していることが確認され，大口径の胸腔チューブが胸腔内に挿入された．

■　問　題

1．外傷性気胸の後，胸膜腔内の圧力は 0 になる．正常な胸膜腔内圧はいくらか．この圧が 0 ということとは何を意味するのか．

2．気胸によって左肺が虚脱したのはなぜか．

3．気胸によって胸壁は弾き出されたように拡大する．それはなぜか．

4．胸腔チューブは真空ポンプに接続された．胸腔を陰圧にする目的は何か．

5．本患者の 85％の酸素飽和度は，正常よりもかなり低い．この数値の意味は何か．何がこの数値を低くさせたのか．

解答と解説

1. 正常な胸膜腔内圧 intrapleural pressure は負である，あるいは大気圧よりも低い(訳注：intrapleural pressure は胸膜腔内の内圧を表す．しかし，時に胸膜腔内圧の代わりに「胸腔内圧」という用語が同義で使われることがあり，注意が必要である)．**負の胸膜腔内圧 negative intrapleural pressure** は，肺の弾性力と胸壁の弾性力が胸膜腔 intrapleural space を反対方向に牽引することによってつくられる．(胸膜腔は臓側胸膜と壁側胸膜の間の事実上の間隙である．) 系が平衡状態のとき(すなわち，肺が機能的残気量の大きさのとき)，肺は自身の弾性特性によって自然と虚脱する傾向にあり，胸壁は自身の弾性特性によって膨張する傾向にある．同じ大きさで向きが反対のこれら二つの力が胸膜腔を引っ張って，胸膜腔の真空状態または陰圧がつくられる．

   事故で貫通性胸部外傷を負ったとき，胸壁には穴が開き胸膜腔は大気に開放されてしまった．彼女の胸膜腔内圧は"0"であった．これは，胸膜腔内圧が大気圧と等しかったことを意味する．(通例，肺の圧力は大気圧との比較で相対的に表現される．)

2. 外傷によって正常な負の胸膜腔内圧がなくなってしまったので，**気胸 pneumothorax** により患者の肺が虚脱 collapse してしまった．通常は，肺はまわりの負の胸膜腔内圧によって膨らんだ状態で保たれている．この肺を取り囲む負の圧力がないと，図3-12 に示されるように，肺は(肺自身の弾性特性に従って)虚脱しようとする．

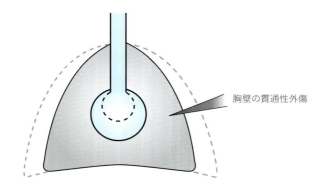

図3-12 気胸．実線は肺と胸壁の本来の位置を示す．破線は気胸に伴う肺の虚脱と胸壁の膨張を示す．

3. 胸壁には圧縮されたばねのような弾性特性 elastic property があるため，自然に膨張する傾向がある．胸壁のこの傾向は，通常，負の胸膜腔内圧と拮抗している．(負の胸膜腔内圧が肺の虚脱を防ぐのと同じように，負の胸腔内圧はまた胸壁が膨張するのを防いでいる．) 負の胸膜腔内圧が外傷性気胸によってなくなったとき，胸壁に備わっている弾性特性に逆らう力がなくなるので，胸壁は膨張する(図3-12 参照)．

4. 真空ポンプに接続された大口径のチューブが患者の胸に挿入された．その真空ポンプは，胸膜腔に通常の陰圧を復元する．それは患者の虚脱した肺を再び膨らませる効果を持つであろう．

5. 本患者の左肺が虚脱しているとき，パルスオキシメーター pulse oximetry は**酸素飽和度 O$_2$ satura-

tion を 85％と見積もった．この測定値は，酸素によるヘモグロビンのパーセント飽和度を示す．85％の値は，ヘム基の 85％が酸素と結合し，15％が結合していないことを意味する．ヘモグロビンのパーセント飽和度は，図 3-13 に示されている酸素ヘモグロビン解離曲線 O_2-hemoglobin dissociation curve に基づいて，動脈血 P_{O_2} を概算する一つの方法である．85％飽和度は約 50 mmHg の動脈血 P_{O_2} に相当する．

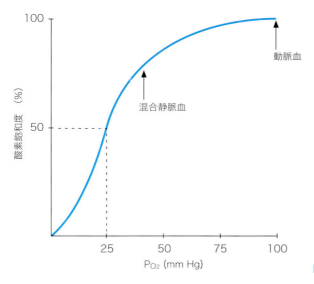

図 3-13　酸素ヘモグロビン解離曲線．

　動脈血 P_{O_2} の測定値 50 mmHg は正常値 100 mmHg よりも非常に低い．患者は重い低酸素血症にあり，その原因は換気-血流（$\dot{V}/\dot{Q}$）不適合である．気胸に引き続いて患者の左肺は虚脱し換気されなくなった．その結果として，左肺への血流はシャントとなってしまった．シャントでは，換気されていない肺領域への血流がある．患者の左肺（すなわちシャント）を灌流する血液は混合静脈血と同じ P_{O_2}（典型的には 40 mmHg）となる．この左肺からのシャントされた血流が，換気されている右肺からの血流と混合し，体循環の動脈血全体の P_{O_2} を希釈する（静脈血混合 venous admixture）．

キーワード

低酸素血症
　hypoxemia
胸(膜)腔内圧
　intrapleural pressure
酸素ヘモグロビン解離曲線
　O_2-hemoglobin dissociation curve
酸素飽和度
　O_2 saturation

気胸
　pneumothorax
静脈血混合
　venous admixture
換気-血流（$\dot{V}/\dot{Q}$）不適合
　ventilation-perfusion（$\dot{V}/\dot{Q}$）defect

chapter 4 腎臓および酸-塩基生理学

症例 29　腎臓生理学に不可欠な計算式，174～181

症例 30　酸-塩基生理学に不可欠な計算式，182～187

症例 31　糖尿：糖尿病，188～193

症例 32　高アルドステロン症：コーン症候群，194～201

症例 33　中枢性尿崩症，202～209

症例 34　抗利尿ホルモン（ADH）不適合症候群，210～213

症例 35　全身性浮腫：ネフローゼ症候群，214～219

症例 36　代謝性アシドーシス：糖尿病性ケトアシドーシス，220～227

症例 37　代謝性アシドーシス：下痢，228～233

症例 38　代謝性アシドーシス：メタノール中毒，234～238

症例 39　代謝性アルカローシス：嘔吐，239～246

症例 40　呼吸性アシドーシス：慢性閉塞性肺疾患，247～250

症例 41　呼吸性アルカローシス：ヒステリーによる過換気，251～253

症例 42　慢性腎不全，254～258

174   chapter 4　腎臓および酸-塩基生理学

症例 29

腎臓生理学に不可欠な計算式

　この症例は，腎臓生理学における基本的な数式と計算の一部を紹介する．解答には表4-1で提供されるデータを使用せよ．

表 4-1 症例 29 における腎臓生理機能の値

$\dot{V}$（尿流量）	1 mL/分
$P_{イヌリン}$（血漿イヌリン濃度）	100 mg/mL
$U_{イヌリン}$（尿中イヌリン濃度）	12 g/mL
RA_{PAH}（腎動脈 PAH 濃度）	1.2 mg/mL
RV_{PAH}（腎静脈 PAH 濃度）	0.1 mg/mL
U_{PAH}（尿中 PAH 濃度）	650 mg/mL
P_A（物質 A の血漿濃度）	10 mg/mL
U_A（物質 A の尿中濃度）	2 g/mL
P_B（物質 B の血漿濃度）	10 mg/mL
U_B（物質 B の尿中濃度）	10 mg/mL
ヘマトクリット	45%

PAH：パラアミノ馬尿酸．

■　問　題

1．糸球体濾過量はいくつか．

2．"真の"腎血漿流量はいくつか．"真の"腎血流量はいくつか．また，"有効な"腎血漿流量はいくつか．なぜ有効腎血漿流量は実際の腎血漿流量と異なるのか．

3．糸球体濾過比はいくつか，その値の意味するところは何か．

4．物質Aが自由に濾過される（血漿タンパク質に結合していない）場合，物質Aの濾過負荷量はいくつか．物質Aは再吸収されているか，あるいは分泌されているか．再吸収あるいは分泌量はいくつか．

5．物質Aの排泄率はいくつか．

6．物質Aのクリアランスはいくつか．このクリアランスの値は，物質Aが再吸収されるか，分泌されるかについて，問題4で達した結論と整合するか．

7．物質Bの30%は血漿タンパク質と結合している．物質Bは再吸収されているか，あるいは分泌されているか．再吸収あるいは分泌量はいくつか．

解答は次のページ

176 chapter 4 腎臓および酸-塩基生理学

解答と解説

1. **糸球体濾過量** glomerular filtration rate（**GFR**）は，糸球体マーカーのクリアランスで測定される．
   糸球体マーカー glomerular marker は，**糸球体の毛細血管** glomerular capillaries で自由に濾過され，尿細管で再吸収されず，分泌もされない物質である．理想的な糸球体マーカーは，**イヌリン** inulin である．したがって，イヌリンのクリアランスは GFR と等しい．
   どんな物質（X）でも**クリアランス** clearance の一般的な方程式は，

$$C_X = \frac{U_X \times \dot{V}}{P_X}$$

C_X＝クリアランス（mL/分）
U_X＝物質 X の尿中濃度（mg/mL）
P_X＝物質 X の血漿濃度（mg/mL）
$\dot{V}$＝尿流量（mL/分）

GFR は，次のように表される．

$$GFR = \frac{U_{イヌリン} \times \dot{V}}{P_{イヌリン}}$$

GFR＝糸球体濾過量（mL/分）
$U_{イヌリン}$＝イヌリンの尿中濃度（mg/mL）
$P_{イヌリン}$＝イヌリンの血漿中濃度（mg/mL）
$\dot{V}$＝尿流量（mL/分）

本症例では，GFR（イヌリンのクリアランス）の値は，

$$GFR = \frac{U_{イヌリン} \times \dot{V}}{P_{イヌリン}}$$

$$= \frac{12\,g/mL \times 1\,mL/分}{100\,mg/mL}$$

$$= \frac{12{,}000\,mg/mL \times 1\,mL/分}{100\,mg/mL}$$

$$= 120\,mL/分$$

2. 腎血漿流量は，**パラアミノ馬尿酸** para-aminohippuric acid（**PAH**）とよばれる有機酸で計量される．
   PAH の特性は，イヌリンと非常に異なる．PAH は糸球体の毛細血管で濾過され，**さらに腎尿細管で分泌される**のに対し，イヌリンは濾過されるだけである．PAH による"真の"腎血漿流量測定の数式は，質量保存の法則であるフィックの原理 Fick principle に基づく．フィックの原理によると，腎動脈により腎臓に入る PAH の量は，腎静脈と尿管を介して腎臓から排泄される PAH の量と等しい（訳注：腎臓に入るほぼすべての PAH が尿として腎臓から排泄される）．したがって，**"真の"腎血漿流量** "true"renal plasma flow の方程式は，以下の通りである．

$$RPF = \frac{U_{PAH} \times \dot{V}}{RA_{PAH} - RV_{PAH}}$$

RPF＝腎血漿流量（mL/分）

U_{PAH}＝PAH の尿中濃度（mg/mL）

RA_{PAH}＝PAH の腎動脈濃度（mg/mL）

RV_{PAH}＝PAH の腎静脈濃度（mg/mL）

$\dot{V}$＝尿流量（mL/分）

したがって，本症例において，"真の"腎血漿流量は

$$RPF = \frac{650 \text{ mg/mL} \times 1 \text{ mL/分}}{1.2 \text{ mg/mL} - 0.1 \text{ mg/mL}}$$

$$= \frac{650 \text{ mg/分}}{1.1 \text{ mg/mL}}$$

$$= 591 \text{ mL/分}$$

腎血流量 renal blood flow は，正確に測定した腎血漿流量とヘマトクリットから，以下の通り算出される．

$$RBF = \frac{RPF}{1 - Hct/100}$$

RBF＝腎血流量（mL/分）

RPF＝腎血漿流量（mL/分）

Hct＝ヘマトクリット（％）

RBF は RPF を 1－ヘマトクリット/100 で割る．ヘマトクリット hematocrit は，赤血球が占める血液分画の割合（％）である．したがって，1－ヘマトクリット/100 は，血漿によって占められる血液分画の割合である．本症例では，RBF は

$$RBF = \frac{591 \text{ mL/分}}{1 - 0.45}$$

$$= 1{,}075 \text{ mL/分}$$

"真の"腎血漿流量の数式をみると，この測定をヒトで実施するのは困難であることがわかる—腎動脈および腎静脈から直接採血する必要があるのだ！　しかし，測定は二つの合理的な仮定を適用することにより簡便に算出することができる．

(ⅰ)腎臓に入る PAH のすべてが濾過と分泌により尿として排泄されるので，腎静脈の PAH の濃度は 0 またはほとんど 0 である．

(ⅱ)腎動脈の PAH 濃度は，どの体静脈（腎静脈以外）の PAH 濃度とも等しい．

この第二の仮定は，腎臓以外の器官が PAH を体外に排泄しないという事実に基づく．これらの二つの仮定（腎静脈 PAH は 0 で，腎動脈 PAH は体静脈血漿 PAH と等しい）を適用して簡便な数式から導き出すことができる．それは現在"有効"腎血漿流量とよばれている．以下に示す通り，有効腎血漿流量 effective renal plasma flow が PAH のクリアランスで代用できる点に注意せよ．

$$有効 \ RPF = \frac{U_{PAH} \times \dot{V}}{P_{PAH}} = C_{PAH}$$

本症例では，有効 RPF は

$$有効RPF = \frac{650 \text{ mg/mL} \times 1\text{mL/分}}{1.2 \text{ mg/mL}}$$

$$= 542 \text{ mL/分}$$

有効 RPF（542 mL/分）は，真の RPF（591 mL/分）より少ない．このように，有効 RPF は，約 10%［(591−542)/591＝0.11，または 11%］真の RPF よりも少なくなる．このように少なくなるのは，PAH の腎静脈濃度が仮定したように完全に 0 なのではなく，それがほとんど 0 であるために起こる．RPF の約 10% は，PAH の濾過と分泌に関係していない腎組織に提供される（たとえば腎脂肪組織）．RPF のその部分の PAH は，尿中ではなく，腎静脈血に現れる．

どんなときに真の RPF を算出し，どのようなときに有効 RPF を用いなければならないか，当惑するかもしれない．講義の後の定期試験や CBT の基準としてはっきりと定められているわけではないが，腎動脈と腎静脈 PAH の値が与えられている場合，それを用いて真の RPF を算出すると決めておいて差し支えないだろう．PAH の体静脈血漿濃度だけが与えられている場合，有効 RPF を算出すればよいだろう．

3. 糸球体濾過比または濾過分画は，糸球体の毛細血管で濾過される腎血漿分画である．すなわち，糸球体濾過比 **filtration fraction** は GFR を RPF で割れば得られる．

$$糸球体濾過比 = \frac{\textbf{GFR}}{\textbf{RPF}}$$

本症例では

$$糸球体濾過比 = \frac{120 \text{ mL/分}}{591 \text{ mL/分}}$$

$$= 0.20$$

この糸球体濾過比の値（0.20 または 20%）は，正常の腎臓の典型的値である．それは腎動脈を通じて腎臓に入る腎血漿流量の約 20% が糸球体毛細血管で濾過されることを意味する．腎血漿流量の残りの 80% は，輸出細動脈を通じて糸球体から離れ，尿細管周囲毛細血管血流となる．

4. これらは，物質 A の濾過負荷量，排泄率 **excretion rate**，再吸収量 **reabsorption rate** あるいは分泌量 **secretion rate** の算出に関する問題である（図 4-1）．

通常の毛細血管から間質液が遊離するのと同様に，糸球体毛細血管からボーマン嚢（近位尿細管曲部 **proximal convoluted tubule** の最初の部分）に濾過される．単位時間につき濾過される物質の量は，濾過負荷量 **filtered load** とよばれる．この糸球体濾過液は，ネフロン **nephron** の一連の上皮細胞で，再吸収と分泌過程により修飾を受ける．再吸収 **reabsorption** により，濾過された物質の一部は，ネフロンの管腔から管周囲の毛細管血に輸送される．Na^+，Cl^-，HCO_3^-，アミノ酸と水を含む多くの物質が再吸収される．分泌 **secretion** により，物質は管周囲の毛細管血からネフロンの管腔に輸送される．K^+，H^+ および有機酸・塩基を含むいくつかの物質が分泌される．排泄率 **excretion rate** とは，単位時間につき排出されるある物質の量であるが，濾過，再吸収と分泌という三つの過程が合計された結果として表れる．

ある物質の正味の再吸収あるいは分泌は，その排泄量とその濾過負荷量を比較することにより決定できる．排泄量が濾過負荷量より少ない場合，物質は再吸収されたことになり，排泄量が濾過負

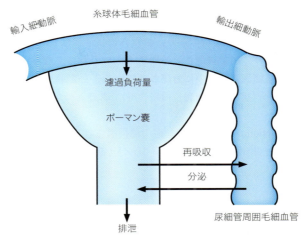

図 4-1 ネフロンにおける濾過，再吸収，分泌および排泄の過程．(Costanzo LS: *BRS Physiology*, 5th ed. Baltimore, Lippincott Williams & Wilkins, 2011, p 151 より許可を得て転載)

荷量より大きい場合，分泌されたことになる．したがって，濾過負荷量と排泄率の計算法をまず知る必要がある．これらの計算から得られた情報によって，さらに再吸収あるいは分泌量を算出することができる．

どのような物質(X)でも濾過負荷量は，GFR と X の血漿濃度から算出される(以下の通り)．

$$濾過負荷量 = GFR \times P_X$$

濾過負荷量＝1 分間に濾過される X の量(mg/分)
GFR＝糸球体濾過量(mL/分)
P_X＝X の血漿濃度(mg/mL)

どんな物質(X)でも排泄量は，尿流量と X の尿中濃度から算出される．

$$排泄率 = \dot{V} \times U_X$$

排泄率＝1 分間に排出される X の量(mg/分)
$\dot{V}$＝尿流量(mL/分)
U_X＝X の尿中濃度(mg/mL)

それでは，本症例の値を用いて物質 A の濾過負荷量と排泄率の値を算出し，物質 A が再吸収されるか，分泌されるかどうか決定する．GFR はすでにイヌリンのクリアランスから 120 mL/分と算出されている．

$$\begin{align} A の濾過負荷量 &= GFR \times P_A \\ &= 120 \text{ mL/分} \times 10 \text{ mg/mL} \\ &= 1{,}200 \text{ mg/分} \\ A の排泄率 &= \dot{V} \times U_A \\ &= 1 \text{ mL/分} \times 2 \text{ g/mL} \\ &= 1 \text{ mL/分} \times 2{,}000 \text{ mg/mL} \end{align}$$

$$=2,000 \text{ mg/分}$$

　物質 A の濾過負荷量は 1,200 mg/分であり，物質 A の排泄率は 2,000 mg/分である．どのようにして，最初濾過されたより，尿で排泄される物質 A のほうが多くなるのだろうか．これは物質 A が周囲の毛細血管から尿細管腔（尿）中に**分泌されている**ことを示している．この値から物質 A の正味の分泌量が 800 mg/分（排泄量と濾過負荷量の差）であるとわかる．

5. ある物質の排泄分画 fractional excretion は，尿中に排泄される濾過負荷量の割合（またはパーセント）である．したがって，排泄分画は，排泄率（$U_X \times \dot{V}$）を濾過負荷量（$GFR \times P_X$）で割る（以下の通り）．

$$\text{排泄分画} = \frac{U_X \times \dot{V}}{GFR \times P_X}$$

排泄分画＝尿中に排泄される濾過負荷量の割合
U_X＝X の尿中濃度（mg/mL）
P_X＝X の血漿濃度（mg/mL）
$\dot{V}$＝尿流量（mL/分）
GFR＝糸球体濾過量（mL/分）

　物質 A の排泄分画は

$$\text{排泄分画} = \frac{\text{排泄量}}{\text{濾過負荷量}}$$

$$= \frac{U_A \times \dot{V}}{GFR \times P_A}$$

$$= \frac{2 \text{ g/mL} \times 1 \text{ mL/分}}{120 \text{ mL/分} \times 10 \text{ mg/mL}}$$

$$= \frac{2,000 \text{ mg/分}}{1,200 \text{ mg/分}}$$

$$= 1.67, \text{もしくは} 167\%$$

　この数字が実際の物質でありえるのか疑うかもしれない．本当に最初に濾過された量の 167％を排泄できるのだろうか．答えはイエスである．大量の物質 A が尿中に分泌されるならば，最初に濾過された量を容易に上回ることができる．

6. クリアランスの概念とクリアランスの計算式は，問題 1 で説明した．物質 A の腎クリアランスは，クリアランスの計算式で導かれる．

$$C_A = \frac{U_A \times \dot{V}}{P_A}$$

$$= \frac{2 \text{ g/mL} \times 1 \text{ mL/分}}{10 \text{ mg/mL}}$$

$$= \frac{2,000 \text{ mg/mL} \times 1 \text{ mL/分}}{10 \text{ mg/mL}}$$

$$= 200 \text{ mL/分}$$

本問題では，このクリアランスの値が問題4と5で得た結論に整合しているか聞いている．（問題4と5の結論は，物質Aが尿細管で分泌されるということであった．）本問題に答えるために，物質Aのクリアランス（200 mL/分）をイヌリンのクリアランス（120 mL/分）と比較せよ．イヌリンは濾過されるが，再吸収も分泌もされない純粋な糸球体マーカーである．一方，物質Aは濾過も分泌もされるので，物質Aのクリアランスは濾過されるだけのイヌリンのクリアランスより高い．したがって，物質Aのクリアランスをイヌリンのクリアランスと比較することで問題4と5における結論と本質的に変わらない数量的な答えが得られる．すなわち，物質Aは分泌される．

7. この問題の解決法は，物質Bが30％血漿タンパク質に結合していることを除いて，問題4と同様である．血漿タンパク質は濾過されないので，血漿中の物質Bの30％は糸球体の毛細血管で濾過されない．つまり，血漿中の物質Bの70％だけが濾過可能である．この補正は，濾過負荷量の計算で適用される．

$$\text{B の濾過負荷量} = \text{GFR} \times \text{P}_\text{B} \times \text{\%濾過可能量}$$
$$= 120 \text{ mL/分} \times 10 \text{ mg/mL} \times 0.7$$
$$= 840 \text{ mg/分}$$
$$\text{B の排泄率} = \dot{\text{V}} \times \text{U}_\text{B}$$
$$= 1 \text{ mL/分} \times 10 \text{ mg/mL}$$
$$= 10 \text{ mg/分}$$

物質Bの排泄率（10 mg/分）が濾過負荷量（840 mg/分）より非常に少ないので，物質Bは再吸収されるに違いない．濾過負荷量と排泄量の差から算出される再吸収率は，830 mg/分である．

キーワード

クリアランス clearance	**糸球体濾過量** glomerular filtration rate（GFR）
有効腎血漿流量 effective renal plasma flow	**ヘマトクリット** hematocrit
排泄率 excretion rate	**再吸収** reabsorption
濾過負荷量 filtered load	**腎血流量** renal blood flow
糸球体濾過比 filtration fraction	**腎血漿流量** renal plasma flow
排泄分画 fractional excretion	**分泌** secretion

182 chapter 4 腎臓および酸-塩基生理学

症例 30

酸-塩基生理学に不可欠な計算式

　この症例では，酸-塩基生理学に不可欠な計算式を紹介する．解答には表4-2で提供される値を使用せよ．

表 4-2	症例 30 のための定数
HCO_3^-/CO_2 の pK	6.1
$[CO_2]$	$PCO_2 \times 0.03$

■ 問 題

1．血液サンプルの H^+ 濃度が 40×10^{-9} Eq/L である場合，血液の pH はいくつか．

2．弱酸(HA)は，溶液中で H^+ と共役塩基(A^-)に解離する．この弱酸の pK が 4.5 である場合，HA や A^- の濃度は，pH 7.4 ではどちらがどの程度高いか．

3．表4-3で示される三つの検査値の抜けている値を計算せよ．

表 4-3	症例 30 のための酸-塩基の値		
	pH	HCO_3^-	PCO_2
A		14 mEq/L	36 mmHg
B	7.6		48 mmHg
C	7.2	26 mEq/L	

4．低換気状態にある慢性閉塞性肺疾患の男性がいる．低換気により CO_2 が体内に留まったため，動脈の P_{CO_2} は 70 mmHg(40 mmHg の正常値より非常に高い)に増加した．動脈の HCO_3^- 濃度が正常(24 mEq/L)な場合，動脈の pH はいくつか．この値での生命の維持は可能か．動脈の HCO_3^- がいくつならば，動脈 pH が 7.4 になるか．

5．図4-2は，ある緩衝液(弱酸)の滴定曲線を示す．
　この緩衝液の pK はいくつくらいか．pH 7.4 の緩衝液では，HA と A^- ではどちらが多く存在するか．H^+ をこの緩衝液に加えた場合，最も急激な pH 変動は，pH 8 と 9 の間，pH 6 と 7 の間，あるいは pH 5 と 6 の間のいずれで起こるか．

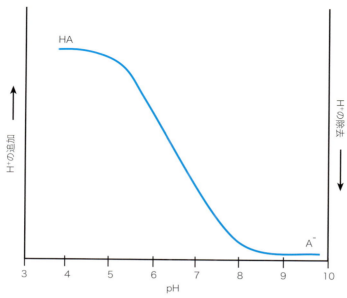

図 4-2　弱酸の滴定曲線．HA：弱酸，A⁻：共役塩基．

184　chapter 4　腎臓および酸–塩基生理学

解答と解説

1. 溶液の pH は H^+ 濃度の $-\log_{10}$ である.

$$pH = -\log_{10}[H^+]$$

したがって，40×10^{-9} Eq/L の H^+ 濃度の血液サンプルの pH は，

$$
\begin{aligned}
pH &= -\log_{10} 40 \times 10^{-9}\,\text{Eq/L} \\
&= -\log_{10} 4 \times 10^{-8}\,\text{Eq/L} \\
&= -\log_{10}(4) + -\log_{10}(10^{-8}) \\
&= -0.6 + (-)(-8) \\
&= -0.6 + 8 \\
&= 7.4
\end{aligned}
$$

　基本的な計算をここに示して，気がつくのは(i)対数計算の概念を知っている必要がある，(ii)7.4 の血液 pH(正常値)は 40×10^{-9} Eq/L の H^+ 濃度に対応する，(iii)血液の H^+ 濃度は非常に低い！ということである.

2. 弱酸 **weak acid**(HA)と共役塩基 **conjugate base**(A^-)の濃度がわかっているとき，緩衝液の pH を計算するためにヘンダーソン–ハッセルバルヒの式 **Henderson–Hasselbalch equation** を用いる．pH が知られている場合に，HA と A^- の相対的な濃度を計算するためにも，この式を用いることができる．

$$pH = pK + \log = \frac{A^-}{HA}$$

$$pH = -\log_{10}[H^+]$$
$$pK = 平衡定数の -\log_{10}$$
$$A^- = 共役塩基(H^+受容体)の濃度$$
$$HA = 弱酸(H^+供与体)の濃度$$

　この問題のために，ある緩衝液 **buffer** の pK(4.5)とこの緩衝液の pH(7.4)が与えられ，A^- と HA の相対的な濃度を計算するよう求められた．

$$pH = pK + \log \frac{A^-}{HA}$$

$$7.4 = 4.5 + \log \frac{A^-}{HA}$$

$$2.9 = \log \frac{A^-}{HA}$$

方程式の両側の真数をとると

$$794 = \frac{A^-}{HA}$$

このように，pH 7.4 で，pK 4.5 の弱酸は，HA の形より A⁻ の形のほうが多く存在する（794 倍以上）．

3．これらの問題は 6.1 の pK をもつ HCO_3^-/CO_2 **緩衝系** HCO_3^-/CO_2 **buffer** の計算に関することである．この緩衝系では，HCO_3^- が共役塩基（A⁻）で，CO_2 が弱酸（HA）である．ヘンダーソン–ハッセルバルヒの式を HCO_3^-/CO_2 の緩衝系に適用すると以下のようになる．

$$pH = 6.1 + \log = \frac{HCO_3^-}{CO_2}$$

CO_2 の値は通常 P_{CO_2}（ガス分圧）として検出されるが，この計算のためには CO_2 の濃度を知る必要がある．CO_2 濃度は，$P_{CO_2} \times 0.03$ として計算される．（換算係数 conversion factor(0.03) を用いれば，mmHg で表される P_{CO_2} を mmol/L の CO_2 濃度に換算することができる．）

$$pH = 6.1 + \log \frac{HCO_3^-}{P_{CO_2} \times 0.03}$$

pH＝[H⁺]の－$\log_{10}$
6.1＝HCO_3^-/CO_2 緩衝系の pK
HCO_3^-＝HCO_3^- 濃度（mmol/L あるいは mEq/L）
P_{CO_2}＝CO_2 の分圧（mmHg）
0.03＝P_{CO_2} を血中 CO_2 濃度に変換する因子（mmol/L/mmHg）

$$
\begin{aligned}
\text{A.} \quad pH &= 6.1 + \log \frac{14}{36 \times 0.03} \\
&= 6.1 + \log 12.96 \\
&= 6.1 + 1.11 \\
&= 7.21
\end{aligned}
$$

$$
\begin{aligned}
\text{B.} \quad 7.6 &= 6.1 + \log \frac{HCO_3^-}{48 \times 0.03} \\
7.6 &= 6.1 + \log \frac{HCO_3^-}{1.44} \\
1.5 &= \log \frac{HCO_3^-}{1.44}
\end{aligned}
$$

両側の真数をとると

$$
\begin{aligned}
31.62 &= \frac{HCO_3^-}{1.44} \\
HCO_3^- &= 45.5 \text{ mEq/L}
\end{aligned}
$$

$$
\begin{aligned}
\text{C.} \quad 7.2 &= 6.1 + \log \frac{26}{P_{CO_2} \times 0.03} \\
1.10 &= \log \frac{26}{P_{CO_2} \times 0.03}
\end{aligned}
$$

両側の真数をとると

$$12.6 = \frac{26}{P_{CO_2} \times 0.03}$$

$$P_{CO_2} \times 0.03 = \frac{26}{12.6}$$

$$P_{CO_2} \times 0.03 = 2.06$$

$$P_{CO_2} = 69 \text{ mmHg}$$

4. この問題で，70 mmHg の P_{CO_2} と 24 mEq/L の HCO_3^- 濃度が与えられた．pH を計算するために，ヘンダーソン−ハッセルバルヒの式を適用する．

$$\begin{aligned}
pH &= 6.1 + \log \frac{HCO_3^-}{P_{CO_2} \times 0.03} \\
&= 6.1 + \log \frac{24}{70 \times 0.03} \\
&= 6.1 + \log 11.4 \\
&= 6.1 + 1.06 \\
&= 7.16
\end{aligned}$$

　生命の維持が可能な最低の動脈血 pH は 6.8 である．技術的には，この pH 7.16 なら生命の維持は可能だが，重篤な酸血症 **acidemia**（血液の酸性 pH）となる．pH を正常（7.4）にするために，HCO_3^- 濃度は次のようでなければならない．

$$\begin{aligned}
7.4 &= 6.1 + \log \frac{HCO_3^-}{70 \times 0.03} \\
&= 6.1 + \log \frac{HCO_3^-}{2.1} \\
1.3 &= \log \frac{HCO_3^-}{2.1}
\end{aligned}$$

両側の真数をとると

$$19.95 = \frac{HCO_3^-}{2.1}$$

$$HCO_3^- = 41.9 \text{ mEq/L}$$

　この計算は，単に数学的な計算練習ではない．本章のいくつかの症例で用いる"代償 **compensation**"の概念を示している．酸−塩基平衡 acid-base balance において，代償は正常方向への pH 補正を助長する過程である．ヘンダーソン−ハッセルバルヒの式を用いたこの練習問題は，P_{CO_2} が異常に高い場合にどのように pH が正常になるのかを示している．（HCO_3^- 濃度が P_{CO_2} 増加と並行して増加するならば，pH は正常になりうる．）実際には pH が 7.16 まで下がる前に代償機構が働き，pH は完全ではないにしろ，ほぼ 7.4 に戻ることに注意してほしい．

5. 滴定曲線 **titration curve** は，緩衝作用とヘンダーソン−ハッセルバルヒの式を視覚的に理解するために役立つ．図 4-2 で示される緩衝液の pK は，HA と A^- の濃度が等しいときの pH である（すなわち pH = 6.5）．この pH は滴定曲線の直線部分の中間点と一致する．この点における H^+ の追加または除去による溶液 pH 変化が最も小さくなる．pH が 7.4 の際，緩衝液のどの形が優位に存在す

るかを知るために，x 軸が pH 7.4 になる点を曲線上で示してみよ．視覚的に，この pH において多いのが A^- であるということがわかる．H^+ がこの緩衝液に加えられる場合，pH の最も大きな変化は選択肢の中では pH 8 と 9 の間で起こるだろう．

キーワード

緩衝液 **buffer**	pH **pH**
共役塩基 **conjugate base**	pK **pK**
HCO_3^-/CO_2 緩衝系 **HCO_3^-/CO_2 buffer**	滴定曲線 **titration curve**
ヘンダーソン–ハッセルバルヒの式 **Henderson–Hasselbalch equation**	弱酸 **weak acid**

188 chapter 4 腎臓および酸−塩基生理学

症例 31

糖尿：糖尿病

中学校に通い始めた直後，12歳のとき，Ⅰ型（インスリン依存性）糖尿病 diabetes mellitus typeⅠ と診断された男子．特に数学と科学が得意で，保育園のときから知っている多くの友人がいた．ある日，友人宅に泊まりにいった際，思いもかけないことが起こった．夜尿で寝袋を濡らしてしまったのである！　これ以外にも心配していた症状があったので，内緒にせずに両親にすべてを打ち明けた．常にのどが渇いていて（毎日合計 2.5〜3.5 L の水を飲む），30〜40 分ごとに排尿していた．（寝袋を濡らす前も，洗面所に 4 回行っていた．）さらに，異常なほど食欲があるにもかかわらず，体重は減っているようだった．両親は，これらが典型的な糖尿病の症状であると聞いたことがあったので，大きな衝撃を受けた．市販の尿試験紙検査でグルコースが陽性となったため，直ちにかかりつけの小児科医の診察を受けた．表 4-4 に，身体検査と臨床検査の所見をまとめた．

表 4-4	身体所見と検査値
身長	160 cm
体重	45.5 kg（2 カ月前の検診時より 2.5 kg 減少）
血圧	90/55（臥位）
	75/45（立位）
空腹時血漿グルコース	320 mg/dL（正常は 70〜110 mg/dL）
血漿 Na^+	143 mEq/L（正常は 140 mEq/L）
尿中グルコース	4＋（正常は陰性）
尿中ケトン体	2＋（正常は陰性）
尿中 Na^+	増加

加えて，皮膚緊張（ツルゴール）が低下し，目がくぼみ，口の中が渇いていた．

すべての身体的所見と検査結果は，Ⅰ型糖尿病の所見と一致していた．患者の膵ベータ細胞は，インスリンを分泌していなかったのである（おそらくウイルス感染後に誘発された自己免疫機序によるベータ細胞破壊のために二次的に生じている）．インスリン欠乏により，以下の二つの機構を介して高血糖症（血糖濃度の増加）が生じた．(i)肝臓の糖新生の増加，(ii)細胞のグルコース取込みと利用の抑制．また，インスリン欠乏は，脂肪分解と肝ケトン体生成を増加させた．その結果，ケト酸（アセト酢酸とβ−ヒドロキシ酪酸）が生じ，尿中に排出された（尿ケトン体）．

直ちにインスリン自己注射を開始するとともに，自己血糖測定法を学んだ．高校に進学すると，学業成績は優秀で，その一方でレスリング・チームのキャプテンと学級委員長を務めた．これらの抜群の成績により，国立大学の奨学金を得た．現在医学部専門前課程に在籍しており，小児科内分泌学を専攻しようと考えている．

■ 問 題

1．グルコースは通常ネフロンでどのような動態を示すか．（グルコースの濾過，再吸収および排泄について述べよ．）どんな輸送体が再吸収過程に関与しているか．

2．診断時に，血糖値はかなり上昇していた（320 mg/dL）．図 4-3 に示したグルコース滴定曲線を用い

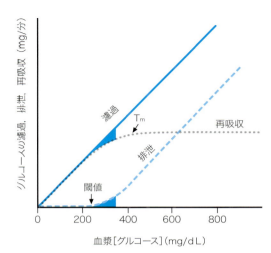

図 4-3 グルコース滴定曲線．血糖値変化に伴うグルコースの濾過，排泄および再吸収が示してある．影で示した部分は"扇形部(splay)"を示す．Tm：最大輸送量．(Costanzo LS: *BRS Physiology*, 5th ed. Baltimore, Lippincott Williams & Wilkins, 2011, p 153 より許可を得て転載)

て尿中にグルコースを排泄していた(糖尿)理由を説明せよ．
　また，尿中にグルコースを排泄していたことは，グルコースが最大輸送量(T_m)に達していた際に，糖再吸収閾値に異常があることを示しているか．

3．インスリン自己注射を始めた後，尿糖は低下した．なぜか．

4．なぜ多尿(尿生成の増加)を示したのか．なぜ尿 Na^+ 排泄は上昇したか．

5．血漿浸透圧濃度(mOsm/L)は，血漿 Na^+ 濃度(mEq/L)，血漿グルコース濃度(mg/dL)と尿素窒素(BUN)濃度(mg/dL)から推定することができる(以下の通り)．

$$血漿浸透圧濃度 \cong 2 \times 血漿[Na^+] = \frac{グルコース濃度(mg/dL)}{18} + \frac{BUN 濃度(mg/dL)}{2.8}$$

　なぜこの数式から血漿浸透圧濃度の妥当な推定値が得られるのか．本症例における血漿浸透圧濃度(BUN が 10 mg/dL で正常であると仮定する)をこの数式を用いて推定せよ．本症例の血漿浸透圧濃度は正常か，それとも増加あるいは減少しているか．

6．なぜ常にのどが渇いていたか．

7．なぜ正常より血圧が低かったか．なぜ立ち上がったとき，血圧はさらに減少したか．

解答と解説

1. ネフロン nephron では，**濾過 filtration** と**再吸収 reabsorption** の組合せによりグルコースが移動する(以下の通り)．グルコースは，糸球体毛細血管で自由に濾過される．その後，濾過されたグルコースは，腎臓近位尿細管 proximal tubule の前半部の上皮細胞により再吸収される(図 4-4)．これらの近位尿細管前半部の細胞の管腔側の膜には，ネフロンの管腔から細胞に Na^+ とグルコースを運ぶ **Na^+-グルコース共輸送体 Na^+-glucose cotransporter** が存在する．共輸送体は，細胞膜を隔てた Na^+ 勾配を移動の力とする(訳注：細胞内ナトリウムは Na^+-K^+ ATPase により能動的に汲み出される)(**二次性能動輸送 secondary active transport**)．いったんグルコースが細胞内に入れば，**促通拡散 facilitated diffusion** によって基底膜を横切って血液中に輸送される．正常の血糖値(と正常のグルコース濾過負荷量 filtered load)ならば，濾過されたグルコースはすべて再吸収され，尿中には排泄されない．

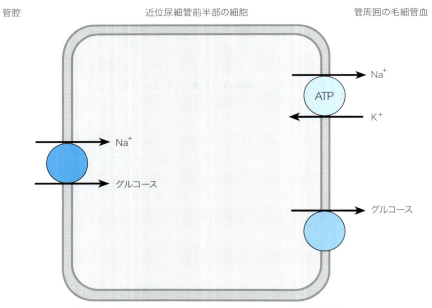

図 4-4　近位尿細管前半部におけるグルコース再吸収機構．

2. **グルコース滴定曲線 glucose titration curve**(図 4-3 参照)は血漿グルコース濃度とグルコース再吸収量との関係を示す．濾過負荷量とグルコースの排泄量は，比較のために同じグラフの上で示されている．同時にこれらの 3 本の曲線を比較検討することによって，なぜ尿中にグルコースが排泄されていたか理解することができる．グルコースの濾過負荷量は，GFR と血漿グルコース濃度で決定される．したがって，血漿グルコース濃度が増加するにつれて，濾過負荷量は直線的に増加する．

一方，再吸収と排泄曲線は直線的ではない．

(i)血漿グルコース濃度が 200 mg/dL 未満のとき，Na^+−グルコース共輸送体はまだ飽和状態にはないので，濾過されたグルコースのすべてが再吸収される．この範囲では，再吸収は濾過負荷量に等しく，残留するグルコースが尿中に排泄されることはない．

(ii)血漿グルコース濃度が 200〜250 mg/dL のとき，再吸収曲線は曲がり始める．この点で，共輸送体は飽和状態に近づき，濾過されたグルコースの一部は再吸収されずに排泄される．グルコースが尿中に最初に排泄される血漿グルコース濃度(約 200 mg/dL)は，**閾値 threshold** または腎閾値 renal threshold とよばれる．

(iii)350 mg/dL の血漿グルコース濃度では，共輸送体は完全に飽和し，再吸収量はその最大値(**最大輸送量 transport maximum, T_m**)で横ばいになる．すると，排泄の曲線は急傾斜で増加し，濾過負荷量と平行して増加する．

なぜ輸送体が完全に飽和する前に，一部ではあるがグルコースが尿中に排泄されるのか不思議に思うかもしれない．異なったいい方をすると，なぜ閾値は T_m より低い血漿グルコース濃度で起こるか[splay とよばれる(図 4-3 参照)，訳注：日本語では**扇形部**，**隔切り**，**スプレイ**現象等に訳される]．扇形部が生ずるのには二つの理由がある．(i)すべてのネフロンが，同じ T_m を持つわけではない(ネフロンには異質性がある)．低い T_m を持つネフロンは，高い T_m を持つネフロンより前に，尿中へのグルコース排泄を開始する．(もちろん，最終的な尿はすべてのネフロンで生成された尿の混合物である．)したがって，すべてのネフロンの平均 T_m に達する前に，グルコースは尿中に排泄される．(ii)Na^+−グルコース共輸送体のグルコースへの親和性は低い．したがって，グルコース濃度が T_m に接近してくると，まだ少量の部位がグルコースと結合可能な場合でも，おそらく尿中に一部が排泄される．

健常人において，70〜110 mg/dL の空腹時の血漿グルコース濃度は，グルコース再吸収の閾値以下にある．いい換えれば，濾過されてもすべてが再吸収されるのに十分なほど血漿グルコース濃度が低いので，健常人に空腹時には尿中にグルコースを排泄しない．

インスリン欠乏のため，空腹時血漿グルコース値は上昇した(320 mg/dL)．この値は，グルコース排泄の閾値より十分高い．Na^+−グルコース共輸送体は飽和状態に近づいており，再吸収を逃れた濾過されたグルコースはすべて尿中に排泄された(**糖尿 glucosuria**)．

本症例において，腎閾値の異常(扇形部の増加)と T_m の異常のどちらによって，尿中にグルコースが"こぼれていた"のか考察してみよ．答えは"どちらでもない！"となる．単に高血糖だったので，尿中にグルコースが排泄された．高い血漿グルコース濃度によりグルコースの濾過負荷量が増加し，Na^+−グルコース共輸送体の再吸収容量を上回ったのである．

3．インスリン治療により血漿グルコース濃度が減少したので尿糖や高血糖は消失した．正常範囲の血漿グルコース濃度で，濾過されたグルコースをすべて再吸収することができたので，グルコースは尿中に排泄されなかった．

4．再吸収されないグルコースが**浸透圧性利尿薬 osmotic diuretic** として作用するので，**多尿 polyuria**(尿生成の増加)となった．管腔内の溶液中の再吸収されないグルコースは，浸透圧差により周囲の血管から Na^+ と水を移動させる．おもに近位尿細管で生ずるこの Na^+ と水の逆流により，Na^+ と水の排泄が増加する(利尿 diuresis と**多尿**)．

5．モル浸透圧濃度 osmolarity(mOsm/L，訳注：正確には容積モル浸透圧濃度，重量モル浸透圧濃度なら osmolality で単位に mOsm/kg)は，溶液中の溶質分子の合計濃度である．血漿 Na^+，グルコー

スと BUN は細胞外液と血漿の主要溶質(オスモル構成粒子)なので，これらの濃度を血漿浸透圧濃度の推定に用いることができる．Na$^+$濃度に 2 を乗算するのは，Na$^+$と等量の無機陰イオンが存在することを反映する(血漿では Cl$^-$と HCO$_3^-$)．グルコース濃度(mg/dL)は，18(訳注：グルコースの分子量 180 より)で割ると mOsm/L に変わる．BUN 濃度(mg/dL)は，2.8(訳注：尿素(NH$_2$)$_2$CO 分子量 60 のうちの N の分子量 14×2 より)で割ると mOsm/L に変わる．

推定される<u>血漿浸透圧濃度</u> plasma osmolarity(P_{osm})は

$$P_{osm}=2\times[Na^+]+\frac{グルコース濃度(mg/dL)}{18}+\frac{BUN 濃度(mg/dL)}{2.8}$$
$$=2\times143+\frac{320}{18}+\frac{10}{2.8}$$
$$=286+17.8+3.6$$
$$=307 \text{ mOsm/L}$$

血漿浸透圧濃度の正常値は 290 mOsm/L である．本症例は 307 mOsm/L で，モル浸透圧濃度はかなり上昇した．

6．常に口渇 thirsty(<u>多飲 polydipsia</u>)を覚えていたのには二つの可能性がある．(i)前の問題で計算されたように，血漿浸透圧濃度は 307 mOsm/L と上昇している(正常は 290 mOsm/L)．この上昇の理由は，<u>高血糖 hyperglycemia</u> である．血漿中のグルコース濃度の増加は，総溶質濃度の増加を引き起こす．増加した血漿浸透圧濃度は，視床下部で<u>浸透圧受容器 osmoreceptor</u> を通じて渇きと飲水行動を刺激した．(ii)問題 4 で述べたように，尿中の再吸収されないグルコースは，<u>浸透圧利尿 osmotic diuresis</u> により Na$^+$と水分排泄を増加させた．Na$^+$排泄の増加は，細胞外液(ECF)中の Na$^+$と ECF 量減少(<u>体積収縮 volume contraction</u>)につながった．ECF 量減少は，レニン–アンジオテンシン II–アルドステロン renin–angiotensin II–aldosterone 系を活性化させる．<u>アンジオテンシン II</u> レベルの増加は，口渇を促進する．

7．浸透圧利尿により <u>ECF 体積収縮 ECF volume contraction</u> が生じたので，<u>動脈圧 arterial blood pressure</u> は正常な 12 歳少年より低かった．ECF 量減少は，血液量 blood volume と血圧の減少につながる．心臓血管生理学から，血液量の減少が，動脈圧を減少させる静脈還流 venous return と心拍出量 cardiac output の減少を導くことを思い出してほしい．ECF 量減少の他の徴候は，組織ツルゴール turgor(皮膚の緊張感)の低下と口渇であり，間質液 interstitial fluid 量(ECF の構成要素)の減少を示す．

血液が下肢にうっ血したので，立ち上がったとき血圧はさらに低下した(<u>起立性低血圧 orthostatic hypotension</u>)．その結果，静脈還流と心拍出量はますます低下し，動脈圧のさらなる低下を招いた．

キーワード

<u>I 型糖尿病</u>
diabetes mellitus type I

<u>ECF 体積収縮</u>
ECF volume contraction

グルコース滴定曲線
  glucose titration curve
糖尿
  glucosuria
高血糖
  hyperglycemia
低血圧
  hypotension
Na^+-グルコース共輸送体
  Na^+-glucose cotransporter
起立性低血圧
  orthostatic hypotension
浸透圧受容器
  osmoreceptor
浸透圧利尿
  osmotic diuresis

血漿浸透圧濃度
  plasma osmolarity (P_{osm})
多飲
  polydipsia
多尿
  polyuria
再吸収
  reabsorption
扇形部（隅切り，スプレイ現象）
  splay
閾値
  threshold
最大輸送量
  transport maximum (T_m)
体積収縮（細胞外液量減少）
  volume contraction (extracellular fluid volume contraction)

194　chapter 4　腎臓および酸-塩基生理学

症例 32

高アルドステロン症：コーン症候群

　54 歳の男性．健康的なライフスタイルを維持する大学物理学教授．定期的に運動して，喫煙も飲酒もせず，体重を正常範囲に保っている．しかし，最近，全身の筋力低下と頑固な頭痛が続いている．頭痛は研究費更新の準備をするストレスのためと考えた．しかし，市販の鎮痛薬は効かなかった．妻は非常に心配し，かかりつけ医に診察の予約をした．

　身体診察では健康そうにみえた．しかし，仰臥位と立位ともに血圧は 180/100 でかなり上昇していた．担当医は，血液と尿検査を行い，表 4-5 の結果を得た．

表 4-5　検査値

動脈血	
pH	7.50（正常は 7.4）
P_{CO_2}	48 mmHg（正常は 40 mmHg）
静脈血	
Na^+	142 mEq/L（正常は 140 mEq/L）
K^+	2.0 mEq/L（正常は 4.5 mEq/L）
総 CO_2（HCO_3^-）*	36 mEq/L（正常は 24 mEq/L）
Cl^-	98 mEq/L（正常は 105 mEq/L）
クレアチニン	1.1 mg/dL（正常は 1.2 mg/dL）
尿	
Na^+排泄	200 mEq/24 時間（正常）
K^+排泄	1,350 mEq/24 時間（高い）
クレアチニン排泄量	1,980 mg/24 時間
24 時間カテコールアミン排泄量	正常

＊訳注：総 CO_2＝HCO_3^-＋0.03×P_{CO_2}．臨床検査において，HCO_3^-濃度を直接測定するのは難しいため総 CO_2 として測定し，HCO_3^-濃度の近似値として用いる静脈血 P_{CO_2} は 46 mmHg くらいであるから総 CO_2 は HCO_3^- よりも約 1.4 mEq/L 高くなる（動脈血は 1.2 mEq/L）．

■　問　題

1. 動脈圧は仰臥位と立位ともに上昇した．動脈圧を調節する因子を考慮して，高血圧の理由を考察せよ．どんな特異的病因が 24 時間の尿カテコールアミン排泄の正常値によって除外されるか．

2. 担当医は，高血圧がレニン-アンジオテンシンⅡ-アルドステロン系の異常によると考えた．そこで，血漿レニン活性，血清アルドステロンと血清コルチゾールを含むさらなる検査を行い，表 4-6 の結果を得た．

　レニン-アンジオテンシンⅡ-アルドステロン系についての知識を使用して，本症例においてこれらの所見と整合する高血圧疾患を病態生理学的見地から説明せよ．

表 4-6	追加検査の値	
血漿レニン活性		低下
血清アルドステロン		増加
血清コルチゾール		正常

3. 担当医は本症例が原発性高アルドステロン症(コーン症候群)であると考えた．すなわち，副腎が過剰のアルドステロンを分泌していることが本症でみられる病態の主因であるとした．どのようにして，アルドステロン濃度の増加は動脈圧の増加を引き起こすのか．

4. 原発性高アルドステロン症が尿 Na^+ 排泄にどんな影響を及ぼすと予想されるか．その上で，尿 Na^+ 排泄が正常だったという理由を説明せよ．

5. 低カリウム血症の原因はどのように説明できるか．担当医が KCl の注射をした場合，低カリウム血症を補正することができるだろうか．

6. 重篤な低カリウム血症に基づく筋力低下の機構を説明せよ．（ヒント：骨格筋の静止膜電位について考えよ．）

7. どのような酸‐塩基の異常を呈したか．その病因は何か．本疾患に対する適切な代償作用はどのようなことか．その代償作用は生じているか．

8. 糸球体濾過量はどのくらいだったか．

9. Na^+ 排泄率はいくつか．

10. コンピューター断層撮影により，左副腎に腺腫を1個確認したため，外科医を紹介された．外科医は腺腫摘出のために直ちに手術を予定したかった．しかし，患者は研究費提出の締切に間に合うように，2週間の延長を要請した．外科医は，その間にある利尿薬を服用することを条件にしぶしぶ同意した．医師はどんな利尿薬を処方したか．その作用は何か．利尿薬によりどの異常が補正されるか．

196　chapter 4　腎臓および酸-塩基生理学

解答と解説

1. 高血圧の病因を考察するにあたり，心臓血管生理学から動脈圧 arterial pressure（Pa）を決定する因子を思い出してほしい．Pa は圧，流量，抵抗等の変数から，以下のように決定される．

$$Pa＝心拍出量×TPR$$

　　言葉として表すと，動脈圧は単位時間につき心室から駆出される体積（心拍出量）と小動脈の抵抗（全末梢抵抗 total peripheral resistance, TPR）に依存する．したがって，心拍出量，TPR のいずれかもしくは両者の増加がある場合，動脈圧は増加する．

　　心拍出量 cardiac output は，1 回拍出量 stroke volume と心拍数 heart rate により決定される．したがって，1 回拍出量と心拍数のいずれかに増加がある場合，心拍出量は増加する．1 回拍出量の増加は，心収縮性 contractility の増加（カテコールアミン catecholamine 等による），あるいは前負荷 preload または拡張終期容量 end-diastolic volume の増加（細胞外液量の増加等による）によってもたらされる．心拍数の増加は，カテコールアミンによってもたらされる．TPR の増加は，小動脈の収縮を引き起こす物質（たとえばノルアドレナリン noradrenaline，アンジオテンシンⅡ angiotensin II，トロンボキサン thromboxane，抗利尿ホルモン），および動脈硬化性疾患 atherosclerotic disease によってもたらされる．したがって，高血圧は心拍出量の増加（心収縮性，心拍数または前負荷の増加により二次的に）あるいは TPR の増加によって引き起こされうる．

　　本症例の高血圧の原因となっている可能性の一つ［副腎髄質の腫瘍（褐色細胞腫 pheochromocytoma）からのカテコールアミン分泌の増加］は，24 時間尿カテコールアミン排泄が正常であることによって除外された．

2. この設問では，アルドステロン aldosterone 濃度の増加，レニン濃度の減少，コルチゾール cortisol の濃度正常という所見からどのように高血圧を説明することができるかについて説明を求めている．

　　図 2-11（症例 14 参照）は，レニン-アンジオテンシンⅡ-アルドステロン系 renin-angiotensin II-aldosterone system を示す．この図は，動脈圧減少（出血，下痢，嘔吐などで生ずる）によりどのようにしてアルドステロン分泌が増加するかについて示している．動脈圧の減少は腎灌流圧の減少につながり，レニン分泌を増加させる．レニン renin（酵素）は，アンジオテンシノーゲン angiotensinogen のアンジオテンシン I への変換を触媒する．アンジオテンシン変換酵素 angiotensin-converting enzyme は，アンジオテンシン I のアンジオテンシンⅡへの変換を触媒する．アンジオテンシンⅡは，副腎皮質によるアルドステロンの分泌を促進する．本症例におけるアルドステロン濃度の上昇は，図 2-11 で示すように血圧の減少によって引き起こされたのではないことは明らかである．血圧は増加しているからである．

　　もう一つの可能性は，腎動脈狭窄 renal artery stenosis（腎動脈が狭くなること）で，これもまたレニン-アンジオテンシンⅡ-アルドステロン系に影響する．腎動脈狭窄は腎灌流圧の減少につながり，レニン分泌を増加させ，アルドステロン分泌を増加させ，高血圧（いわゆる腎血管性高血圧 renovascular hypertension）を引き起こす．この原因ならば，レニン濃度とアルドステロン濃度はともに増加する．しかし，本症例の結果（レニン濃度は減少し，増加しなかった）とは矛盾する．

　　副腎皮質が自律的に過剰のアルドステロンを分泌する場合（原発性高アルドステロン症），アルドステロン濃度は増加しうる．その場合，高濃度のアルドステロンにより，Na^+再吸収，細胞外液量

（ECF），血液量，そして血圧が増加するだろう．血圧の増加は腎灌流圧の上昇を引き起こし，レニン分泌を抑制する．これら一連の流れは，本症例におけるアルドステロン濃度の増加と血漿レニン活性 plasma renin activity の低下に完全に整合している．

　　コルチゾール cortisol の正常濃度は，副腎皮質腫瘍がアルドステロンを選択的に分泌していることを示唆する．すべての副腎皮質細胞がホルモンを過剰分泌している場合（たとえばクッシング病 Cushing's disease），コルチゾール濃度は同様に上昇するだろう（症例 54 の図 6–6 参照）．

3．原発性高アルドステロン症 primary hyperaldosteronism（コーン症候群 Conn's syndrome）はアルドステロンの血中濃度増加を生じ，遠位尿細管後半部と集合管の主細胞 principal cell で Na^+ 再吸収を増加させる．ECF の Na^+ 量が ECF 量を決定するので，Na^+ 再吸収の増加は ECF 量と血液量の増加をもたらす．血液量増加は，静脈還流の増加と，フランク–スターリング機構 Frank–Starling mechanism によって心拍出量の増加をもたらす．問題 1 で述べたように，心拍出量の増加は動脈圧の増加につながる（下記の図 4–6 参照）．

4．原発性高アルドステロン症の初期には，アルドステロンが腎における Na^+ 再吸収を増加させるので，尿 Na^+ 排泄 Na^+ excretion が減少すると予想される．一方，アルドステロンの Na^+ 保持作用の結果として，体液 Na^+ 含有量と ECF 量はともに増加する（ECF 量膨張）．ECF 量膨張 ECF volume expansion は，近位尿細管で Na^+ 再吸収を阻害する．この後の時期（本症例で尿 Na^+ 排泄が測定されたとき）において，ECF 量は多いままであるが，尿 Na^+ 排泄は正常方向へ増加する．

　　このアルドステロン作用からの"離脱"（ミネラルコルチコイド離脱 mineralocorticoid escape）は，高アルドステロン血症が ECF 量膨張を引き起こしうる範囲を制限する安全機構である．三つの生理的機構がミネラルコルチコイド離脱の原因となり，それらのすべてが Na^+ 排泄の増加につながる．(i) ECF 量膨張は，腎臓交感神経活動を抑制する．この交感神経活動の減少は，近位尿細管で Na^+ 再吸収を抑制する．(ii) ECF 量膨張は尿細管周囲毛細血管タンパク質濃度を低下させる．尿細管周囲毛細血管コロイド浸透圧の減少の結果，（再吸収を制御するスターリング力 Starling force の減少によって）近位尿細管の Na^+ 再吸収の減少を引き起こす．(iii) ECF 量膨張は，心房性ナトリウム利尿ペプチド atrial natriuretic peptide（ANP またはアトリアルペプチン atrialpeptin）の分泌を促進する．ANP は腎臓輸入細動脈の拡張と腎臓輸出細動脈の収縮を同時に引き起こす．細動脈におけるこの二つの作用により，糸球体濾過量 glomerular filtration rate（GFR）が増加する．GFR が増加するにつれて，より多くの Na^+ が濾過される．つまり，Na^+ が濾過されればされるほど，Na^+ が排泄される．ANP は，集合管で Na^+ 再吸収を直接阻害する可能性もある．

5．低カリウム血症 hypokalemia は，原発性アルドステロン症のもう一つの結果である．Na^+ 再吸収の増加に加え，アルドステロンは遠位尿細管後半部と集合管の主細胞により，K^+ 分泌を促進する．K^+ 分泌の増加により，尿 K^+ 損失が過剰となり，負の K^+ 平衡 negative K^+ balance を生じ，低カリウム血症につながる．担当医が KCl の注射をしても，低カリウム血症は効果的に修正されないだろう．なぜなら高いアルドステロン濃度のため，注射された K^+ は，単に尿中に排泄されるだけだからである（図 4–5，図 4–6 参照）．

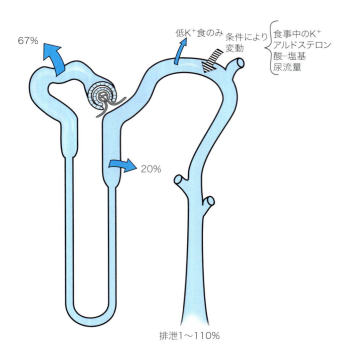

図 4-5 ネフロンにおける K$^+$ の動態．矢印は K$^+$ の再吸収または分泌を示す．数字は K$^+$ の濾過負荷量のうちの何％が移動（再吸収，分泌または排泄）したかを示す．（Costanzo LS: *BRS Physiology*, 5th ed. Baltimore, Lippincott Williams & Wilkins, 2011, p 160 より許可を得て転載）

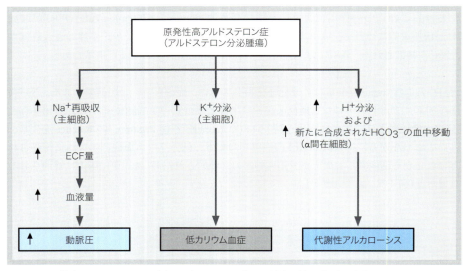

図 4-6 原発性高アルドステロン症（アルドステロン分泌腫瘍）の結果生ずる病態．ECF：細胞外液量．

6. 低カリウム血症は，全身的な骨格筋力低下 skeletal muscle weakness の原因となった．静止時，興奮性細胞(神経，骨格筋など)が K^+ に対して非常に透過性が高いことを覚えてほしい．実際に，ネルンストの式 Nernst equation によって示されるように，静止膜電位 resting membrane potential は K^+ 平衡電位 equilibrium potential に近い．(細胞内 K^+ 濃度が高く，細胞外 K^+ 濃度は低い．つまり，K^+ はこの濃度勾配にそって移動し，内部が負の膜電位をつくる．) 細胞外 K^+ 濃度が正常より低いとき(低カリウム血症など)，この症例のように，静止膜電位はより負になる(過分極 hyperpolarization)．静止電位が過分極すると，閾値までの電位がより高くなり，筋で活動電位を発火させるのが難しくなる(症例 4 参照)．

7. 7.50 というアルカリ性の動脈血 pH と 36 mEq/L という高い HCO_3^- 濃度は，代謝性アルカローシス metabolic alkalosis の所見と整合している．高い P_{CO_2}(48 mmHg)は低換気の結果で，代謝性アルカローシスの呼吸性代償を示している．換気の低下は CO_2 蓄積を引き起こし，正常方向へ pH を低下させた(代償した)．
　　低換気が代謝性アルカローシスの代償である理由を示すために，ヘンダーソン–ハッセルバルヒの式 Henderson–Hasselbalch equation を HCO_3^-/CO_2 緩衝系に適用することができる．

$$pH = pK + \log \frac{HCO_3^-}{P_{CO_2}}$$

　　代謝性アルカローシスにおいて，最初の変動は HCO_3^- 濃度の増加である．この変化により血液 pH は大きく上昇する．しかし，呼吸性代償 respiratory compensation(低換気 hypoventilation)により P_{CO_2} が上昇し，CO_2 に対する HCO_3^- の比率が正常化することで，pH は正常状態になるよう低下する．本症例では，呼吸性代償は完全には pH を修正できず，pH はまだアルカリ性である(7.5)．
　　付録 2(p 370)に代謝性アルカローシスの呼吸性代償の程度が適当かどうか決定するための法則を提示してある．その法則によると，単純性代謝性アルカローシスにおいて，HCO_3^- の 1 mEq/L 増加ごとに P_{CO_2} は 0.7 mmHg 増加するはずである．したがって，この症例の場合は

HCO_3^- 増加量(正常値 24 mEq/L 以上) $= +12$ mEq/L
P_{CO_2} 予測増加量 　　　　　　　　　　　$= 0.7 \times 12$ mEq/L
　　　　　　　　　　　　　　　　　　　　　$= +8.4$ mmHg
P_{CO_2} 予測値 　　　　　　　　　　　　　$= 40$ mmHg $+ 8.4$ mmHg
　　　　　　　　　　　　　　　　　　　　　$= 48.4$ mmHg

　　この計算に基づいて，予測される P_{CO_2} は 48.4 mmHg であり，48 mmHg という実際の P_{CO_2} と実質的に同一である．したがって，本症例は適度な呼吸性代償を伴う単純性代謝性アルカローシスを呈したといえる．
　　代謝性アルカローシスの原因は，高アルドステロン症であった．Na^+ 再吸収と K^+ 分泌を増加させる作用に加え，アルドステロンが遠位尿細管後半部と集合管の α 間在細胞 α–intercalated cell により H^+ 分泌を促進することを思い出してほしい．この H^+ 分泌は新しい HCO_3^- の合成と再吸収につながり，血液 HCO_3^- 濃度を増加させ，代謝性アルカローシスを発症させる(図 4-6)．

200　chapter 4　腎臓および酸–塩基生理学

8．GFR は，イヌリンクリアランス inulin clearance またはクレアチニンクリアランス creatinine clear-ance より計算される．クレアチニンは内因性の物質であるがイヌリンはそうではないので，クレアチニンクリアランスのほうが通常多く用いられる．

$$GFR = C_{クレアチニン}$$

$$= \frac{U_{クレアチニン} \times \dot{V}}{P_{クレアチニン}}$$

　血漿クレアチニン濃度は検査値で提示されているが，尿クレアチニン濃度と尿流量が示されていない．そのため，もうこれ以上先へ進めないのかというと，そうではない．計算を実行するために，クリアランス方程式($U \times \dot{V}$)の分子が排泄量に等しいことに気づかなければならない．クレアチニンの 24 時間の排泄量は，検査値で提供されている．したがって，計算は下記の通りである．

$$GFR = C_{クレアチニン}$$

$$= \frac{U_{クレアチニン} \times \dot{V}}{P_{クレアチニン}}$$

$$= \frac{クレアチニン排泄量}{P_{クレアチニン}}$$

$$= \frac{1,980 \text{ mg/24 時間}}{1.1 \text{ mg/dL}}$$

$$= \frac{1,980 \text{ mg/24 時間}}{11 \text{ mg/L}}$$

$$= 180 \text{ L/24時間, または180 L/日}$$

9．言葉で表せば，Na$^+$排泄分画 fractional Na$^+$ excretion は，尿で排泄される Na$^+$の濾過負荷量の割合である．下記の通りに計算される．

$$Na^+排泄分画 = \frac{Na^+排泄分画}{Na^+濾過負荷量}$$

$$= \frac{Na^+排泄分画}{GFR \times P_{Na}}$$

$$= \frac{200 \text{ mEq/24 時間}}{180 \text{ L/24 時間} \times 142 \text{ mEq/L}}$$

$$= \frac{200 \text{ mEq/24 時間}}{25,560 \text{ mEq/24 時間}}$$

$$= 0.0078 または0.78\%$$

10．本症例において，アルドステロン分泌腫瘍の除去手術までの間，アルドステロン拮抗薬であるスピロノラクトン spironolactone で治療された．スピロノラクトンは，アルドステロンが遠位尿細管後半部と集合管で標的細胞の核に入るのを阻害することにより，アルドステロンの作用を遮断する．(通常，アルドステロンは核に入り，特異的な輸送タンパク質をコードするメッセンジャー RNA の転写を導く.) したがって，スピロノラクトンはアルドステロンの作用のすべて(Na$^+$再吸収，K$^+$分泌，H$^+$分泌)を阻害する．そのため，本薬剤により，ECF 量と動脈圧が低下し，低カリウム血症と代謝性アルカローシスを補正することが期待される．

キーワード

アルドステロン
aldosterone

α 間在細胞
α–intercalated cell

アンジオテンシンII
angiotensin II

動脈圧
arterial blood pressure（Pa）

心房性ナトリウム利尿ペプチド，またはアトリアルペプチン
atrial natriuretic peptide, or atrialpeptin（ANP）

心拍出量
cardiac output

コーン症候群
Conn's syndrome

コルチゾール
cortisol

クレアチニンクリアランス
creatinine clearance

ECF 量膨張
ECF volume expansion

平衡電位
equilibrium potential

排泄分画
fractional excretion

フランク–スターリング機構
Frank–Starling mechanism

糸球体濾過量
glomerular filtration rate（GFR）

ヘンダーソン–ハッセルバルヒの式
Henderson–Hasselbalch equation

高アルドステロン症
hyperaldosteronism

過分極
hyperpolarization

低カリウム血症
hypokalemia

K^+平衡
K^+ balance

代謝性アルカローシス
metabolic alkalosis

ミネラルコルチコイド離脱（アルドステロン作用からの離脱）
mineralocorticoid escape（escape from aldosterone）

Na^+排泄
Na^+ excretion

ネルンストの式
Nernst equation

褐色細胞腫
pheochromocytoma

血漿レニン活性
plasma renin activity

主細胞
principal cell

腎動脈狭窄
renal artery stenosis

レニン
renin

レニン–アンジオテンシンII–アルドステロン系
renin–angiotensin II–aldosterone system

腎血管性高血圧
renovascular hypertension

呼吸性代償
respiratory compensation

静止膜電位
resting membrane potential

スピロノラクトン
spironolactone

スターリング力
Starling force

全末梢抵抗
total peripheral resistance（TPR）

202　chapter 4　腎臓および酸−塩基生理学

症例 33

中枢性尿崩症

　19 歳の女性．看護学生．小児科医院でパートタイマーとして勤務している．最近，洗面所と水飲み場をひっきりなしに往復するようになった．1 時間おきに排尿し（多尿），常に水筒を持ち歩き，毎日 5 L 以上の水を飲んでいた（多飲）．勤務先の医師は，心因性多飲症（原発性多飲症）などの精神性障害か尿崩症を疑い，かかりつけ医への受診を勧めた．

　身体所見は正常であった．血圧は 105/70，心拍は 85 回/分で，視野も正常だった．血液および尿検査所見を下記に示す（表 4–7）．

表 4–7 検査値

	血漿	尿
Na^+	147 mEq/L（正常は 140 mEq/L）	
浸透圧濃度	301 mOsm/L（正常は 290 mOsm/L）	70 mOsm/L
グルコース（絶食）	90 mg/dL（正常は 70〜100 mg/dL）	陰性

　これらの所見を受け，担当医は 2 時間の水制限試験を行った．2 時間後，尿浸透圧濃度は 70 mOsm/L のままで，血漿浸透圧濃度は 325 mOsm/L まで増加した．その後 dDAVP（アルギニンバソプレッシンの類似体）の皮下注射を受けた．注射後，尿浸透圧濃度は 500 mOsm/L まで増加し，血漿浸透圧濃度は 290 mOsm/L に減少した．

　試験結果とバソプレッシン［抗利尿ホルモン antidiuretic hormone（ADH）ともよばれる］への反応に基づいて，本症例は中枢性尿崩症と診断された．頭部外傷の既往歴がなく，以降の磁気共鳴画像が脳腫瘍を除外したので，医師は ADH 分泌ニューロンに対する抗体により中枢性尿崩症が発症したと結論した．

　dDAVP の点鼻による治療を始めた．結果は満足のいくものだった．点鼻を続けている限り，尿量は正常で，絶え間のないのどの渇きは覚えなくなった．

■ 問　題

1．尿浸透圧濃度の正常値はどれくらいか．尿浸透圧濃度を制御する機構を述べよ．

2．最初の血液および尿所見（表 4–7 参照）は，多尿の原因が心因性多飲症でないことを示している．なぜそういえるのか．さらに，水制限試験により得られた情報のうち，どの情報から心因性多飲症ではないことが確定したか．

3．尿中グルコース陰性により，患者は，多尿と多飲を伴う疾患のうち，どの疾患でないことがわかったか．

4．最初の血液および尿検査の後，担当医は中枢性あるいは腎性尿崩症を疑った．これらの診断はどのように血漿や尿浸透圧濃度所見と一致するのか説明せよ．

5. 腎性よりはむしろ中枢性尿崩症であることはどのように確定したか.

6. 今回は測定されなかったが，血清 ADH 濃度によって中枢性と腎性尿崩症を区別することができる．なぜか.

7. "試験的に"dDAVP を投与した際，担当医は尿浸透圧濃度が 500 mOsm/L までしか増加しなかったことに驚いた．もっと増加すると考えていたのである．その後，担当医は彼女の反応が中枢性尿崩症患者への外因性バソプレッシンの初回投与に典型的な反応であることに気づいた．なぜ最初尿浸透圧濃度が 500 mOsm/L を超えると考えたのか．なぜ，予想よりも低かったのか.

8. なぜ dDAVP は中枢性尿崩症の治療に効果的だったのか.

9. 担当医は，dDAVP を使用すると，低浸透圧血症になる危険があると説明した．なぜか．どうすれば低浸透圧血症を回避できるのか.

10. 腎性尿崩症である場合，治療はどのように異なるのか.

解答と解説

1. 尿浸透圧濃度 urine osmolarity は単一の"正常値"をもたない．50 mOsm/L から 1,200 mOsm/L までのどの値もありえる．尿浸透圧濃度は個人の血漿浸透圧濃度と水分摂取状態により大きく変動する．たとえば，脱水状態では，腎臓で尿を濃縮しなければならない．この場合，"正常"尿浸透圧濃度は血漿浸透圧濃度より高い[> 300 mOsm/L(高浸透圧性)]．水を飲んでいる場合は，腎臓で尿を希釈しなければならない．この場合，"正常"尿浸透圧濃度は血漿浸透圧濃度より低い[< 300 mOsm/L(低浸透圧性)]．

尿浸透圧濃度の変化機構についての問題は，裏を返せば血漿浸透圧濃度がどのようにして 290 mOsm/L で一定に保たれるかについて尋ねている．集合管で再吸収される水量は以下のような作用により体の水分必要量によって変化し，恒常的に血漿浸透圧濃度を一定に保つ．

脱水状態 dehydration において，血漿浸透圧濃度は増加する．その結果，視床下部前部 anterior hypothalamus の浸透圧受容器 osmoreceptor は刺激される．そして，下垂体後葉から抗利尿ホルモン antidiuretic hormone（ADH）分泌を誘発する．ADH は腎臓において遠位尿細管 distal tubule の後半部と集合管 collecting duct に存在する主細胞 principal cell の水透過性を増加させる．その結果，水は再吸収され，尿は高浸透圧性になる．再吸収された水は，血漿浸透圧濃度が正常に戻るのを助ける(図 4-7)．

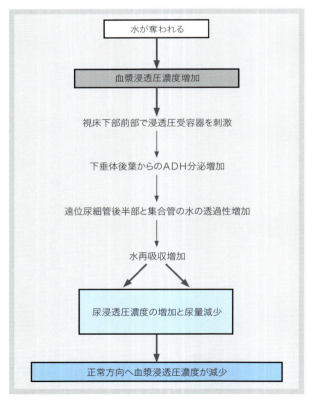

図 4-7 水分喪失に対する反応．ADH：抗利尿ホルモン．（Costanzo LS: *BRS Physiology*, 5th ed. Baltimore, Lippincott Williams & Wilkins, 2011, p 164 より許可を得て転載）

図4-8のネフロン nephron の図は，脱水状態で尿がどのようにして高浸透圧性になるかを示す．**近位尿細管** proximal tubule は，等張性に溶質と水を再吸収する．ネフロン後半部の**太い上行脚** thick ascending limb と**遠位尿細管前半部** early distal tubule（**希釈部位** diluting segment）は水を通過させない．これらの部位は溶質を再吸収するが，水を再吸収しない．尿細管腔内に残った水（**自由水** free water，または**無溶質水** solute-free water）は管腔内の溶液を血漿よりも希釈した状態にする役割を果たす．**ADH** 存在下，この自由水は**遠位尿細管後半部** late distal tubule と**集合管** collecting duct において管腔内の溶液が管腔周囲の間質と等浸透圧濃度になるまで再吸収される．そして，管腔内の溶液が，集合管において腎髄質から腎乳頭を通過する際に，**皮質-乳頭間浸透圧勾配** corticopapillary osmotic gradient により間質浸透圧濃度と平衡状態になる．最終的な尿の浸透圧濃度は，乳頭の先端の浸透圧濃度（1,200 mOsm/L）に等しくなる．

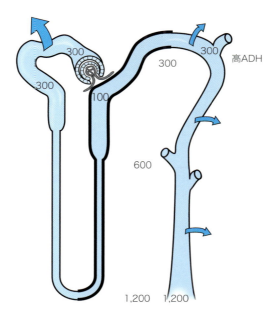

図 4-8 抗利尿ホルモン（ADH）の存在下で高浸透圧性（濃縮した）尿の生成機構．数字は浸透圧濃度．太い矢印は水再吸収を示す．ネフロンの太線の部分は水が透過できない．（Valtin H: *Renal Function*, 2nd ed. Boston, Little, Brown, 1983, p 162 より許可を得て改変）

飲水すると，血漿浸透圧濃度は減少し，視床下部前部の浸透圧受容器を抑制する．その結果，下垂体後葉からの ADH 分泌が抑制される．ADH の血中濃度が低いとき，遠位尿細管後半部と集合管にある主細胞は水を通過させない．これらのネフロン部位により再吸収される代わりに，水は排泄され，尿は低浸透圧性になる．摂取された水はこれらの過程を経て尿として排泄され，その結果，血漿浸透圧濃度は正常に戻る（図 4-9）．

図 4-10 のネフロンの図に，飲水後に尿がどのように低浸透圧性（希釈状態）になるか示す．前述したように，太い上行脚と遠位尿細管前半部は溶質を再吸収して，管腔内に自由水を残し管腔内の溶液を希釈する．ADH 分泌が抑制されるか，欠失していると，自由水を遠位尿細管後半部と集合管で再吸収することができない．その結果，尿は希釈されたまま，もしくは低浸透圧性となり，浸透圧濃度は 50 mOsm/L くらいまで低下する．

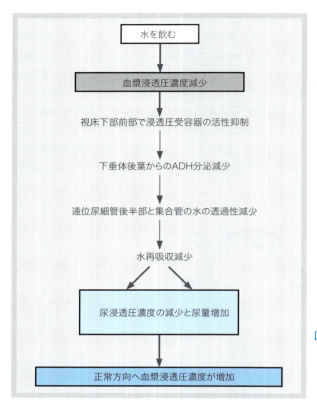

図 4-9 水分摂取に対する反応．ADH：抗利尿ホルモン．（Costanzo LS: *BRS Physiology*, 5th ed. Baltimore, Lippincott Williams & Wilkins, 2011, p 165 より許可を得て転載）

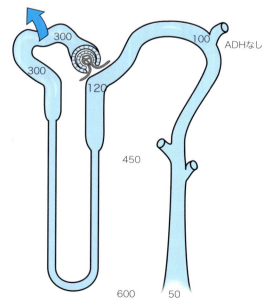

図 4-10 抗利尿ホルモン（ADH）欠損状態での低浸透圧性（希釈された）尿の生成機構．数字は浸透圧濃度．太い矢印は水再吸収を示す．ネフロンの太線の部分は水が透過できない．（Valtin H: *Renal Function*, 2nd ed. Boston, Little, Brown, 1983, p 162 より許可を得て改変）

2．最初の血漿と尿の所見は，心因性多飲症 primary polydipsia ではないことを示した．低浸透圧性の尿(70 mOsm/L)は多飲と一致したが，血漿浸透圧濃度(301 mOsm/L)はそうでなかった．原因が多飲であるならば，血漿浸透圧濃度は 290 mOsm/L の正常値より低く，その結果 ADH 分泌が抑制され，水利尿が生ずることになる．

この結論は，水制限試験 water deprivation test の結果からも支持される．心因性多飲症の場合，飲水を制限すれば，尿は高浸透圧性になっただろう(ADH が過剰な水摂取により抑制されないため)．しかし，2 時間の水制限にもかかわらず，尿は低浸透圧性のままだった(70 mOsm/L)．尿からの自由水の連続した損失(飲水による置換なしで)は，血漿浸透圧濃度がさらに上昇する原因にさえなった(325 mOsm/L)．

3．未治療の糖尿病 diabetes mellitus は，多尿 polyuria と多飲 polydipsia を伴う．多尿は，再吸収されないグルコースによる浸透圧利尿 osmotic diuresis の結果として生ずる(症例 31 参照)．本症例では尿中グルコースが陰性だったので，グルコースによる浸透圧利尿が生じていないと結論できる．

4．中枢性尿崩症 central diabetes insipidus(頭部外傷や視床下部・下垂体性腫瘍により二次的に，または特発性に発症)では，下垂体後葉からの ADH 分泌は不十分である．ADH がない場合，遠位尿細管後半部と集合管の主細胞は，水を通過させない．その結果，自由水はこれらの部分で再吸収されず，尿は低浸透圧性になる．自由水が過剰に排泄されるので，血漿浸透圧濃度は増加する．

腎性尿崩症 nephrogenic diabetes insipidus(リチウム中毒や高カルシウム血症により二次性に発症)では，ADH は下垂体後葉から正常に分泌される．しかし，腎臓主細胞は，細胞情報伝達系(ADH 受容体，G タンパク質またはアデニル酸シクラーゼなど)の異常のため，このホルモンに応答しない．主細胞が抗利尿ホルモンに対し"耐性"となるので，自由水は遠位尿細管後半部と集合管で再吸収されず，尿は低浸透圧性になる．自由水が過剰に排泄されるので，血漿浸透圧濃度は増加する．

このように，中枢性および腎性尿崩症の両者とも，低浸透圧性の尿と高浸透圧性の血漿が合併する．中枢性は ADH 欠乏により引き起こされ，腎性は ADH 抵抗により引き起こされる．

5．担当医は，試験的に dDAVP[バソプレッシン vasopressin(ADH)の類似体]を投与した．すると腎臓は dDAVP に反応し，500 mOsm/L もの高浸透圧性の尿 hyperosmotic urine 生成を開始した．腎臓が ADH に反応したので，中枢性尿崩症と結論した．腎性尿崩症ならば，外因性 ADH は尿浸透圧濃度増加を誘発することができないはずである．

6．中枢性と腎性尿崩症を区別するもう一つの方法は，血清 ADH 濃度を測定することである．中枢性ならば，ADH 濃度は低いはずである．腎性ならば，血漿高浸透圧により正常な下垂体後葉からの ADH 分泌が促進されるので，ADH 濃度は健常人よりさらに高いこともある．

7．担当医は最初に dDAVP の試験投与をした際，尿が最大に濃縮される，すなわち最大に高浸透圧性(1,200 mOsm/L)になると思った．担当医は外因性 ADH が集合管の水の透過性を増加させること，尿浸透圧濃度が乳頭の先端間質の浸透圧濃度(1,200 mOsm/L であると考えていた)と等しくなるまで水が再吸収されることを知っていた．なぜ，尿浸透圧濃度は 1,200 mOsm/L でなく，500 mOsm/L までしか増加しなかったのか．ADH は効果がなかったのか．

実は，ADH はかなり効果的だった．しかし，本症例では皮質-乳頭間浸透圧勾配 corticopapillary osmotic gradient は健常人ほど大きくなかった．あまり知られていないが，ADH 欠乏により皮質-

208　chapter 4　腎臓および酸-塩基生理学

乳頭間浸透圧勾配が低下する．ADH は，勾配をつくり維持する以下の二つの過程を刺激する．（i）対向流増幅 countercurrent multiplication（ヘンレ係蹄の機能）と（ii）尿素の再利用 urea recycling（髄質内部集合管の機能）である．ADH 欠乏が続くと対向流増幅と尿素再利用は減少する．したがって皮質-乳頭間浸透圧勾配は小さくなる．dDAVP により持続的に治療すると，皮質-乳頭間浸透圧勾配が復元される．そうすると，最大限の尿の濃縮が可能となる．

8．本症例には，欠損していた内因性 ADH と同じように作用するバソプレッシン（ADH）類似体の dDAVP を用いた．外因性 dDAVP は，遠位尿細管後半部と集合管の主細胞の水透過性を増加させた．その結果，水はこれらの部位から再吸収され，尿は高浸透圧性になった．そして，尿量が減少した．水分が血中に再吸収されたので，血漿浸透圧濃度は正常になった．前の問題で述べたように，対向流増幅と尿素再利用の刺激により，dDAVP が皮質-乳頭間浸透圧勾配を復元したと考えられる．

9．担当医は，dDAVP を使用すると腎臓の ADH が常に一定の高濃度となるので，低浸透圧症（血漿浸透圧濃度の減少）になると警告した．飲水量にかかわらず，dDAVP 治療により尿は常に高浸透圧性になることが予想される．健常人では，必要な場合（水分欠乏の際）にだけ，ADH は下垂体後葉から分泌される．低浸透圧症を回避するため，多量の飲水は控え低浸透圧性の尿生成を未然に防がなければいけない．

10．腎性尿崩症 nephrogenic diabetes insipidus の根本的な問題点は，ADH に対する抵抗性である．腎臓は内因性 ADH に反応しないのと同様に，外因性の dDAVP にも反応しない．場合によっては，腎性尿崩症の基礎となる原因の治療は可能である（Li$^+$治療の中止，高カルシウム血症の修正など）．その他の場合，治療はサイアザイド系利尿薬 thiazide diuretic を用いる．腎性尿崩症でサイアザイド系利尿薬を使用する根拠は次の 3 点である．（i）遠位尿細管前半部の尿の希釈を阻害する．遠位尿細管前半部では，NaCl が水なしで再吸収され，自由水を残すことを思い出してほしい．腎性尿崩症では，ADH は集合管で水再吸収の促進ができないので，自由水は尿で排泄される．サイアザイド系利尿薬は遠位尿細管前半部で NaCl 再吸収を阻害する．そして，より多くの NaCl が排泄されるため，尿が希釈されない．（ii）サイアザイド系利尿薬は，糸球体濾過量 glomerular filtration rate を減少させる．濾過される水量が少なくなれば，自由水排泄も少なくなる．（iii）サイアザイド系利尿薬は，Na$^+$排泄を増加させることにより，ECF 量を減少させることができる．量の減少により，溶質と水の近位尿細管での再吸収が増加する．より多くの水が再吸収されれば，排泄される水はより少なくなる．

キーワード

抗利尿ホルモン
antidiuretic hormone（ADH）

中枢性尿崩症
central diabetes insipidus

皮質-乳頭間浸透圧勾配
corticopapillary osmotic gradient

対向流増幅
countercurrent multiplication

糖尿病
diabetes mellitus

希釈部位
diluting segment

遠位尿細管前半部
early distal tubule

自由水または無溶質水
free water, or solute–free water

腎性尿崩症
nephrogenic diabetes insipidus

浸透圧利尿
osmotic diuresis

多飲
polydipsia

多尿
polyuria

脱水に対する反応
response to dehydration

飲水に対する反応
response to water drinking

サイアザイド系利尿薬
thiazide diuretics

（ヘンレ係蹄の）太い上行脚
thick ascending limb

尿素再利用
urea recycling

尿浸透圧濃度
urine osmolarity

バソプレッシン
vasopressin

210   chapter 4   腎臓および酸–塩基生理学

症例 34

抗利尿ホルモン(ADH)不適合症候群

　68 歳の男性．1 年前に機械技師を引退し，現在は無職．1 年前，肺の燕麦細胞癌 oat cell carcinoma（訳注：肺小細胞癌の一つ）と診断された．常に活発で，自宅でコンサルティングの仕事を忙しくこなしていたが，疾患により体力が徐々にむしばまれた．ある晩食事の後，混乱して無気力な様子であることに妻が気がついた．そしてリクライニングチェアに座ってテレビをみているときに，てんかん大発作を起こした．妻が救護隊員に電話をし，地元の病院の救急治療部へ搬送された．救急治療部での検査は，表 4-8 に示した．

表 4-8 検査値

血漿 Na^+	112 mEq/L（正常は 140 mEq/L）
血漿浸透圧濃度	230 mOsm/L（正常は 290 mOsm/L）
尿浸透圧濃度	950 mOsm/L

　血圧は仰臥位（横たわった状態）や座位で測定しても正常範囲内だった．すぐに高張の(3%)NaCl が静脈内へ投与された．厳しい水摂取制限指示を受け，数日後に病院から退院した．

■ 問 題

1．肺の燕麦細胞癌は，抗利尿ホルモン(ADH)を分泌する可能性がある．下垂体後葉から分泌される ADH とは異なり，癌細胞からの異所性ホルモン分泌では，フィードバック調節が行われない．その結果，ADH の血液濃度は非常に高くなりうる．高濃度の抗利尿ホルモンの腎臓に対する最も大きな影響は何か．この影響を考慮して，尿浸透圧濃度検査値を説明せよ．

2．なぜ血漿 Na^+ 濃度はこれほど低かったのか．なぜ血漿浸透圧濃度はこれほど低かったのか．

3．疾患は抗利尿ホルモン不適合症候群(SIADH)とよばれている．SIADH について何が"不適合"なのか．

4．なぜてんかん大発作を起こしたか．

5．総体内水分量は増加するか，減少するか，正常であるか．なぜ血圧は正常だったか．

6．高張 NaCl は 3%の NaCl であり，517 mEq/L の NaCl 濃度に相当する．どのようにして高張 NaCl 静脈投与は低血漿 Na^+ 濃度を補正するのか．

7．なぜ家に帰ったとき水摂取を制限することがそれほど重要であったのか．水摂取を制限しない場合，何が生ずるだろうか．

症例 34 抗利尿ホルモン(ADH)不適合症候群 **211**

8． 水制限することが難しいとわかった場合，医師はデメクロサイクリン(ADH 拮抗薬)で治療する予
定だった．この薬物の作用機序を説明せよ．

212   chapter 4　腎臓および酸–塩基生理学

解答と解説

1. 抗利尿ホルモン antidiuretic hormone（ADH）の主作用は，遠位尿細管後半と集合管の主細胞 principal cell の水透過性 water permeability を増加させることである．その結果，尿細管内はネフロンを囲んでいる間質液と浸透圧的には平衡になる．集合管が髄質と乳頭部の皮質–乳頭間浸透圧勾配 corticopapillary osmotic gradient を通過するので，尿細管内は体液より高浸透圧性 hyperosmotic になる（図 4-8 参照）．高濃度の ADH 存在下，最終的な尿浸透圧濃度は乳頭部先端の浸透圧濃度と平衡状態となり，1,200 mOsm/L 程度まで高くなりうる．

   　950 mOsm/L の尿浸透圧濃度は，明らかに尿が濃縮していたことを示す．尿を濃縮するために，皮質–乳頭間浸透圧勾配（尿を平衡化するため）と ADH（水の透過性を増加させて，その浸透の平衡ができるようにするため）が必要である．尿浸透圧濃度がなぜわずか 950 mOsm/L（図 4-8 の理想的なネフロンに示すように 1,200 mOsm/L ではなく）であったかについて疑問に思うかもしれない．おそらく，測定時に彼の腎乳頭部の先端の浸透圧濃度は，偶然 950 mOsm/L だったのである．高い ADH の存在下で，集合管はその浸透圧濃度で平衡化したのである．

2. 体から Na^+ が喪失したので，血漿 Na^+ 濃度は低かった（低ナトリウム血症 hyponatremia）といいたくなる．しかしながら，血漿 Na^+ 濃度の低下の原因は Na^+ の損失だけではない．問題は Na^+ **濃度**について尋ねているのであり，それは一定体積内の Na^+ の量であることを忘れてはならない．すなわち，血漿中の Na^+ 量が減少する場合もしくは血漿の水分量が増加しても，血漿 Na^+ 濃度は減少しうる．実際，**血漿 Na^+ 濃度減少は，たいてい Na^+ 損失ではなく，水分過剰の結果である**．

   　この症例において，SIADH は，ADH 濃度上昇により，集合管における水再吸収を増加させた．この過剰な水は体内で保持されて，血漿 Na^+ 濃度を希釈した．血漿浸透圧濃度は，血漿 Na^+ 濃度が低かったために低値となった．つまり，集合管でのあまりに多くの水の再吸収は，血漿で溶質を薄めることになったのである．

3. 抗利尿ホルモン不適合症候群 syndrome of inappropriate antidiuretic hormone（SIADH）の"不適合な"ということは，すでに過量の水分が体内にあるにもかかわらず，不適合に高い抗利尿ホルモン濃度と高い水再吸収性のことをいう．（過量の水の根拠は，低い血漿 Na^+ 濃度と浸透圧濃度によって示されている．）たとえば，非常に低い血漿浸透圧濃度（230 mOsm/L）は，下垂体後葉によるADH 分泌を完全に抑制するはずである．下垂体では間違いなく，そうであった！　しかしながら，肺の癌細胞では，フィードバック制御あるいは調節されることなく，自動的に ADH を分泌した．癌細胞による自動的分泌は，低い血漿浸透圧濃度によっても抑制されず，**血漿浸透圧濃度には不適当高値となった**．

4. 患者は脳細胞の浮腫のため，てんかん発作を起こした．前述したように，高濃度の ADH は腎臓での水再吸収を促進した．血漿浸透圧濃度低下に示されるように，この過剰な水は細胞外の浸透圧濃度を希釈した．その結果，細胞外の浸透圧濃度は，細胞内の浸透圧濃度より一過性に低くなった．しかし，浸透の平衡を保つために水が細胞外液 extracellular fluid（ECF）から細胞内液 intracellular fluid（ICF）に移動するので，細胞外液浸透圧濃度が細胞内液より低いのは**一時的**である．この水の移動は，脳細胞を含めたすべての細胞の腫脹を引き起こした．脳は固形容器（頭蓋骨）に包まれているので，脳腫脹細胞は発作を引き起こした．

5. 総体内水分量は**増加**した．高濃度の ADH は，水再吸収と体への水分付加を増加させた．このさらなる水分は通常の割合（ECF が 3 分の 1，ICF が 3 分の 2）で ECF と ICF に分布していく．

　　SIADH の不可解な特徴のうちの一つ（本症例でもそうだが）は，水の体内への付加が血圧の上昇を引き起こさないことである．（ECF 量が増加すれば血液量増加と血圧上昇を伴うことが推測される．）SIADH において，血圧は二つの理由のために通常上昇しない．(i)体内に保持される過剰な水のほとんど（3 分の 2）は，ECF よりむしろ ICF に行く．つまり，ECF 量，血液量，そして血圧は，最初に考えたほどあまり影響を受けない．(ii)ECF 量の増加は，当初，心房容積受容器を活性化させ，**心房性ナトリウム利尿ペプチド** atrial natriuretic peptide（ANP）の分泌を促進する．ANP は Na^+ 排泄を増加させ，Na^+ 含有量と ECF 量を減少させ正常状態へ近づける．そのため，ECF に対する高い ADH の影響からの一部"脱出"が生ずる．

6. 高張の NaCl の Na^+ 濃度は 517 mEq/L である．患者の ECF（血漿を含む）の Na^+ 濃度は 112 mEq/L であった．このように，非常に高い Na^+ 濃度の静脈投与は，血漿 Na^+ 濃度と浸透圧濃度を増加させた．

7. 慢性 SIADH の第一の治療は，水制限である．癌細胞は，ADH の分泌を容赦なく続け尿を濃縮することを"無理強い"しそうである．水を制限する場合，高浸透圧性の尿を排泄しても"適切"といえる．しかし，大量の水を飲む場合，（永久に高い ADH 状態のため）腎臓が適切に希釈した尿をつくることができず，再び低ナトリウムおよび低浸透圧血症になる．

8. **デメクロサイクリン** demeclocycline（ADH 拮抗薬）は，抗利尿ホルモンの集合管への作用を遮断し，ADH に刺激された水再吸収を抑制すると考えられる．したがって，この薬を服用している間，水摂取を制限する必要はないかもしれない．

キーワード

抗利尿ホルモン
　antidiuretic hormone（ADH）

心房性ナトリウム利尿ペプチド，またはアトリアルペプチン
　atrial natriuretic peptide（ANP），or atrialpeptin

皮質-乳頭間浸透圧勾配
　corticopapillary osmotic gradient

デメクロサイクリン
　demeclocycline

高浸透圧性の尿
　hyperosmotic urine

低ナトリウム血症
　hyponatremia

低浸透圧濃度
　hyposmolarity

主細胞
　principal cell

抗利尿ホルモン不適合症候群
　syndrome of inappropriate antidiuretic hormone（SIADH）

214   chapter 4   腎臓および酸–塩基生理学

症例 35
全身性浮腫：ネフローゼ症候群

　66 歳の男性．長距離トラック運転手．10 年前に巣状分節性糸球体硬化症（ネフローゼ症候群をきたす糸球体疾患）と診断されている．運転業務の毎日で定期受診はおろそかになっていた．そして，最近は症状が重くなってきていて，体重は増加し，顔や足にはむくみが起こり，ズボンの腰ボタン留めができなくなっていた．こうした症状は，以前医師から注意されていたので，ついに病欠届けを出して，検査のために病院を受診した．診察に当たった医師は，眼瞼浮腫，四肢の指圧痕，腹水，S_3 ギャロップ音［奔馬調律（ほんばちょうりつ）］を認めた．血液検査および 24 時間蓄尿検査の結果は以下の通りであった（表 4-9）．

表 4-9　検査値	
血中（血漿中）濃度	
Na^+	142 mEq/L（正常は 140 mEq/L）
アルブミン	1 g/dL（正常は 4.5 g/dL）
脂質	上昇
24 時間蓄尿	
尿中タンパク総量	4 g/24 時間
脂質	陽性

　担当医師は厳重な塩分摂取制限を指導し，ループ利尿薬フロセミドを処方した．数日後，フロセミド内服の効果が認められないため，「症状が変わりません」と医師に連絡をとったところ，フロセミドの増量と別の利尿薬スピロノラクトンの併用が指示された．

■ 問　題

1．巣状分節性糸球体硬化症を長期に罹患しているため，患者はタンパク尿 proteinuria を主症状とする症候群，ネフローゼ症候群を発症した．なぜ，尿に大量のタンパク質が漏出してしまうのか．

2．なぜ低アルブミン血症が発生するのか，そして血漿膠質浸透圧はどうなるか．

3．どんな機序で脂質異常症（高脂血症）になるのか．尿中脂肪についてはどうか．

4．この症例では低アルブミン血症を一つの原因として全身性浮腫が発生している．どうして低アルブミン血症は全身性浮腫を招来するのか．

5．この症例で浮腫が発生するもう一つの理由として，腎臓による Na^+ と水の貯留がある．ネフローゼ症候群において Na^+ と水の再吸収が増加する機序を考察し，この増加が浮腫の発生にどうつながるのか説明しなさい．

6．心音で S_3 ギャロップ音（奔馬調律）が聴取されるのはなぜか．

7. 全身性浮腫の発生は全身の Na^+ 貯留量増加と関係している. 全身の Na^+ 貯留量が増加しているとすると, どうして血漿 Na^+ 濃度は正常域にあるのか.

8. なぜ医師は塩分摂取制限をしたのか.

9. この症例では, Na^+ と水の排泄を促進するために利尿薬を必要とした. なぜフロセミドの初回投与量では効果が認められなかったのか. 処方量を増加させた根拠は何か.

10. なぜこの症例の治療でにスピロノラクトンが追加処方されたのか.

解答と解説

1. 糸球体壁 glomerular capillary wall は三層構造になっており，血管内膜細胞層，糸球体基底膜，上皮細胞層で構成されている．その層構造の間に存在する細隙と細孔により，分子サイズに応じて，壁を通過するか否かが決まる—水や血漿中の低分子量成分は容易に通過するが，血漿タンパク質や血球成分は大きすぎて通過できない．サイズによる通過制限に加え，細隙と細孔が負に帯電した糖タンパク質に裏打ちされているがゆえに，血漿タンパク質等のような負に帯電した高分子成分はさらに通過が制限される．ネフローゼ症候群では，糸球体毛細血管膜に欠損が生じ，血漿タンパク質の透過性が亢進する．そして，通常は通過しないはずのアルブミン分子も糸球体毛細血管 glomerular capillary を通過してしまい尿中へと漏出してしまうことになる．

2. この症例では，血漿中のアルブミンが糸球体毛細血管膜を通過してしまい，さらに尿中に排泄されてしまったため，低アルブミン血症 hypoalbuminemia に陥った．肝臓でのタンパク質合成は，尿中排泄分のすべてを補填するまでには至らず，その結果，血漿アルブミン濃度が低下した．そして，血漿アルブミン濃度の低下は血漿膠質浸透圧の低下へとつながった．

3. 脂質異常症 dyslipidemia（高脂血症 hyperlipidemia）は肝臓でのリポタンパク質合成が亢進したために引き起こされた．これは，血漿タンパク質濃度が低下し，血漿膠質浸透圧が低下したことに対する反応である．尿中に脂肪が検出されたのは，損傷を受けた糸球体毛細血管膜が血漿タンパク質成分のみでなく循環血液中の脂肪に対しても透過性が亢進してしまっていたためである．

4. 低アルブミン血症は全身の毛細血管での総漏出量も増加させ，浮腫 edema を招来させる．図4-11および症例16でも述べられている通り，毛細血管には四つのスターリングの力 Starling pressure がかかっている．これらの圧力のバランスが，総体液移動が毛細血管外へ向かうか（漏出），毛細血管内へ向かうか（吸収）を決定する．たいていの毛細血管床では，スターリングの力による体液の漏出はわずかしか発生せず，漏出した体液成分もリンパ流で体循環に戻される．ネフローゼ症候群では血漿膠質浸透圧の低下がスターリングの力のバランスを崩し，毛細血管から間質へと漏出させる

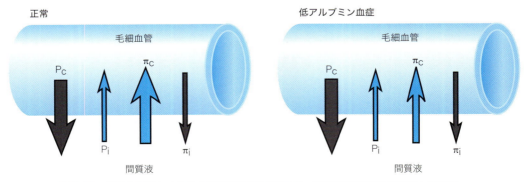

図4-11　低アルブミン血症と血漿膠質浸透圧低下下の，毛細血管濾過総量増加への影響．

力を増大させる．間質へと漏出した体液量が，リンパ流が循環血液へ還流させうる限界を越えてしまうと浮腫が発生する．

5. 低アルブミン血症はネフローゼ症候群の浮腫の原因であるばかりではない．低アルブミン血症はまた，二次的に腎臓でのNa$^+$の再吸収を増加させ，細胞外液量を増加させる．そして，それがまた間質液の増加へとつながる．Na$^+$の再吸収が増加する理由は次のように説明される．まず，**低タンパク血症** hyperproteinemia は血漿膠質浸透圧を低下させることにより，血漿から間質への体液漏出を増加させる．これは問題4の解答で述べたとおりである．この体液漏出増加により，間質液の総細胞外液量に占める比率は通常よりも増加し，一方，血漿の総細胞外液量に占める比率は減少する．血漿量が減少するために血液量も減少し，腎血流量も低下する．この腎血流量の低下は傍糸球体装置で感知され，**レニン–アンジオテンシンII–アルドステロン系** renin–angiotensinII–aldosterone system が活性化される．アンジオテンシンIIとアルドステロンの増加は，直接腎臓でのNa$^+$再

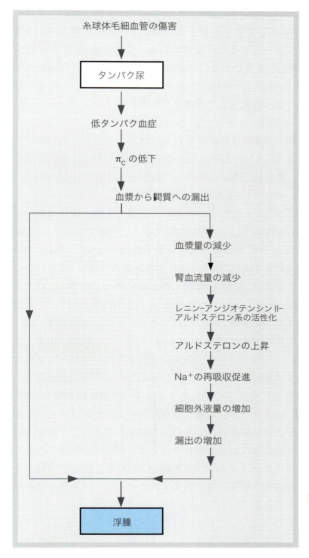

図4-12 ネフローゼ症候群での浮腫の原因．π_c：血漿膠質浸透圧，RAA：レニン–アンジオテンシンII–アルドステロン系，ECF：細胞外液．

吸収を亢進させ，その結果，体全体での Na^+ 貯留量が増加し（図 4–12），**正の Na^+ の平衡 positive Na^+ balance** となる．生体の Na^+ 貯蔵はほとんどが細胞外液中であり，細胞外液の大部分は間質液として存在する．したがって，細胞外液の Na^+ 含量が増加することにより，細胞外液量は増加し，間質液量も増加する．このような機序で，この症例では Na^+ 再吸収の二次的な増加が浮腫の悪化へとつながったと考えられる．

6．成人の心音で**Ⅲ音**が聴取されるのは異常と考えられ，**S_3 ギャロップ音 S_3 gallop**（奔馬調律）とよばれることもある．この音は拡張早期に聴かれ，房室弁の開放に続く急速心室充満期にあたる．S_3 ギャロップ音は体液量増加と関係していると考えられ，この症例では，腎臓での Na^+ 再吸収増加によって二次的に発生した細胞外液量増加（問題 5 の解答参照）と整合性があると考えられる．

7．この症例での全身性浮腫は，体全体での Na^+ 貯留量増加と関連すると考えられる．もしこの考え方が正しいとすると，Na^+ 貯留により血漿 Na^+ 濃度は増加することにならないのだろうか？ 必ずしもそうはならないのである！ 実際，血漿 Na^+ 濃度から体全体での Na^+ 貯留量を推定することはできない．なぜなら，体の Na^+ 貯留量が増加しても，併存する体水分量の変化次第では，血漿 Na^+ 濃度は，上昇，低下，正常，いずれのパターンもとりうるのである．この症例では，Na^+ 貯留量が増加したにもかかわらず，血漿 Na^+ 濃度が正常であることから，体水分量も Na^+ 貯留量増加と並行して増加したことが想定される．水分貯留は，抗利尿ホルモンによる腎臓での水再吸収促進，および，口渇感増大に伴う飲水量増加によって発生したと考えられる．

8．この症例では，Na^+ の再吸収が促進され，Na^+ の排泄量は低下した．摂取量よりも Na^+ の排泄が少なければ，体全体での Na^+ 貯留量が増加し，正の Na^+ の平衡となる．この正の Na^+ の平衡を補正する一つの方法は，Na^+ の摂取量を減らし，低下した Na^+ 排泄量と均衡させることである．

9．この症例では，Na^+ の摂取制限に加え，Na^+ の排泄を促し体内の Na^+ 貯留量を正常に戻すために，利尿薬の服用を必要とした．**フロセミド furosemide** は，ヘンレ係蹄の太い上行脚の **Na^+–K^+–$2Cl^-$ 共輸送体 Na^+–K^+–$2Cl^-$ cotransporter** を阻害し，Na^+ と水の排泄を促進する（すなわち，利尿をつける）強力な利尿薬である．しかし，なぜこの症例では初回投与量で「症状が変わりません」ということになったのだろうか．この症例はいわゆる**不応性（難治性）浮腫 refractory edema** だったのだろうか，あるいは**利尿薬抵抗性 diuretic resistance** を有していたのだろうか．この疑問に答えるためには，Na^+–K^+–$2Cl^-$ 共輸送体が太い上行脚の細胞の**内腔側**の膜に存在することを思い出してほしい．この存在位置のために，フロセミドのような**ループ利尿薬 loop diuretic** が作用するには，まず，この内腔側の細胞膜に到達しなくてはならない．フロセミドが内腔液に到達するルートは二つある．一つはフロセミドが糸球体毛細血管を透過する経路，もう一つは近位尿細管の有機酸輸送体によって分泌される経路である．通常，尿細管内腔液に存在するフロセミドはすべて遊離体（タンパク質に結合していない状態）であり，その状態で Na^+–K^+–$2Cl^-$ 共輸送体を阻害することができる．しかし，ネフローゼ症候群では血漿タンパク質が大量に尿細管内腔液（尿）に漏出しており，それが内腔液のフロセミドと結合してしまう．タンパク結合体になるとフロセミドは共輸送体を阻害できなくなり，利尿薬としては無効になってしまう．フロセミドの服用量を増加させると，尿細管内腔へと透過する量も，分泌される量も増加し，内腔液中の総薬物量が増加する．そして，遊離体の濃度が上昇し，共輸送体を阻害することができるようになる．

10．**スピロノラクトン spironolactone** も利尿薬であり，アルドステロンの拮抗物質として遠位尿細管後

半部と集合管の主細胞において Na^+ の再吸収を阻害する．この症例でフロセミドとスピロノラクトンが併用することには二つの利点がある．第一に，スピロノラクトンは主細胞に基底膜側や側方より入り，アルドステロンが細胞内受容体と結合することを競合的に阻害する．したがって，スピロノラクトンは，作用を表すために尿細管内腔液内に存在する必要がなく，尿中タンパク質と結合して不活化されてしまう恐れがない．第二に，この症例ではアルドステロンの増加が Na^+ の過剰蓄積の一因であり，スピロノラクトンはこの経路を特異的に遮断することができる．

キーワード

利尿薬抵抗性
diuretic resistance

脂質異常症
dyslipidemia

浮腫
edema

フロセミド
furosemide

糸球体毛細血管
glomerular capillary

高脂血症
hyperlipidemia

低アルブミン血症
hypoalbuminemia

低タンパク血症
hypoproteinemia

ループ利尿薬
loop diuretic

Na^+-K^+-$2Cl^-$ 共輸送体
Na^+-K^+-$2Cl^-$ cotransporter

正の Na^+ の平衡
positive Na^+ balance

レニン-アンジオテンシンⅡ-アルドステロン系
renin–angiotensin II–aldosterone system

不応性(難治性)浮腫
refractory edema

S_3 ギャロップ音(奔馬調律)
S_3 gallop

スピロノラクトン
spironolactone

スターリングの力
starling pressure

症例 36

代謝性アシドーシス：糖尿病性ケトアシドーシス

症例 31 において，12 歳のとき I 型糖尿病と診断された患者が医学部 5 年生となった．糖尿病は，中学，高校，そして医学部の最初の 4 年間はよくコントロールされていた．しかし，外科系クラークシップが開始すると，規則正しくとっていた食事とインスリン注射が全く不規則になった．ある日，外傷手術で徹夜明けの朝，インスリン注射を完全に忘れてしまった！　午前 5 時に，回診の前に，オレンジジュースを飲んで，ドーナツを 2 個食べた．午前 7 時に，非常にのどが渇いたので，さらにジュースを飲んだ．その際，隣の学生に，調子が変で，心臓の鼓動が速いと話した．午前 9 時に，気絶しそうになったので，手術室から退出した．その後，更衣室で意識不明で発見された．救急治療部にすぐに運ばれ，表 4-10 で示される検査値が得られた．

表 4-10 身体所見と検査値

血圧	90/40
脈拍数	130/分
呼吸	32/分，深く速い
血漿濃度	
グルコース	560 mg/dL（正常空腹時は 70〜110 mg/dL）
Na^+	132 mEq/L（正常は 140 mEq/L）
K^+	5.8 mEq/L（正常は 4.5 mEq/L）
Cl^-	96 mEq/L（正常は 105 mEq/L）
HCO_3^-	8 mEq/L（正常は 24 mEq/L）
ケトン	＋＋（正常はなし）
動脈血	
P_{O_2}	112 mmHg（正常は 100 mmHg）
P_{CO_2}	20 mmHg（正常は 40 mmHg）
pH	7.22（正常は 7.4）

表 4-10 に示された情報に基づき，糖尿病性ケトアシドーシスであると診断され，生理食塩水とインスリンの静脈投与を受けた．その後，血糖が 175 mg/dL に減少し，血漿 K^+ が 4 mEq/L に減少した後，グルコースと K^+ が追加投与された．一晩入院し，次の日の朝までに，血糖，電解質と動脈血液ガス値は正常になった．

■ 問　題

1．どんな酸-塩基平衡異常を呈していたのか．その病因は何であったか．

2．肺は予想される程度の " 呼吸性代償 " を示したか．

3．なぜ呼吸回数はこれほど急速で，深かったか．この種の呼吸を何とよぶか．

4．インスリン注射を忘れたことは，酸-塩基平衡異常にどのような変化を起こしたのか．

症例 36 代謝性アシドーシス：糖尿病性ケトアシドーシス 221

5．血清アニオンギャップはいくつか．その数値はどのように解釈されるか．

6．なぜ午前 7 時に強い口渇を覚えたのか．

7．なぜ脈拍数は増加したのか．

8．どんな因子が高い血漿 K^+ 濃度(高カリウム血症)に影響を及ぼしているか．K^+ 平衡は正か，負か，正常か．

9．インスリンと生理食塩水による初回治療は，どのように体液と電解質異常を修正することになったか．

10．血漿グルコースと K^+ 濃度が正常に修正された後に，なぜグルコースと K^+ が注入に加えられたか．

解答と解説

1. pH，HCO_3^-，そして P_{CO_2} のすべてが減少しているので，pH，HCO_3^- と P_{CO_2} 値は，代謝性アシドーシスと一致している（表4-11）．

表 4-11 酸-塩基平衡異常のまとめ

平衡異常	CO_2 + H_2O	←→	H^+	+	HCO_3^-	呼吸性代償	腎性代償
代謝性アシドーシス	↓（呼吸性代償）		↑		**↓**	過換気	
代謝性アルカローシス	↑（呼吸性代償）		↓		**↑**	低換気	
呼吸性アシドーシス	**↑**		↑		↑		↑ H^+ 排泄 ↑ HCO_3^- 再吸収
呼吸性アルカローシス	**↓**		↓		↓		↓ H^+ 排泄 ↓ HCO_3^- 再吸収

太い矢印は主要な原因を示す．（Costanzo LS: *BRS Physiology*, 5th ed. Baltimore, Lippincott Williams & Wilkins, 2011, p 173 より許可を得て転載）

代謝性アシドーシス metabolic acidosis［糖尿病性ケトアシドーシス diabetic ketoacidosis（DKA）］はケト酸 ketoacid（β-OH-酪酸 β-OH-butyric acid とアセト酢酸 acetoacetic acid）の過剰産生を誘導した．代謝性アシドーシスは通常，酸の摂取または過剰産生の結果として，体内酸の総量の増加により引き起こされる．過剰な酸は細胞外の HCO_3^- によって緩衝され，その結果，血中の HCO_3^- 濃度は減少する．ヘンダーソン-ハッセルバルヒの式 Henderson－Hasselbalch equation（症例30参照）に示されるように，この血液 HCO_3^- 濃度の減少は血液の pH 減少（酸血症 acidemia）の原因になる．

$$pH = 6.1 + \frac{HCO_3^-}{P_{CO_2}}$$

酸血症は末梢性化学受容器 peripheral chemoreceptor を刺激することにより呼吸数増加（過換気 hyperventilation）を引き起こす．その結果，動脈血 P_{CO_2} は減少する．この動脈血 P_{CO_2} の減少は，代謝性アシドーシスに対する呼吸性代償 respiratory compensation である．基本的に，肺はヘンダーソン-ハッセルバルヒの式の分子（HCO_3^-）が減少するのと同程度，分母（CO_2）を減少させる機構がある．この機構により CO_2 と HCO_3^- の比率が正常化し，pH も正常化する．

2. 予想される呼吸性代償の程度は，付録2（p 370）に記した腎の法則から算出することができる．これらを用いれば，単純な酸-塩基平衡異常 acid-base disorder に対する適切な代償反応を予測できる．たとえば，単純性代謝性アシドーシスにおいて，一定の HCO_3^- 濃度の減少に対して予想される範囲内で過換気しているかどうかがわかる．本症例では HCO_3^- 濃度は 8 mEq/L まで低下している（正常は 24 mEq/L）．この HCO_3^- の減少のために予想される P_{CO_2} の減少を予測するのに法則を用いることができる．実際の P_{CO_2} が予測された P_{CO_2} と同様の場合，呼吸性代償は適当であると考えられ，他の酸-塩基平衡異常は合併していない．実際の P_{CO_2} が予測値と異なる場合，代謝性アシドーシスに加えて別の酸-塩基平衡異常が存在している．

付録で示される法則は，単純な代謝性アシドーシスにおいては，P_{CO_2} の予想される変化（40 mmHg の正常値から）は，HCO_3^- 濃度の変化（24 mEq/L の正常値から）の 1.3 倍である．この症例の数値をあてはめると

$$HCO_3^- \text{減少量（正常から）} = 24\,\text{mEq/L} - 8\,\text{mEq/L}$$
$$= 16\,\text{mEq/L}$$
$$P_{CO_2} \text{予測減少量（正常から）} = 1.3 \times 16\,\text{mEq/L}$$
$$= 20.8\,\text{mmHg}$$
$$P_{CO_2} \text{予測値} = 40\,\text{mmHg} - 20.8\,\text{mmHg}$$
$$= 19.2\,\text{mmHg}$$

予測された P_{CO_2} は 19.2 mmHg である．実際の P_{CO_2} は 20 mmHg であった．このように，呼吸性代償の程度は適当で，8 mEq/L 程度の HCO_3^- 濃度に対して予想されたものだった．さらなる酸–塩基平衡異常はみられなかった．

3. 患者の速くて深い呼吸は，代謝性アシドーシスの呼吸性代償である．この過換気は糖尿病性ケトアシドーシスで典型的にみられ，**クスマール呼吸 Kussmaul respiration** とよばれる．

4. 患者は **I 型糖尿病 type I diabetes mellitus** で，膵臓のベータ細胞は，摂取した栄養分を蓄えるために不可欠なホルモンであるための十分なインスリンを分泌しない（後述）．中学で I 型糖尿病を呈したときから，摂取した栄養分を蓄えるために，外因性のインスリンの自己注射に依存していた．朝，インスリン注射を忘れて，高炭水化物食（オレンジジュースとドーナツ）を食べたのが問題の発端である！

内分泌生理学をまだ勉強していない学生のために，簡単に説明すると，**インスリンの主要作用は栄養分貯蔵の調節**である．その作用にはグルコースの細胞内への取込み，グリコーゲン，タンパク質と脂肪の合成増加などがある．したがって，**インスリン欠乏 insulin deficiency** には，以下の影響がある．(i)細胞内へのグルコース取込み glucose uptake が減少し，**高血糖 hyperglycemia** になる．(ii)タンパク質異化 protein catabolism が促進し，アミノ酸の血液濃度が増加する．このアミノ酸が，糖新生 gluconeogenesis 基質として用いられる．(iii)脂肪分解 lipolysis が増加し，遊離脂肪酸 free fatty acid の血中濃度が増加する．(iv)脂肪酸基質からの肝**ケトン体生成 ketogenesis** が増加する．生じる**ケト酸**は，**β–OH–酪酸**と**アセト酢酸**である．これらの酸の過剰産生は**糖尿病性ケトアシドーシス**（問題1で述べた）を引き起こす．

5. 血清アニオンギャップは総電荷として"ほぼ"中性で，このことがすべての体液分画（血清など）の絶対必要条件である．すなわち，あらゆる区画では，陽イオン（カチオン cation）は，等濃度の陰イオン（アニオン anion）と正確につりあわなければならない．血清分画では，通常 Na^+（カチオン），および Cl^- と HCO_3^-（アニオン）を測定している．Na^+ 濃度と Cl^- と HCO_3^- の濃度の合計を比較すると，"ギャップ gap（差）"がある．このギャップが**アニオンギャップ anion gap** で，測定できないアニオンからなり，血漿アルブミン，リン酸塩，硫酸塩，クエン酸塩と乳酸塩などからなる（図4–13）．

アニオンギャップは　以下の通りに算出される．

$$\textbf{アニオンギャップ} = [\textbf{Na}^+] - ([\textbf{Cl}^-] + [\textbf{HCO}_3^-])$$
アニオンギャップ＝血清または血漿で測定できないアニオン

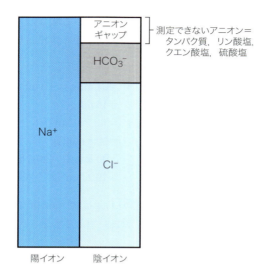

図4-13　血清アニオンギャップ．(Costanzo LS: *BRS Physiology*, 5th ed. Baltimore, Lippincott Williams & Wilkins, 2011, p 176 より許可を得て転載)

$[Na^+]$　　＝血漿 Na^+ 濃度(mEq/L)
$[Cl^-]$　　＝血漿 Cl^- 濃度(mEq/L)
$[HCO_3^-]$　＝血漿 HCO_3^- 濃度(mEq/L)

　血清アニオンギャップの正常範囲は 8～16 mEq/L(**平均値 12 mEq/L**)である．本症例の血清アニオンギャップは

$$アニオンギャップ = 132\ mEq/L - (96\ mEq/L + 8\ mEq/L)$$
$$= 28\ mEq/L$$

　28 mEq/L というアニオンギャップは，正常値の 12 mEq/L よりかなり高い．なぜアニオンギャップは増加しているのか．アニオンギャップは測定できないアニオンを表すので，当然の結論として，ケトアニオンが存在するために血漿中の測定できないアニオン濃度が増加したということである．このように，本症例は**アニオンギャップの増加を伴う代謝性アシドーシス**を呈した．総電荷として中性を維持するため，HCO_3^- 濃度(**測定したアニオン**)の減少は，ケトアニオン(**測定できないアニオン**)の増加で補正された．
　アニオンギャップが HCO_3^- **減少**と同じ量だけ正確に**増加**したと気がついたであろうか．換言すれば，28 mEq/L というアニオンギャップは正常値(12 mEq/L)より 16 mEq/L 高く，8 mEq/L という HCO_3^- 濃度は正常値(24 mEq/L)より 16 mEq/L 低かった．この比較は "Δ/Δ"(Δ アニオンギャップ/ΔHCO_3^-)とよばれ，代謝性アシドーシスがアニオンギャップの増加を伴う際に，HCO_3^- 濃度に影響を及ぼしている唯一の酸-塩基平衡異常が代謝性アシドーシスであるかどうか決定するために用いられる．(訳注：日本ではあまり用いられないが，概念として知っておくことは重要であろう．)本症例においても，HCO_3^- の減少は正確には測定できないアニオンの増加で相殺され，総電荷としては中性を保つために代謝性アシドーシス異常のみ存在していたと考えてよい．したがって，アニオンギャップ増加代謝性アシドーシス以外の経路は HCO_3^- 濃度に影響を及ぼしてい

なかった.

6. 午前 7 時に彼は高血糖だったので，**口渇** thirsty が強かった．インスリンの注射を忘れたが，高炭水化物食を食べた．インスリンなしでは，摂取したグルコースを細胞内に取り入れることができず，血糖値は上昇した．正常の血漿濃度では，グルコースは血漿浸透圧濃度にほとんど影響しない．しかしながら，**高血糖** hyperglycemia では，全体の血漿浸透圧濃度に対するグルコースの影響は大きくなる．したがって，高血糖の影響で血漿浸透圧濃度は上昇し，この**高浸透圧濃度** hyperosmolarity は視床下部の口渇中枢を刺激した．

　加えて，再吸収されないグルコースによる浸透圧利尿 osmotic diuresis のために，Na^+ と水が喪失した（症例 31 参照）．**細胞外液（ECF）量減少** extracellular fluid volume contraction は，（腎臓灌流圧の減少により）**レニン–アンジオテンシン II–アルドステロン系** renin–angiotensin II–aldosterone system を刺激する．アンジオテンシン II は，強力な口渇刺激薬 dypsogen である．ECF 量減少を示す他の検査結果は，救急室での血圧低下（90/40）であった．

7. 血圧低下のため**脈拍数** pulse rate は二次的に増加した．心血管生理学で学習したことから，動脈圧減少は頸動脈洞 carotid sinus で圧受容器 baroreceptor を刺激する（**圧受容器反射** baroreceptor reflex）ことを思い出してほしい．この情報は脳幹の心血管中枢に伝達される．血圧を正常化するために，これらの中枢は心臓と血管に対する交感神経活動を増加させる．心拍数増加は，これらの交感神経反応のうちの一つである．

8. 高カリウム血症 hyperkalemia に関与した因子を決定するために，**内部 K^+ 平衡** internal K^+ balance（細胞外液と細胞内液間の K^+ 移動）と**外部 K^+ 平衡** external K^+ balance（たとえば腎臓の機構）を考慮しなければならない．すなわち，高カリウム血症は，細胞内から細胞外液への K^+ 移動，または腎における K^+ 排泄の減少，あるいはこの二つの組合せによって引き起こされる．

　細胞内から細胞外液への **K^+ 移動** K^+ shift を生じさせる主要因子を表 4–12 に示した．インスリン欠乏，β アドレナリン拮抗薬，アシドーシス（細胞外 H^+ と細胞内 K^+ の交換），高浸透圧濃度，運動と細胞溶解を含む．本症例において可能性が高そうなのは，インスリン欠乏（当然！）と高浸透圧濃度（高血糖により二次的に）である．アシドーシスが K^+ 移動も引き起こすかもしれないが，ケトアシドーシスではその影響は少ない．ケトアニオン（負電荷）は細胞内に移動時には H^+（正電荷）を伴うために，電気的中性を保持している．このように，ケトアニオンのように有機アニオンが H^+ とともに細胞に入ることができるとき，H^+–K^+ 移動は必要ではない（表 4–12 参照）．

表 4–12 細胞外液と細胞内液の間の K^+ 移動

K^+ の細胞内移動による高カリウム血症の原因	K^+ の細胞外移動による低カリウム血症の原因
インスリン欠乏	インスリン
β アドレナリン拮抗薬	β アドレナリン作動薬
アシドーシス（細胞外 H^+ と細胞内 K^+ の交換）	アルカローシス（細胞内 H^+ と細胞外 K^+ の交換）
高浸透圧濃度（H_2O が細胞外へ移動し K^+ が H_2O とともに細胞外へ移動）	低浸透圧濃度（H_2O が細胞内へ移動し K^+ が H_2O とともに細胞内へ移動）
Na^+–K^+ ポンプ阻害剤（ジギタリスなど）［ポンプが阻害されると K^+ が細胞に取り込まれない］	
運動	
細胞融解	

（Costanzo LS: *BRS Physiology*, 5th ed. Baltimore, Lippincott Williams & Wilkins, 2011, p 160 より許可を得て転載）

腎臓によるK$^+$排泄の主経路には，遠位尿細管後半部と集合管に局在する**主細胞** principal cell による**K$^+$分泌** K$^+$ secretion があることを思い出してほしい．表4–13に，主細胞によるK$^+$分泌を**減少させる因子**を示す．本症例では，アシドーシス以外，あてはまるような原因はない．しかも，**K$^+$移動**のところで考察したように，本症例のアシドーシスはK$^+$分泌抑制の原因にはならない．いい換えれば，K$^+$分泌減少は，高カリウム血症の一因となっているようではない．実際，本症例ではK$^+$分泌が**増加した**と信ずるに足る理由があるが，そこでK$^+$平衡が正か，負か，正常か考察して確定しなければならない．

表 **4-13** 遠位尿細管における K$^+$分泌に影響を及ぼす因子	
K$^+$分泌を増加させる因子	K$^+$分泌を低下させる因子
高 K$^+$食	低 K$^+$食
高アルドステロン血症	低アルドステロン血症
アルカローシス	アシドーシス
サイアザイド系利尿薬	K$^+$保持性利尿薬
ループ利尿薬	
尿細管腔内の陰イオン	

(Costanzo LS: *BRS Physiology*, 5th ed. Baltimore, Lippincott Williams & Wilkins, 2011, p 161 より許可を得て転載)

K$^+$平衡 K$^+$ balance とはK$^+$の腎からの排泄がK$^+$摂取量に正確に一致しているかどうかである．排泄量が摂取量に等しいとき，完全なK$^+$平衡状態となる．排泄量が摂取量より少ない場合，K$^+$平衡は正である．排泄量が摂取量より多い場合，K$^+$平衡は負である．本症例は二つの理由のために負のK$^+$平衡であった可能性がある．(i)(浸透圧利尿による)遠位尿細管における流速の増加．(ii) ECF量減少に対する二次的な高アルドステロン血症．増加した腎尿流量と高アルドステロン血症は，主細胞からのK$^+$分泌を増加させ，**負のK$^+$平衡** negative K$^+$ balance につながる可能性がある．

　やや難問だが，ついてきてほしい！　高カリウム血症は負のK$^+$平衡と共存しうる．尿におけるK$^+$の損失(負のK$^+$平衡を生じる)が起きる間，同時に細胞からK$^+$移動が生じ，高カリウム血症を引き起こした(したがって体内のK$^+$総量としては低下している)．本症例において，細胞外へのK＋移動が排泄に"勝った"ために血漿K$^+$濃度に大きな影響を及ぼした．

9. インスリンと生理食塩水による初期治療は，インスリン欠乏(高血糖，糖尿病性ケトアシドーシスと高カリウム血症を引き起こす)と体液量低下(二次的に浸透圧利尿を引き起こす)を修正することを目的とした．

10. いったん血糖とK$^+$濃度が正常範囲に戻った後，グルコースとK$^+$は**低**血糖および**低**カリウム血症を防止するために静脈投与された．グルコースの投与追加がなければ，インスリンが細胞内にグルコースを移動させ，低血糖になったであろう．また，K$^+$の投与追加がなければ，インスリンが細胞内にK$^+$を移動させ，低カリウム血症になっただろう．負のK$^+$平衡にあったので，外因性のK$^+$補充を必要としたことを覚えていてほしい．

症例 36　代謝性アシドーシス：糖尿病性ケトアシドーシス　　227

キーワード

酸血症
　acidemia

アニオンギャップ
　anion gap

圧受容器反射
　baroreceptor reflex

呼吸の制御
　control of breathing

糖尿病性ケトアシドーシス
　diabetic ketoacidosis（DKA）

外部 K^+ 平衡
　external K^+ balance

ヘンダーソン–ハッセルバルヒの式
　Henderson–Hasselbalch equation

高血糖
　hyperglycemia

インスリン欠乏
　insulin deficiency

内部 K^+ 平衡
　internal K^+ balance

K^+ 分泌
　K^+ secretion

K^+ 移動
　K^+ shift

ケト酸（β–OH 酪酸とアセト酢酸）
　ketoacid（β–OH butyric acid and acetoacetic acid）

クスマール呼吸
　Kussmaul respiration

代謝性アシドーシス
　metabolic acidosis

末梢性化学受容器
　peripheral chemoreceptor

主細胞
　principal cell

レニン–アンジオテンシンII–アルドステロン系
　renin–angiotensin II–aldosterone system

呼吸性代償
　respiratory compensation

I 型糖尿病
　type I diabetes mellitus

体液量減少，または細胞外液量減少
　volume contraction, or extracellular volume contraction

228 chapter 4 腎臓および酸–塩基生理学

症例 37

代謝性アシドーシス：下痢

28歳の女性．愛する男性とすばらしい結婚式を済ませ，新婚旅行でメキシコを旅行中．旅行先で下痢症状（旅行者下痢症 traveler's diarrhea）が出現し，市販薬を内服したが，1日8〜10回の水様便が持続した．次第に衰弱し，3日目に，地元の診療施設の救急外来を受診した．身体所見では，目はくぼみ，粘膜は乾燥し，頸静脈は平坦化していた．顔面は蒼白で，皮膚は冷たくじっとりとしていた．血圧は仰臥位で90/60，座位で60/40であった．仰臥位への体位変換で脈拍数は120回/分に上昇した．呼吸は深く，頻回だった（24呼吸回数/分）．臨床検査の結果を表4-14に示す．

表 4-14 検査値

動脈血	
pH	7.25（正常は 7.4）
P_{CO_2}	24 mmHg（正常は 40 mmHg）
静脈血	
Na^+	132 mEq/L（正常は 140 mEq/L）
K^+	2.3 mEq/L（正常は 4.5 mEq/L）
Cl^-	111 mEq/L（正常は 105 mEq/L）

患者は入院し，強い止痢薬とNaCl，$KHCO_3$の点滴を受けた．24時間以内に，患者は退院可能となり，残りの新婚旅行を問題なく継続できるほどに回復した．

問 題

1．どんな酸–塩基平衡の異常があったか．

2．下痢はどのようにして酸–塩基平衡の異常を生じさせたか．

3．呼吸の深さと回数が増加した機構を説明せよ．

4．アニオンギャップの値を計算せよ．増加したか，減少したか，あるいは正常であったか．この症例のアニオンギャップはどんな病態を示唆するか．

5．なぜ血圧は正常よりも低かったのか．

6．仰臥位のとき脈拍数が顕著に増加した理由を説明せよ．なぜ皮膚は冷たくじっとりとしていたのか．立位で脈拍数が測定された場合，仰臥位の場合と比較して脈拍数は多いか，少ないか，あるいは仰臥位のときと同様か．

7．レニン–アンジオテンシンII–アルドステロン系はどのような影響を受けると予想されるか．

8．血液の K^+ 濃度が顕著に減少した理由は何か．

9．NaCl と $KHCO_3$ の点滴投与が行われた理由は何か．

230　chapter 4　腎臓および酸-塩基生理学

解答と解説

1. 酸-塩基平衡の異常を正確に解析するためには，動脈血の pH，P_{CO_2}，HCO_3^- の値を知っておく必要がある．pH と P_{CO_2} の値は直接計測し，HCO_3^- 濃度は**ヘンダーソン-ハッセルバルヒの式** Henderson–Hasselbalch equation（症例 30 参照）で計算する．

$$pH = 6.1 + \log \frac{HCO_3^-}{P_{CO_2} \times 0.03}$$

$$7.25 = 6.1 + \log \frac{HCO_3^-}{24\ \text{mmHg} \times 0.03}$$

$$1.15 = \log \frac{HCO_3^-}{0.72}$$

両辺の真数をとる（対数を外す）と，

$$14.13 = \frac{HCO_3^-}{0.72}$$

$$HCO_3^- = 10.2\ \text{mEq/L}（正常は 24\ \text{mEq/L}）$$

　　動脈血の各値（pH は 7.25 と酸性，HCO_3^- 濃度は減少して 10.2 mEq/L，P_{CO_2} は 24 mmHg と低下）は，**代謝性アシドーシス** metabolic acidosis に合致している．代謝性アシドーシスは HCO_3^- 濃度の減少で始まることを思い出してほしい．この減少は，有機酸の摂取（増加した有機酸が細胞外の HCO_3^- によって緩衝され，HCO_3^- 濃度が減少する），または身体からの HCO_3^- の喪失によって引き起こされる．末梢化学受容器が酸血症 acidemia（血液 pH 低下）を感知して，呼吸数を増加（**過換気** hyperventilation）させたので，P_{CO_2} は低下した．過呼吸（過換気）は過剰に CO_2 を排出し，動脈血の P_{CO_2} を低下させた．

2. 代謝性アシドーシスは，重篤な**下痢** diarrhea によって引き起こされたと考えられる．胃腸から分泌される消化液のいくつか（**唾液** saliva，**膵液分泌** pancreatic secretion など）は HCO_3^- を高濃度に含有していることを思い出してほしい．消化管内の輸送速度が増加する場合（たとえば下痢），この HCO_3^- に富む体液の過剰な喪失が起こる．HCO_3^- の喪失は，血液中の HCO_3^- 濃度を減少させる（代謝性アシドーシス）．

3. 代謝性アシドーシスを**呼吸性に代償** respiratory compensation するために深く，頻回に呼吸していた（過呼吸・過換気）と考えられる．以前に説明したように，酸血症（HCO_3^- の損失によって二次的に誘発）は末梢化学受容器を刺激し，呼吸数を増加させた．

4. **アニオンギャップ** anion gap に関しては症例 36 に既述である．手短にいうと，アニオンギャップは血清または血漿において測定できない陰イオン（アニオン anion）を表す．測定できない陰イオンとは，アルブミン，リン酸塩，クエン酸塩，硫酸塩，乳酸塩などである．血清アニオンギャップの平均正常値は **12 mEq/L** である．

　　代謝性アシドーシスが存在するときは，病気の原因を特定するためにアニオンギャップを必ず計算する．代謝性アシドーシスにおいて，HCO_3^- 濃度は常に減少する．そして，電解質の電気的中

性を維持するために，この"失われた"HCO_3^-は別のアニオンによって置換されなければならない．HCO_3^-が測定できないアニオン（乳酸塩，ケトアニオン，リン酸塩など）で置換されると，アニオンギャップは増加する．HCO_3^-が測定されるアニオン（Cl^-など）で置換されると，アニオンギャップは正常である．

アニオンギャップは，測定されるカチオン cation（陽イオン：Na^+）と測定されるアニオン（陰イオン：Cl^-とHCO_3^-）の濃度差として計算される．この患者のアニオンギャップは

$$アニオンギャップ＝[Na^+]-([Cl^-]+[HCO_3^-])$$
$$＝132\,mEq/L-(111\,mEq/L+10.2\,mEq/L)$$
$$＝10.8\,mEq/L$$

計算されたアニオンギャップは正常だった．したがって，この患者はアニオンギャップが正常な代謝性アシドーシスであった．その意味するところは以下の通りである．この患者の代謝性アシドーシスにおいて，測定できないアニオンの増加はなく，HCO_3^-濃度の減少は，Cl^-濃度の増加で代償されている．測定されるアニオン（HCO_3^-）は別の測定されるアニオン（Cl^-）で置換され，アニオンギャップは正常範囲内であった．（実際，血液Cl^-濃度 111 mEq/L は，正常値 105 mEq/L より高い．）この酸-塩基平衡異常の正確な（そしてかなり冗長な）名称は，アニオンギャップが正常な高塩素血症性代謝性アシドーシス hyperchloremic metabolic acidosis with a normal anion gap という．

どのようにして患者の血液Cl^-濃度は増加したのだろう．HCO_3^-に富む溶液が消化管から下痢 diarrhea によって失われたことは述べた．そうすると，相対的に，減少した体液の中にCl^-が"残された"ことになる（すなわちCl^-は濃縮された）．

5. 下痢によって相当量の細胞外液を失ったので，血圧は低下したと考えられる．細胞外液 extracellular fluid（ECF）の損失は，血液量と間質液量 interstitial fluid volume の減少（すなわち ECF 量減少 ECF volume contraction）を引き起こした．間質液が減少していたことは，目の落ちくぼみと粘膜が乾燥していたことからも明らかである．また，血液量が減少していたことは，血圧が低下し頸静脈が平坦化していたことから明らかである．（血液量が減少すると，静脈還流は減少し，心拍出量と動脈圧が低下する．）

6. 動脈圧が低下したことに対して頸動脈洞圧受容器 baroreceptor が反応し，脈拍数は二次的に（反射的に）上昇した．圧受容器が動脈圧低下を感知すると，動脈圧を正常化させるために，心臓と血管への交感神経刺激が反射的に開始される．心拍数の増加（洞房結節 sinoatrial node のβ_1受容体を介する）は，これらの交感神経反射の一つである．別の交感神経反射は細動脈のα_1受容体の活性化であり，腎臓，腹腔，皮膚などのいくつかの血管床 vascular bed で血管を収縮させる．皮膚血管の収縮によって，皮膚は蒼白でじっとりしたようになる．

座位では，仰臥位のときよりも血圧が低下した（起立性低血圧 orthostatic hypotension）．この症例の起立性低血圧の原因は，ECF 量の減少と考えられる．座位では静脈血は下肢にうっ滞し，静脈還流が減少する．その結果，心拍出量と動脈圧も低下する．したがって，脈拍数が座位で測定された場合，仰臥位のときよりもさらに増加することが考えられる（圧受容器が血圧低下によってより強く刺激されるため）．

232 chapter 4 腎臓および酸-塩基生理学

7. レニン-アンジオテンシン II-アルドステロン系 renin–angiotensin II–aldosterone system は低下した動脈圧によって活性化されることが予想される. 動脈圧の低下(腎臓の灌流圧の低下)は, レニン分泌を促進し, アンジオテンシン II とアルドステロンの産生を増加させる.

8. K^+ ホメオスタシスに関する前症例(症例 32 と 36)までの説明で, 血液 K^+ 濃度の減少は二つの機構により惹起される可能性があることを述べた. これらの機構の一つは, 細胞外から細胞内への K^+ 移動 K^+ shift であり, もう一つの機構は体液からの K^+ の喪失である. この症例の低カリウム血症 hypokalemia では, 二つの可能性があり, 双方とも体液からの K^+ の損失に関連している. (i)大量の K^+ が, 大腸での消化物通過速度に依存する K^+分泌 K^+ secretion によって二次的に水溶性便の中へと漏出した. (大腸の分泌機構は, 腎臓主細胞 principal cell の K^+ 分泌機構と類似している.) 大腸内を消化物が通過する流速が増加するとき(下痢), 消化管の内腔に分泌される K^+ の量は増加する. (ii)前述したように, レニン-アンジオテンシン II-アルドステロン系は ECF 量の減少によって活性化される. アルドステロンの主要作用の一つは, 腎臓主細胞による K^+ 分泌を増加させることである. このように, 大腸と腎臓での K^+ 分泌増加が合併し, 消化管と腎臓から K^+ が失われ, 低カリウム血症が発症した.

　細胞内への K^+ 移動は, この症例の低カリウム血症に関与しただろうか. 細胞内への K^+ 移動を生じる主要因子は, インスリン, β アドレナリン作動薬とアルカローシス(症例 36 の表 4-12 参照)である. いずれの機序も, この症例では影響していると思われない. アシドーシスが細胞外への K^+ 移動を生じ, 高カリウム血症を招来する可能性が考えられるが, この症例が高カリウム血症を呈していないのは明らかである. つまり, もしこの細胞外への K^+ 移動機構が存在したとしても, 便と尿への大量の K^+ 損失によって相殺されてしまったと考えられる.

9. NaCl と $KHCO_3$ の点滴静注は, 消化管と腎臓で失われた物質(水, Na^+, Cl^-, K^+ と HCO_3^-)を補充することを意図している. ECF 量を NaCl の静注で補充することは, 特に重要であった. ECF 量減少がレニン-アンジオテンシン II-アルドステロン系を活性化させ, 尿への K^+ 損失を引き起こし, 当初の消化管からの K^+ 損失に起因する低カリウム血症を悪化させていた.

キーワード

アニオンギャップ
anion gap

圧受容器
baroreceptor

下痢
diarrhea

細胞外液量減少
extracellular fluid (ECF) volume contraction

高塩素血症性代謝性アシドーシス
hyperchloremic metabolic acidosis

過換気
hyperventilation

低カリウム血症
hypokalemia

K^+分泌(腎臓)
K^+ secretion (renal)

K^+移動
K^+ shift

代謝性アシドーシス
metabolic acidosis

アニオンギャップが正常な代謝性アシドーシス
metabolic acidosis with normal anion gap

起立性低血圧
　orthostatic hypotension
膵液分泌
　pancreatic secretion
主細胞
　principal cell

レニン-アンジオテンシンII-アルドステロン系
　renin-angiotensin II-aldosterone system
唾液
　saliva

234 chapter 4 腎臓および酸–塩基生理学

症例 38
代謝性アシドーシス：メタノール中毒

　59 歳の男性．職場や家庭での困難な状況が続いていた．いわゆる "リストラ" にあい失職した（本人は年齢のためであったと考えている）．妻は離婚を要求し，子供たちからはそのことで非難されていた．自信を喪失し厭世的になっていた．ある晩，ガレージに入り，塗料除去剤を 1 本飲んだ．嘔吐が始まり，意識を失った．幸い，意識喪失後間もなく息子に発見され，救急搬送された．救急外来到着時，患者は過換気状態で，血液検査値は以下のようであった（表 4–15）．

表 4–15 検査値	
動脈血	
pH	7.30（正常は 7.4）
P_{CO_2}	25 mmHg（正常は 40 mmHg）
静脈血	
Na^+	141 mEq/L（正常は 140 mmHg）
K^+	4.6 mEq/L（正常は 4.5 mEg/L）
総 CO_2（HCO_3^-）	12 mEq/L（正常は 24 mEg/L）
Cl^-	102 mEq/L（正常は 105 mEg/L）
グルコース	90 mg/dL（空腹時正常値は 70〜110 mg/dL）
血液尿素窒素（BUN）	20 mg/dL（正常は 9〜18 mg/dL）
浸透圧濃度	330 mOsm/L（正常は 290 mOsm/L）

　血液検査によってメタノール中毒であることが確認された．胃内容の吸引除去が行われ，生理食塩水，HCO_3^-，エタノールの点滴静注を受けた．間もなく意識は回復し，家人に付き添われて帰宅した．「私たちはやり直せる．あなたなしの生活は考えられない．」と妻に励まされながら．

■ 問　題

1．どんな酸–塩基平衡異常が発生したか．

2．過換気の原因は何か．

3．予測される程度の呼吸性代償があったか（p 370 の付録 2 の数値を用いて計算せよ）．

4．メタノール中毒によって酸–塩基平衡の異常が発生したと考えられる．メタノールがこのような病態を誘発する機構を説明し，エタノールが治療に用いられた理由を述べよ．

5．血清のアニオンギャップを計算し，その値の意味するところを説明せよ．

6．浸透圧ギャップを計算し，その値の意味するところを説明せよ．

7. 代謝性アシドーシスを補正するために HCO_3^- が投与されたとき，ギ酸の排泄が増加した．この現象の機構を説明せよ．

解答と解説

1. 患者の pH，HCO_3^-，P_{CO_2} の値は，**代謝性アシドーシス** metabolic acidosis に合致する（表 4-11 参照）．

2. 代謝性アシドーシスの**呼吸性代償** respiratory compensation として過換気 hyperventilation となった．代謝性アシドーシスは血液の HCO_3^- 濃度の減少と関係しており，血液の pH を低下させる（酸血症 acidemia）．血液 pH の低下は**末梢化学受容器** peripheral chemoreceptor を刺激し，その結果，呼吸数が増加する（過換気）．過換気は P_{CO_2} を低下させ，これが代謝性アシドーシスの呼吸性代償とよばれる．

3. 呼吸性代償の程度は，付録 2(p 370) に記載されている "腎の法則 renal rules" から計算される．この関係により，過換気の程度が代謝性アシドーシスの重症度から予測される範囲（すなわち HCO_3^- が正常より低い範囲）内であるかどうかを診断することができる．この患者の HCO_3^- は 12 mEq/L であり，この値は正常値より 12 mEq/L 低下している．付録より，この HCO_3^- 濃度低下から予測される P_{CO_2} は以下の通り計算することができる．

$$HCO_3^- \text{減少量（正常から）} = 24\ \text{mEq/L} - 12\ \text{mEq/L} = 12\ \text{mEq/L}$$
$$P_{CO_2} \text{予測減少量（正常から）} = 1.3 \times 12\ \text{mEq/L} = 15.6\ \text{mmHg}$$
$$P_{CO_2} \text{予測量} = 40\ \text{mmHg} - 15.6\ \text{mmHg} = 24.4\ \text{mmHg}$$

P_{CO_2} 予測量は 24.4 mmHg であり，実測された P_{CO_2} 25 mmHg とほぼ同じである．したがって，この患者の呼吸性代償は妥当な範囲内であり，**単純な代謝性アシドーシス** metabolic acidosis で付加的な酸-塩基平衡異常がない病態と考えられる．

4. **メタノール** methanol すなわち木精は，塗料除去剤，セラック，ニス，缶詰燃料 (Sterno)，ワイパー液などの成分である．図 4-14 に示すように，メタノールはアルコール脱水素酵素によってホルム

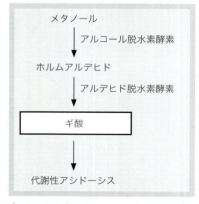

図 4-14　メタノールのホルムアルデヒドおよびギ酸への代謝．

アルデヒド formaldehyde に代謝され，さらにアルデヒド脱水素酵素 aldehyde dehydrogenase によって**ギ酸 formic acid** に変化する．ギ酸は，代謝性アシドーシスを引き起こす．ギ酸はまた網膜毒性をもち失明に至らせる．したがって，迅速な治療が必要である．**アルコール脱水素酵素 alcohol dehydrogenase** はメタノールよりもエタノールへの親和性が非常に高いので，**エタノール ethanol** の点滴静注はメタノール中毒の治療として効果的である．エタノールはメタノールの代謝を競合的に阻害し，メタノールが中毒性代謝産物へと継続的に代謝されないようにする．

5. **アニオンギャップ** anion gap については，症例 36 で説明した．手短にいうと，アニオンギャップは血清または血漿において測定できない陰イオン（アニオン anion）を表している．血清アニオンギャップの正常値は 12 mEq/L である．この患者のアニオンギャップは

$$\text{アニオンギャップ} = [Na^+] - ([Cl^-] + [HCO_3^-])$$
$$= 141 \text{ mEq/L} - (102 \text{ mEq/L} + 12 \text{ mEq/L})$$
$$= 27 \text{ mEq/L}$$

アニオンギャップは 27 mEq/L で増加している．したがって，アニオンギャップの増加を伴う代謝性アシドーシスを呈していると考えられる．つまり，血清電解質の電気的中性を維持するために，HCO_3^- 濃度の減少（代謝性アシドーシスの原因）を，測定できないアニオン（この症例では**ギ酸塩 formate**）の増加で相殺している．

6. 血漿のおもな溶質は，Na^+（対応する陰イオンとして Cl^- と HCO_3^-），グルコース，尿素（血液尿素窒素 blood urea nitrogen，BUN）である．浸透圧濃度は全溶質の濃度で決まるので，血漿浸透圧濃度は Na^+ 濃度（電気的平衡を保つため同量の対応する陰イオンが存在することを勘案して 2 倍する），グルコース濃度，BUN を合計することによって推定することができる．このことは症例 31 でも述べた通りである．この計算式を用いると，この症例の推定される血漿浸透圧濃度（P_{osm}）は以下のように計算される．

$$\text{推定される } P_{osm} = 2 \times [Na^+] + \frac{\text{グルコース}}{18} + \frac{BUN}{2.8}$$
$$= 2 \times 141 \text{ mEq/L} + \frac{90 \text{ mg/dL}}{18} + \frac{20 \text{ mg/dL}}{2.8}$$
$$= 282 + 5 + 7.1$$
$$= 294 \text{ mOsm/L}$$

この患者の実測した P_{osm} は 330 mOsm/L であり，推定される P_{osm} より非常に高かった．この差，"浸透圧ギャップ"はどのように説明すればよいだろうか．**浸透圧ギャップ osmolar gap** は推定された P_{osm} と実測された P_{osm} の差である．通常では，P_{osm} を推定する際に，正常の血漿中に存在しているほとんどすべての溶質を考慮するので，二つの値にはほとんど差がない．本症例において，36 mOsm/L（330 mOsm/L − 294 mOsm/L）の大きな浸透圧ギャップが生じたことは，予測式で想定しない溶質（通常は存在しない溶質）が存在し，浸透圧濃度の実測値を上昇させたと考えられる．本症例では，その溶質はメタノールである．メタノールは低分子量（32 g/mol）の小分子であり，有毒なレベルの血中濃度では高いモル濃度となる．したがって，血漿浸透圧濃度を大きく上昇させる．

アニオンギャップの増加を伴う代謝性アシドーシスの症例では，浸透圧ギャップの存在は，確定的ではないが，メタノールまたはエチレングリコール中毒の可能性を示唆する．［**エチレングリ**

コール ethylene glycol(不凍液の成分)はグリコール酸とシュウ酸に代謝され，それらはアニオンギャップの増加を伴う代謝性アシドーシスを招来する固定酸である．エチレングリコールはメタノールと同様に比較的低分子量(62 g/mol)なので，有毒なレベルの血中濃度では，血漿浸透圧濃度の実測値を上昇させる．]

アニオンギャップの増加を伴う代謝性アシドーシスを惹起するその他の物質(たとえばケト酸，乳酸，サリチル酸など)も浸透圧ギャップを生じるだろうか．答えはイエスで，顕在化はしないものの，浸透圧ギャップは生じる．しかし，ケト酸，乳酸，サリチル酸などは大きな分子であり，中毒濃度でも，メタノールやエチレングリコールのような低分子量の物質ほど血漿浸透圧濃度を上昇させない．

7. HCO_3^-の静注は，血液のHCO_3^-濃度を上昇させ，代謝性アシドーシスを補正した．HCO_3^-の静注は，尿からのギ酸排泄を促進することにも役立った．尿中では，ギ酸(非電離型)とギ酸塩(電離型)は平衡状態にある．すなわち，各々の型の量比は尿のpHに依存している．ギ酸は無電荷であるので，尿から腎尿細管の細胞を通って，血液へと拡散することができる(非イオン拡散 non-ionic diffusion とよばれる)．血液に逆拡散するギ酸は全く排出されない．一方，負電荷のギ酸塩は血液へと拡散することができず，尿中へ排泄される．HCO_3^-静注は尿をアルカリ化し，ギ酸よりもギ酸塩の形成を促進し，逆拡散を減少させ，ギ酸の排泄を増加させた．

キーワード

アルコール脱水素酵素
alcohol dehydrogenase

アニオンギャップ
anion gap

エタノール
ethanol

ギ酸
formic acid

代謝性アシドーシス
metabolic acidosis

メタノール
methanol

非イオン拡散
non-ionic diffusion

浸透圧ギャップ
osmolar gap

呼吸性代償
respiratory compensation

症例 39
代謝性アルカローシス：嘔吐

20 歳の女性．大学で哲学を専攻している．ウイルス性（急性）胃腸炎が期末テスト期間中にキャンパスに流行した．この女性も運悪く胃腸炎に罹患した．ほとんどのクラスメートが 1 日で回復したが，この女性の嘔吐は 3 日間継続した．この期間，食事は全くとれず，のどの渇きをいやすために氷をなめることしかできなかった．学内の保健管理センターを受診した際には，嘔吐は止まっていたが，頭を上げるのも大儀な状態であった．診察時，血圧 100/60，皮膚緊張（ツルゴール）の低下と粘膜の乾燥が認められた．血液検査値を表 4-16 に示す．

表 4-16 検査値

動脈血	
pH	7.53（正常は 7.4）
HCO_3^-	37 mEq/L（正常は 24 mEq/L）
P_{CO_2}	45 mmHg（正常は 40 mmHg）
静脈血	
Na^+	137 mEq/L（正常は 140 mEq/L）
Cl^-	82 mEq/L（正常は 105 mEq/L）
K^+	2.8 mEq/L（正常は 4.5 mEq/L）

患者は入院し，等張生理食塩水と K^+ の点滴を受けた．体液と電解質バランスが正常に戻った後，翌日退院した．

問題

1．3 日間の嘔吐後，どんな酸–塩基平衡の異常が生じたか．

2．嘔吐がこの酸–塩基平衡異常を引き起こした機構を説明せよ．または，視点を変えて，嘔吐が血液の HCO_3^- 濃度を増加させた機構を説明せよ．

3．なぜ血液の Cl^- 濃度は低下したか．

4．健常人と比較して，呼吸数は増加したか，減少したか，不変であったか．

5．なぜ血圧は低下したか．なぜツルゴールの低下と粘膜の乾燥がみられたか．

6．血圧の低下は，レニン–アンジオテンシンⅡ–アルドステロン系にどんな影響を及ぼすと予想されるか．

7．なぜ血液の K^+ 濃度が高度に低下したか．（ヒント：低カリウム血症の発生に関与した可能性のある三つの別々の機構を考察せよ．）

240   chapter 4　腎臓および酸-塩基生理学

8．細胞外液(ECF)量の減少は，酸-塩基平衡にどんな影響を及ぼしたか．どんな酸-塩基平衡異常が，ECF量の減少によって引き起こされるか．

9．アニオンギャップを計算せよ．それは正常であったか，増加していたか，減少していたか．この症例のアニオンギャップは何を意味するのか．

10．なぜ生理食塩水の点滴を受ける必要があったのか．

11．なぜ K^+ を含有する点滴を受けたのか．

解答は次のページ

解答と解説

1. この患者の動脈血検査値は**代謝性アルカローシス** metabolic alkalosis に合致する．pH は 7.53 とアルカリ性で，HCO_3^- 濃度（37 mEq/L）は増加し，P_{CO_2}（45 mmHg）も上昇している．代謝性アルカローシスの異常の本質は血液 HCO_3^- 濃度の増加であり，これが pH を上昇させる（ヘンダーソン-ハッセルバルヒの式による）．アルカリ血症 alkalemia は末梢化学受容器によって感知され，呼吸数が減少（低換気）し，P_{CO_2} が上昇する．この低換気が，代謝性アルカローシスの**呼吸性代償** respiratory compensation である．

$$pH = 6.1 + \log \frac{HCO_3^-}{P_{CO_2}}$$

このように，この患者では HCO_3^- 濃度（分子）が増加し，動脈血 pH はアルカリ性となった．呼吸器系の低換気により分母の P_{CO_2} が上昇し，HCO_3^- と CO_2 の比率と pH は正常値近くにまで補正された．

2. どのようにして嘔吐 vomiting が代謝性アルカローシスを引き起こすか（またはどのようにして嘔吐が HCO_3^- の血中濃度を増加させるか）という問題を解決するには，まず消化管の基本的な生理機構を考えてみるとよい．

胃の**壁細胞** parietal cell は炭酸脱水酵素 carbonic anhydrase を利用して CO_2 と水から H^+ と HCO_3^- をつくる．H^+ はタンパク質の消化を助けるために胃の内腔に分泌され，HCO_3^- は血液に入る．食後，胃静脈を流れる血液では，この HCO_3^- 吸収のため，pH がアルカリ性になる（**一過性アルカリ** alkaline tide）．健常人では，酸性の糜粥（びじゅく chyme；胃内消化によりかゆ状になった食物）は胃から小腸へと移動し，H^+ は膵臓からの HCO_3^- 分泌を促す．この HCO_3^- が H^+ を中和する．このように，健常人では，胃の壁細胞によって血液に加えられた HCO_3^- は血液中に残らない．つまり，膵液分泌の過程で十二指腸内腔へと再分泌してしまう．

嘔吐している人では，胃で分泌された H^+ が小腸に達することがなく，それゆえ**膵臓からの HCO_3^- 分泌** pancreatic HCO_3^- secretion を促進することがない．したがって，胃の壁細胞によって産生された HCO_3^- は血液の中に残り，その結果，血液の HCO_3^- 濃度が増加する．

3. 胃の壁細胞が H^+ に加えて Cl^- を分泌する（HCl）ので，血液の Cl^- 濃度は低下した．嘔吐したとき，体から H^+ と Cl^- が失われ，血液の Cl^- 濃度は低下した．

4. 動脈血の P_{CO_2} が上昇していたので，この患者では呼吸数が低下していたと考えられる（**低換気 hypoventilation**）．（3 章の呼吸生理学から，肺胞換気と P_{CO_2} の逆相関を思い出してほしい．）前述したように，末梢化学受容器が HCO_3^- 濃度の増加により誘発したアルカリ血症を感知し，低換気となったと考えられる．

5. 嘔吐により**細胞外液** extracellular fluid（ECF）を失ったので，この患者の血圧は低下した．ECF 量の減少は，血液量を減少させ，心臓への静脈還流 venous return を減少させた．静脈還流の減少は心拍出量を減少させ（フランク-スターリングの機構 Frank-Starling mechanism），動脈圧を低下させた．皮膚の緊張（ツルゴール turgor）の低下と粘膜の乾燥も，ECF 量（特に間質液量）が減少した

ことによる徴候と考えられる.

6. 低下した動脈圧は，以下の機構でこの患者の**レニン–アンジオテンシンⅡ–アルドステロン系 renin–angiotensin II–aldosterone system** を活性化させたと考えられる．動脈圧の低下は腎臓の灌流圧 perfusion pressure を低下させ，レニン分泌を促進する．レニンは，アンジオテンシノゲン angiotensinogen のアンジオテンシンⅠへの変換を触媒する．アンジオテンシン変換酵素 angiotensin-converting enzyme は，アンジオテンシンⅠのアンジオテンシンⅡへの変換を触媒する．そして，アンジオテンシンⅡは細動脈の収縮とアルドステロンの分泌を引き起こす.

7. この患者は重篤な**低カリウム血症 hypokalemia** を呈していた．症例 32，36，37 で，K^+ホメオスタシスについて述べたが，低カリウム血症は細胞内への K^+ イオンの移動，あるいは体からの K^+ 損失の増加により生じることを思い出してほしい.

　まず，ECF から細胞内液 intracellular fluid（ICF）への **K^+移動 K^+ shift** を生じさせる主要な因子を考えてみる．**インスリン insulin，βアドレナリン作動薬 β–adrenergic agonist，アルカローシス alkalosis** がそうした因子である．この症例では，これらの因子のうち，代謝性アルカローシスが低カリウム血症の発生に関与したと考えられる．つまり H^+ が細胞から分泌された際，K^+ が電気的中性を維持するために細胞内へと移動した.

　次に，消化管あるいは腎臓を経由して，**体からの K^+ の損失**が増加した可能性を考えてみよう．嘔吐に際して，ある程度の K^+ が**胃液 gastric juice** 中に失われたことは確実であろう．加えて，最も重要なこととして，レニン–アンジオテンシンⅡ–アルドステロン系が，ECF 量の減少によって活性化されていた．**アルドステロン aldosterone** の主な作用は，遠位尿細管後半（遠位）部と集合管の**主細胞 principal cell** による **K^+分泌 K^+ secretion** を増加させることであり，尿中への K^+ 損失を増加させる.

8. 問題 5 において，嘔吐によって ECF 量が減少することを述べた．しかし，この ECF 量減少によって酸–塩基平衡に異常が生じる可能性は考慮しなかった．今回の症例では，患者は嘔吐によって H^+ を失ったので，代謝性アルカローシスを呈していた．問題を悪化させたのは，ECF 量の減少が，さらに代謝性アルカローシスの程度を強めたことである（**体液減少性アルカローシス contraction alkalosis** とよばれる，図 4–15）.

　図 4–15 に示したように，嘔吐は二つの機構によって代謝性アルカローシスを生じさせる．第一の機構，別のいい方をすると初期経路は，当初の胃からの HCl 損失である．第二の機構は，ECF 量の減少によって誘導される，以下のような維持経路である．嘔吐は ECF 量を減少させレニン–アンジオテンシンⅡ–アルドステロン系を活性化させる（前述）．**レニン–アンジオテンシンⅡ–アルドステロン系**の活性化はさらに二つの経路で血液の HCO_3^- 濃度を増加させる（代謝性アルカローシス）．(i)アンジオテンシンⅡは近位尿細管で Na^+–H^+ 交換を促進し，濾過された HCO_3^- の再吸収を増加させる（図 4–16）．(ii)アルドステロンは遠位尿細管後半（遠位）部と集合管の**間在細胞 intercalated cell** のプロトン（H^+）ポンプ（H^+ ATPase）を活性化する．このポンプによる H^+ の分泌増加は新たな HCO_3^- の再吸収を伴い，血液の HCO_3^- 濃度をさらに増加させる（図 4–17）.

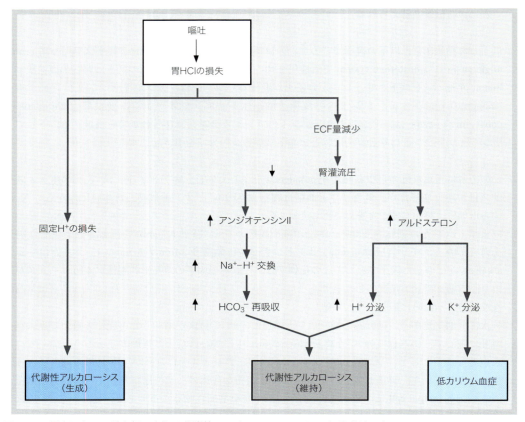

図 4-15　嘔吐によって引き起こされる代謝性アルカローシス．ECF：細胞外液．（Costanzo LS: *BRS Physiology*, 5th ed. Baltimore, Lippincott Williams & Wilkins, 2011, p 179 より許可を得て転載）

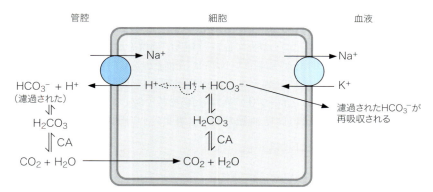

図 4-16　近位尿細管における濾過された HCO_3^- の再吸収の機構．CA：炭酸脱水酵素．（Costanzo LS: *BRS Physiology*, 5th ed. Baltimore, Lippincott Williams & Wilkins, 2011, p 171 より許可を得て転載）

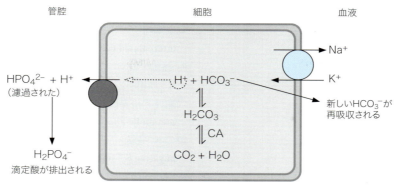

図 4-17 滴定酸としてのH^+分泌の機構. CA：炭酸脱水酵素.（Costanzo LS: *BRS Physiology*, 5th ed. Baltimore, Lippincott Williams & Wilkins, 2011, p 179 より許可を得て転載）

9．この患者の**アニオンギャップ** anion gap は以下のように計算される.

$$\text{アニオンギャップ} = [Na^+] - ([Cl^-] + [HCO_3^-])$$
$$= 137\,mEq/L - (82\,mEq/L + 37\,mEq/L)$$
$$= 18\,mEq/L$$

症例 36 と 37 で述べたように，アニオンギャップの正常範囲は 8～16 mEq/L で，平均値は 12 mEq/L である．この患者のアニオンギャップは 18 mEq/L で，上昇していたと判断される．アニオンギャップの増加がいくつかのタイプの代謝性アシドーシスに合併するということは既述の通りである．この患者の場合は，合併していた酸-塩基平衡の異常は代謝性アルカローシスであるが，アニオンギャップの増加はどう説明すればよいのだろう．二次的な酸-塩基平衡異常（代謝性アシドーシス）が発生していた可能性が考えられる．この患者は，3 日間食事を全くとることができなかった．つまり，この飢餓状態の期間に，脂肪 fat を加水分解し，脂肪酸 fatty acid を生成していたことが考えられる．脂肪酸はケト酸 ketoacid に代謝され，代謝性アルカローシスに代謝性アシドーシスを合併したと推定される．

10．生理食塩水の点滴静注で，減少した ECF を補充することは重要だった．**体液量減少** volume contraction が惹起した二次的なレニン-アンジオテンシンⅡ-アルドステロン系の活性化には二つの非常に有害な作用があることを思い出してほしい．(i)代謝性アルカローシスを持続させた（体液減少性アルカローシス），(ii)低カリウム血症を引き起こした．たとえ嘔吐が止まったとしても，ECF 量が回復するまでは，代謝性アルカローシスと低カリウム血症は持続したであろう．

11．この患者では**負のK^+平衡** negative K^+ balance となっていたので，K^+を含む輸液が点滴静注された．これまでの説明から，この患者の低カリウム血症の三つの原因のうち，二つが体からの K^+ 損失であることを思い出してほしい（胃液分泌と尿）．したがって，K^+の平衡を回復するためには，失った K^+ を補充する必要があった．

246　chapter 4　腎臓および酸-塩基生理学

キーワード

β-アドレナリン作動薬
β-adrenergic agonist

アルドステロン
aldosterone

一過性アルカリ
alkaline tide[*]

体液減少性アルカローシス
contraction alkalosis

細胞外液量減少
extracellular fluid (ECF) volume contraction

胃 H^+ 分泌
gastric H^+ secretion

プロトン-カリウムポンプ
H^+-K^+ ATPase

低カリウム血症
hypokalemia

インスリン
insulin

間在細胞
intercalated cell

K^+ 移動
K^+ shift

代謝性アルカローシス
metabolic alkalosis

負の K^+ 平衡
negative K^+ balance

膵臓からの HCO_3^- 分泌
pancreatic HCO_3^- secretion

壁細胞
parietal cell

主細胞
principal cell

レニン-アンジオテンシンⅡ-アルド
ステロン系
renin-angiotensin II-aldosterone system

＊訳注：alkaline tide は一過性アルカリ血症の意味で用いられているが，一過性アルカリ尿の意味でも用いられる．

症例 40

呼吸性アシドーシス：慢性閉塞性肺疾患

　73歳の女性．裁縫師として勤務していたがいまは引退して無職．長年にわたる喫煙のために慢性閉塞性肺疾患 chronic obstructive pulmonary disease に罹患していた（症例25参照）．死亡の6カ月前に，かかりつけ医の診察を受けた．そのときの動脈血検査値を表4-17に示す．

表 4-17 最後の入院の6カ月前の検査値

P_{O_2}	48 mmHg（正常は 100 mmHg）
P_{CO_2}	69 mmHg（正常は 40 mmHg）
HCO_3^-	34 mEq/L（正常は 24 mEq/L）
pH	7.32（正常は 7.4）

　医師の警告にもかかわらず禁煙を強く拒否した．6カ月後に状態が悪化し，妹に付き添われて救急診療部を受診した．そのときの動脈血検査値を表4-18に示す．

表 4-18 最後の入院の際の検査値

P_{O_2}	35 mmHg（正常は 100 mmHg）
P_{CO_2}	69 mmHg（正常は 40 mmHg）
HCO_3^-	20 mEq/L（正常は 24 mEq/L）
pH	7.09（正常は 7.4）

　そのまま入院となり，2週後に死亡した．

問　題

1. 死亡の6カ月前にかかりつけ医を受診した際，酸-塩基平衡にはどのような異常がみられたか．その原因は何か．

2. なぜそのとき HCO_3^- 濃度が増加していたか．

3. そのとき P_{CO_2} 変化に対して腎性代償は適切に生じていたか．

4. 最後の入院の際，なぜpHは6カ月前より著明に低かったのか．どのような機構により HCO_3^- 濃度が正常より低下したのか（以前は正常より高かった）説明せよ．

5. 最後の入院の際，アニオンギャップは増加したか，減少したか，それとも正常か．また，そう考えた理由はなぜか．

248　chapter 4　腎臓および酸–塩基生理学

解答と解説

1. 死亡6カ月前にかかりつけ医を受診した際，**呼吸性アシドーシス** respiratory acidosis が生じていた．閉塞性肺疾患により肺胞換気量が低下し，換気されない領域を血流が灌流した（**換気-血流不適合** ventilation–perfusion（$\dot{V}/\dot{Q}$）defect）ため，P_{CO_2} の増加に至った．十分に換気されない肺胞では（肺胞内 CO_2 濃度が高いため），CO_2 は放出できない．P_{CO_2} の増加により動脈血 pH が低下した．

2. 単純性呼吸性アシドーシスにおいて HCO_3^- 濃度は常にある程度増加する．増加の程度は発症が急性か慢性かにより異なる．**急性呼吸性アシドーシス** acute respiratory acidosis において，HCO_3^- 濃度は，以下の反応によって軽度に増加する．CO_2 が排泄されず P_{CO_2} が増加するにつれて，反応は右方向に進む．そして，HCO_3^- 濃度の増加を引き起こす．

$$CO_2 + H_2O \rightleftarrows H_2CO_3 \rightleftarrows H^+ + HCO_3^-$$

　慢性呼吸性アシドーシス chronic respiratory acidosis では，平衡式の移動に加えて，腎臓が HCO_3^- の合成と再吸収を増加させる（**腎性代償** renal compensation）ため，HCO_3^- 濃度の増加はより大きくなる．この代償作用は遠位尿細管後半部と集合管にある**間在細胞** intercalated cell で起こる．ここから H^+ が尿中へ分泌され，新たに合成された HCO_3^- が血中に再吸収される．動脈血 P_{CO_2} が慢性的に上昇すると，腎臓細胞内の P_{CO_2} も同様に上昇する．細胞内 P_{CO_2} 増加により H^+ と HCO_3^- 産生が高まり H^+ 分泌と HCO_3^- 再吸収 HCO_3^- reabsorption が増加する（図 4–17 参照）．
　血液 HCO_3^- 濃度の増加を引き起こす腎臓におけるこの反応は，なぜ代償 compensation とよばれているのか．何のための代償か．下のヘンダーソン–ハッセルバルヒの式で示すように，HCO_3^- 濃度の増加は pH を正常方向へ "補正"（修正）する（ヘンダーソン–ハッセルバルヒの式については症例 30 を参照）．

$$pH = 6.1 + \log \frac{HCO_3^-}{P_{CO_2} \times 0.03}$$

　呼吸性アシドーシスにおいて，CO_2（分母）は低換気のために二次的に増加する．この P_{CO_2} 増加は動脈血 pH 低下を引き起こす．呼吸性アシドーシスの慢性期に，腎臓は HCO_3^-（分子）を増加させる．この増加は，CO_2 と HCO_3^- の比率と pH を正常化する方向へ向かわせる．死亡の6カ月前，CO_2 が著明に上昇していたにもかかわらず（P_{CO_2} が 69 mmHg），pH はわずかに酸性に傾いていただけであった（7.32）．腎臓が pH をほぼ正常に補正あるいは修正したので，69 mmHg という高い P_{CO_2} にもかかわらず生存できたのである（健常人の P_{CO_2} は 40 mmHg）．

3. 問題は高 P_{CO_2} に対する腎性代償の程度が適当だったかどうか尋ねている．換言すれば，腎臓は HCO_3^- 濃度を予想される程度に増加させたか．付録2（p 370）に単純性酸–塩基平衡異常の際に予想される代償性応答値を算出するための数式を示す．単純性**慢性呼吸性アシドーシス**では，P_{CO_2} の 1 mmHg 増加に対し，HCO_3^- は 0.4 mEq/L 増加すると予想される．すなわち HCO_3^- 予測増加量を算出するには P_{CO_2} が正常値（40 mmHg）よりどれくらい増加したかを計算し，この値に 0.4 を乗算すればよい．HCO_3^- 予測濃度は HCO_3^- の正常値にこの増加量を加えれば得られる．

$$P_{CO_2}\ 増加量 = 69\ mmHg - 40\ mmHg$$
$$= 29\ mmHg$$
$$HCO_3^-\ 予測増加量 = 29\ mmHg \times 0.4\ mEq/L\ per\ mmHg$$
$$= 11.6\ mEq/L$$
$$HCO_3^-\ 予測濃度 = 24\ mEq/L + 11.6\ mEq/L$$
$$= 35.6\ mEq/L$$

換言すれば，単純性慢性呼吸性アシドーシスを呈する場合，腎性代償に基づき，HCO_3^- 濃度は 35.6 mEq/L になるはずである．最初の訪問時，実際の HCO_3^- 濃度は 34 mEq/L であり，予測値に非常に近い．したがって，死亡 6 カ月前の受診時には単純性慢性呼吸性アシドーシスのみを呈していたと結論できる．

4. 最後の入院で，動脈血検査値に三つの変化が認められた．(i) P_{O_2} が以前より低くなった（低酸素血症 hypoxemia），(ii) 正常より高かった HCO_3^- 濃度が，正常より低くなった，(iii) pH がより酸性に傾いた．P_{CO_2} は上昇したまま(69 mmHg)不変だった．

最後の入院時には，HCO_3^- 濃度が減少していたので，pH はより酸性に傾いた．6 カ月前は，腎性代償により HCO_3^- 濃度が上昇し，pH がほぼ正常になったため，高い P_{CO_2} でも生存できたのである（問題 2 解説参照）．最後の入院の際，HCO_3^- はもはや上昇しなかった．むしろ正常より減少していた．ヘンダーソン–ハッセルバルヒの式 Henderson–Hasselbalch equation を参照すると，分子(HCO_3^-)の減少か分母(P_{CO_2})の増加により pH 低下が生ずることがわかる．両者が同時に起これば，pH 低下は致命的となる！

解決すべき重要な課題は，（腎性代償により）以前は増加していた HCO_3^- がなぜ最後の入院では減少したのかである．何が HCO_3^- 濃度を減少させたのだろうか．答えは，慢性呼吸性アシドーシスに代謝性アシドーシス metabolic acidosis が合併したことである．（代謝性アシドーシスになると，慢性的に増加した酸が細胞外の HCO_3^- により緩衝され，HCO_3^- 濃度は低下する．）代謝性アシドーシスの原因を確定するのは難しいが，可能性の一つは低酸素症 hypoxia のために乳酸アシドーシス lactic acidosis が生じたことである．最後の入院時は，以前の受診時より，P_{O_2} はさらに低かった(35 mmHg)．その結果，組織への O_2 輸送は，著明に低下した．組織が嫌気的代謝へ切り替えたので，乳酸が生成され，代謝性アシドーシスを引き起こした．

5. 代謝性アシドーシスの合併が乳酸の蓄積が原因で生じる場合，アニオンギャップ anion gap（訳注：計算式は症例 37 を参照）は増加した可能性が高い．乳酸の増加により代謝性アシドーシスが引き起こされるとともに，電離した乳酸イオン（陰イオン）はアニオンギャップを増加させる．

キーワード

アニオンギャップ
anion gap

慢性閉塞性肺疾患
chronic obstructive pulmonary disease

HCO_3^- 再吸収
HCO_3^- reabsorption

ヘンダーソン–ハッセルバルヒの式
Henderson–Hasselbalch equation

低酸素血症*	代謝性アシドーシス
hypoxemia	metabolic acidosis
低酸素症*	呼吸性アシドーシスの腎性代償
hypoxia	renal compensation for respiratory acidosis
間在細胞	呼吸性アシドーシス
intercalated cell	respiratory acidosis
乳酸アシドーシス	換気−血流($\dot{V}/\dot{Q}$)不適合
lactic acidosis	ventilation−perfusion ($\dot{V}/\dot{Q}$) defect

＊訳注：低酸素血症 hypoxemia は血液（動脈）中の酸素濃度（酸素分圧）が低下した状態のこと．低酸素症 hypoxia は組織や血液の低酸素が原因で生ずる病態のこと．

症例 41

呼吸性アルカローシス：ヒステリーによる過換気

　55 歳の女性．インテリア・デザイナー．小型飛行機搭乗中に嫌な思いをして以来，飛行機に乗ることを怖がっていた．しかし，30 回目の結婚記念日を祝うために，夫と 2 人でパリへの旅行を計画した．出発の日が近づくにつれ，“不安発作”があると感じるようになった．パリへのフライトの 2 日前の晩，急に呼吸が速くなり，止まらなくなった．意識がもうろうとなり，手足は麻痺して刺すような痛みがあった．脳卒中の発作ではないかと疑った．夫によって地元の救急治療部に急送され，直ちに動脈血が採血された（表 4-19）．救急治療部スタッフは，紙袋を口に当ててその中で呼吸するように指示した．その後，2 回目の採血を行い（表 4-20），「もう全く問題ありません」といわれ，その晩帰宅した．

表 4-19	救急治療部到着時の検査値
pH	7.56（正常は 7.4）
P_{CO_2}	23 mmHg（正常は 40 mmHg）
HCO_3^-	20 mEq/L（正常は 24 mEq/L）

表 4-20	紙袋の中で呼吸後の検査値
pH	7.41（正常は 7.4）
P_{CO_2}	41 mmHg（正常は 40 mmHg）
HCO_3^-	25 mEq/L（正常は 24 mEq/L）

■ 問　題

1．救急治療部に到達したとき，どんな酸–塩基平衡異常を呈していたか．その原因は何か．

2．なぜ HCO_3^- 濃度は減少したか．HCO_3^- 濃度は，急性または慢性酸–塩基平衡異常と判断してよい程度に減少したか．

3．なぜ意識がもうろうとしたか．

4．なぜ足と手に刺すような痛みと麻痺があったのか．

5．紙袋を使った呼吸により，なぜ酸–塩基平衡異常が修正されたのか．

252　chapter 4　腎臓および酸–塩基生理学

	解答と解説

1. 救急治療部に到着したとき，動脈血の pH はアルカリ性で，P_{CO_2} は低下し，HCO_3^- 濃度もわずかに減少していた．これらは，**呼吸性アルカローシス** respiratory alkalosis の所見と考えて差し支えない．呼吸性アルカローシスは過換気 hyperventilation に起因し，CO_2 が必要以上に排泄されるため，動脈 P_{CO_2} が低下し，pH が上昇する．（P_{CO_2} の低下がなぜ pH を上昇させるか理解するために，**ヘンダーソン–ハッセルバルヒの式** Henderson–Hasselbalch equation を参照せよ．）

2. HCO_3^- 濃度の減少は以下の反応式で示すように，低下した P_{CO_2} により二次的に生じた．低下した P_{CO_2}（過換気に起因）により平衡が左方向へ移動し，HCO_3^- 濃度を減少させた．

$$CO_2 + H_2O \rightleftharpoons H_2CO_3 \rightleftharpoons H^+ + HCO_3^-$$

　HCO_3^- 濃度減少は，**急性呼吸性アルカローシス**の結果と考えて差し支えない．その理由を本性例での P_{CO_2} 低下をもとに HCO_3^- 濃度変化の予測値を計算することにより証明する．付録 1（p 369）で示すように，呼吸性アルカローシスが急性のとき，P_{CO_2} の 1 mmHg 低下ごとに HCO_3^- 濃度は 0.2 mEq/L 減少すると予想される．本症例の呼吸性アルカローシスが急性の場合，予測される HCO_3^- 濃度は

$$
\begin{aligned}
P_{CO_2} \text{低下量} \quad &= 40\ \text{mmHg} - 23\ \text{mmHg} \\
&= 17\ \text{mmHg} \\
HCO_3^- \text{予測減少量} &= 17\ \text{mmHg} \times 0.2\ \text{mEq/L/mmHg} \\
&= 3.4\ \text{mEq/L} \\
HCO_3^- \text{予測濃度} \quad &= 24\ \text{mEq/L} - 3.4\ \text{mEq/L} \\
&= 20.6\ \text{mEq/L}
\end{aligned}
$$

　20 mEq/L という HCO_3^- 検査所見は，上に示した急性呼吸性アルカローシスで予測される HCO_3^- 濃度と完全に一致していた．

　同じ P_{CO_2}（23 mmHg）で**慢性**呼吸性アルカローシス chronic respiratory alkalosis ならば，HCO_3^- はさらに低くなったはずである．この場合，付録 1 によれば，P_{CO_2} の 1 mmHg 低下ごとに，HCO_3^- は 0.4 mEq/L 減少する．すなわち，17 mmHg × 0.4 mEq/L = 6.8 mEq/L 減少するはずである．（慢性呼吸性アルカローシスにおいて HCO_3^- 濃度がより大きく減少するのは**腎性代償** renal compensation による HCO_3^- の再吸収減少として説明できる．）

3. P_{CO_2} の低下により脳血管の収縮が生じ，**脳血流量** cerebral blood flow が減少した結果，意識がもうろうとした．CO_2 は，脳血流量を調節する主要な局所代謝産物である．P_{CO_2} の低下は，脳小動脈の収縮 vasoconstriction を生じる．

4. 呼吸性アルカローシスが血中のイオン化 Ca^{2+} 濃度の減少を誘導するので，手と足の刺すような痛みと麻痺があった．この作用を理解するために，血中の Ca^{2+} 存在様式を理解してほしい．通常，血中の全 Ca^{2+} の 40% が血漿アルブミン albumin と結合し，10% が陰イオン anion（たとえばリン酸塩）と結合し，残りの 50% が遊離し，イオン化した Ca^{2+} である．遊離イオン化された Ca^{2+} のみが，生理的に活性である．**イオン化** Ca^{2+} 濃度が減少するとき，**低カルシウム血症** hypocalcemia が起こ

る．H$^+$とCa^{2+}が血漿アルブミン分子の負に帯電する部位で競合的に結合するので，理論上，血液のH$^+$濃度(すなわちpH)の変化によってCa^{2+}結合分画に変化が起きる．たとえば，血液のH$^+$濃度が減少するとき(呼吸性アルカローシスなど)，通常より少ないH$^+$がアルブミンと結合する．したがって，より多くのCa^{2+}が結合する．より多くのCa^{2+}がアルブミンと結合するにつれて，遊離イオン化Ca^{2+}が少なくなる．イオン化Ca^{2+}濃度の減少により，ニューロンの興奮性増加と刺すような痛みや麻痺が起きる(図4-18)．

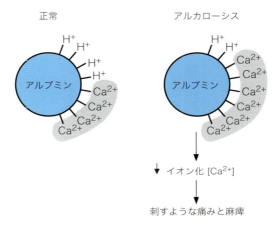

図4-18　血中イオン化Ca^{2+}濃度におけるアルカローシスの影響．

5．紙袋の中で呼吸したとき，自ら呼出したCO$_2$を再吸入して，P$_{CO_2}$を正常に戻した．P$_{CO_2}$を正常に戻すことにより，呼吸性アルカローシスが除去された．(訳注：現在，不安で生じた過呼吸による呼吸性アルカローシスの際に紙袋を用いるのは禁忌とされている．袋を用いることでPa$_{O_2}$が低下することがあり，実際に死亡者も出たためである．治療では，まずは患者の不安を取りのぞき，改善しない場合は抗不安薬を使用する．)

キーワード

脳血流量
　cerebral blood flow

ヘンダーソン-ハッセルバルヒの式
　Henderson–Hasselbalch equation

低カルシウム血症
　hypocalcemia

呼吸性アルカローシスの腎性代償
　renal compensation for respiratory alkalosis

呼吸性アルカローシス
　respiratory alkalosis

254 chapter 4 腎臓および酸-塩基生理学

症例 42

慢性腎不全

38 歳の女性．21 年間インスリン依存性のⅠ型糖尿病を患っている．12 年前，微量のタンパク質が尿から検出され，6 年前より尿タンパクは試験紙法検査で陽性になるまでに悪化した．最近 6 年間，担当する腎臓内科医は注意深く腎機能と尿タンパク排泄を観察していた．6 年の間に尿タンパク排泄量と血中クレアチニン値は正常値よりかなり悪化した．腎臓内科医は糖尿病性腎症による慢性腎不全と診断した．彼女はインスリン，フロセミド，キナプリル［アンジオテンシン変換酵素（ACE）阻害薬］と経口リン吸着薬を処方されている．最近の身体所見として，疲れやすく血色が悪い．血圧は 155/95，下肢には 2 度の浮腫がある．生化学検査を表 4-21 に示した．

表 4-21 彼女の生化学的数値

血中クレアチニン	6.8 mg/dL
血中ナトリウム	142 mEq/L
血中カリウム	5.9 mEq/L
血中重炭酸	16 mEq/L
血中カルシウム	9.9 mg/dL
血中リン酸	6.2 mg/dL
ヘモグロビン	8.5 g/dL

問 題

1. 12 年前どうして尿から微量のタンパク質が検出されたか．

2. 糖尿病性腎症の進行初期に彼女の糸球体毛細血管透過は過剰濾過を示していた．この過剰濾過の機序はいかなるものか．またなぜそれは有害なのか．

3. ACE 阻害薬であるキナプリルを処方された理由の一つには過剰濾過を減らすためである．どのような機序か．

4. 血中クレアチニンはなぜ正常値より上昇しているのか．

5. なぜ下肢に 2 度の浮腫があるのか．処方されているどの薬剤が下肢の浮腫の治療の手助けとなるか．

6. もし体全体のナトリウム（Na^+）含有量が増加していると仮定すると，なぜ血中 Na^+ 濃度は正常なのか．

7. なぜ彼女の血中カリウム（K^+）濃度が上昇しているのか．

症例 42 慢性腎不全 255

8. なぜ彼女の血中重炭酸濃度は減少しているのか. 彼女の Pa_{CO_2} は上昇, 減少, 正常のどれと思われるか. またその理由は何か.

9. なぜ血中リン酸は上昇しているのか. 血中リン酸値が上昇している点からみて血中イオン化カルシウム(Ca^{2+})濃度はどうなっていると考えられるか. なぜ体全体の Ca^{2+} は正常なのか. 経口リン吸着薬はいかなる目的で処方されているか.

10. なぜヘモグロビンが減少しているのか.

解答と解説

1. I型糖尿病 type I diabetes mellitus 患者の大多数はしだいに慢性腎不全 chronic renal failure へと進行する．徐々に進行するタンパク尿と糸球体毛細血管の障害を特徴とし，やがては糸球体濾過の減少へとつながる．いわゆる糖尿病性腎症 diabetic nephropathy の初期臨床症状は，12年前に観察されたような微量アルブミン尿 microalbuminuria もしくは尿中アルブミンの微量検出である．通常，血中タンパク質は分子量が大きく陰イオン化されており糸球体毛細血管を通過しない．I型糖尿病では糸球体毛細血管壁の統合が障害されているため，血中タンパク質は濾過されて尿中に排泄される．

2. 患者の糖尿病性腎症の進行初期にもし GFR が測定されていたとしたら，イオン化的には増加していたと推測される．この病気の初期段階では実際には糸球体毛細血管濾過は過剰濾過 hyperfiltration である．この機序は完全に解明されていないが，上昇した糸球体毛細血管静水圧が GFR の上昇の原因となる．この過剰濾過は糸球体毛細血管を障害し，尿タンパク排泄量を増加させネフロンを障害し破壊へとつながる（図4-19）．

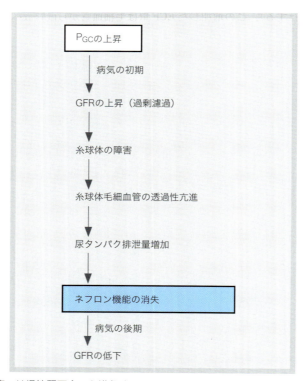

図4-19 I型糖尿病では慢性腎不全へと進行する．P_{GC}：糸球体毛細血管静水圧，GFR：糸球体濾過率．

症例 42 慢性腎不全　　257

3. **キナプリル quinapril** などの**アンジオテンシン変換酵素(ACE)阻害薬 ACE inhibitor** は，しばしば糖尿病性腎症の患者には過剰濾過を減少させるためやタンパク質排泄の減少目的に処方されているが，この薬剤は過剰濾過を起こす糸球体障害へとゆっくり進行させる．なぜ ACE 阻害薬は GFR を低下させるのか.

　　アンジオテンシン II の腎細動脈への効果を考えてみる．アンジオテンシン II は輸入細動脈・輸出細動脈の両方とも収縮させるがどちらかといえば輸出細動脈を収縮させる．それゆえ，ACE 阻害薬でアンジオテンシン II の産生を抑制するとどちらかといえば輸出細動脈を拡張させ，P_{GC} の減少と GFR の低下へとつながる.

　　病気の初期段階に ACE 阻害薬で過剰濾過を減少させることにより慢性腎不全症状をできる限り遅らせることができる.

4. 血中クレアチニンは上昇している．なぜなら慢性腎不全(12 年前にタンパク尿が初めて検出されたとき)の状態ではネフロン機能の消失は進行しつつあった．機能するネフロンが消失すると，それらのネフロンの GFR に対する関与が消失する．クレアチニンは正常では濾過されて尿に排泄されるので，GFR が低下したとき，血中クレアチニンは上昇する(もしクレアチニンの濾過が少ないならば排泄量が減少して血中クレアチニンが上昇する).

5. 下肢の**浮腫 edema** は慢性腎不全により体全体の Na^+ 量が増加したことによるものである．腎臓はもはや体内の Na^+ バランスを維持できない．体内の Na^+ のほとんどは細胞外液(ECF)に存在し，これは ECF の Na^+ 量が増加することを意味し，ECF 量が増加したことになる(なぜなら ECF 量は ECF の Na^+ 量に依存する)．この増加した ECF 量は毛細血管から間質液へと漏出が増加し，とりわけ下肢はむくみとなる．患者は**ループ利尿薬 loop diuretic**(ヘンレ係蹄上行脚で **Na^+-K^+-$2Cl^-$ 交換**を抑制する)を処方されて Na^+ の再吸収を抑制し Na^+ 排泄が増加している.

6. 体全体の Na^+ 量は増加しているが(下肢の浮腫が証明している)，血中 Na^+ 濃度は正常である．体内の Na^+ 量の増加は血中 Na^+ 濃度の上昇へと自然につながるのではと考えるかもしれないが，必ずしもそうではない．本症例のように，体の Na^+ 量と水分量が平衡して増加すると，血中 Na^+ 濃度は変化しない.

7. 慢性腎不全のために進行していく機能的ネフロンの消失により血中 K^+ 濃度は上昇している(**高カリウム血症 hyperkalemia**)．K^+ バランスは主に糸球体毛細血管での濾過と後半遠位尿細管の主細胞と集合管での分泌により通常では腎臓で維持されている．ネフロンがしだいに消失すると K^+ 排泄に対してのそれらのネフロン関与が消失する．体内に保持された K^+ が血中 K^+ 上昇へと導く.

8. 血中重炭酸濃度は慢性腎不全による代謝性アシドーシスのため低下している．機能するネフロンの消失のためにネフロンの NH_3 産生の関与もなくなる．総 NH_3 産生量も減少するために，NH_4^+ として排泄する H^+ の量と新たな重炭酸の産生が減少する．新たな重炭酸の産生減少は血中重炭酸濃度の減少へとつながり，**代謝性アシドーシス metabolic acidosis** となる．単なる代謝性アシドーシスでは予測される呼吸性代償は過換気であり，PCO_2 低下となる.

9. 機能的ネフロンの進行性消失と慢性腎不全により血中リン酸(**高リン酸血症 hyperphosphatemia**)は上昇している．機能的ネフロンが消失するために，リン酸の濾過と排泄が減少している．体内へのリン酸蓄積は血中リン酸の上昇へとつながる．リン酸は血中 Ca^{2+} と結合する．すると血中リン酸

258　　chapter 4　腎臓および酸-塩基生理学

の上昇は予想通り血中イオン化 Ca^{2+} の減少へと導く．必然と血中イオン化 Ca^{2+} の減少は**二次性副甲状腺機能亢進症** secondary hyperparathyroidism と**骨再吸収** bone resorption 増加の原因となり，いわゆる慢性腎不全の特徴的な骨病変である"**囊胞性線維性骨炎** osteitis fibrosis cystica"となる．総 Ca^{2+} 濃度は正常である，なぜなら減少したイオン化 Ca^{2+} は Ca^{2+} 複合体の増加によりバランスが保たれている．小腸からのリン酸の吸収量を減らして血中リン酸濃度を減らせるのでリン吸着薬で治療することは意味がある．

10. 慢性腎不全による**貧血** anemia のためにヘモグロビンは減少している．進行していく機能的ネフロンの消失により**エリスロポエチン** erythro poietin 分泌に寄与するネフロンが消失する．通常，エリスロポエチンは赤血球の幹細胞と結合しそれらを成熟赤血球へと分化させる．

キーワード

アンジオテンシン変換酵素(ACE)阻害薬
　angiotensin-converting enzyme(ACE)inhibitor

骨再吸収
　bone resorption

慢性腎不全
　chronic renal failure

糖尿病性腎症
　diabetic nephropathy

浮腫
　edema

エリスロポエチン
　erythropoetin

フロセミド
　furosemide

糸球体濾過率
　glomerular-filtration rate

過剰濾過
　hyperfiltration

高カリウム血症
　hyperkalemia

高リン酸血症
　hyperphosphatemia

ループ利尿薬
　loop diuretic

代謝性アシドーシス
　metabolic acidosis

微少アルブミン尿
　microalbuminuria

Na^+-K^+-2Cl 交換
　Na^+-K^+-2Cl cotransporter

囊胞性線維性骨炎
　osteitis fibrosis cystica

タンパク尿
　proteinuria

キナプリル
　quinapril

二次性副甲状腺機能亢進症
　secondary hyperparathyroidism

血中クレアチニン
　serum creatinine

Ⅰ型糖尿病
　type I diabetes mellitus

chapter 5 胃腸管の生理学

症例 43	嚥下困難症：アカラシア，260〜263
症例 44	炭水化物の消化不良：ラクトース不耐性症，264〜268
症例 45	消化性潰瘍：ゾリンジャー–エリソン症候群，269〜276
症例 46	消化性潰瘍：ヘリコバクターピロリ感染症，277〜280
症例 47	分泌性下痢：大腸菌感染症，281〜285
症例 48	胆汁酸欠乏症：回腸切除，286〜291
症例 49	肝不全および肝腎症候群，292〜298

260　chapter 5　胃腸管の生理学

症例 43

嚥下困難症：アカラシア

　49 歳の男性．保険外交員．消化器系に異常を感じていた．固形物および液体の嚥下が難しく，ときおり食物を吐き戻していた．ストレスを受けているとき，特に急いで食事を摂らざるを得ないときにそれは顕著で，「食物が食道に引っかかり，飲み下せない」と感じていた．過去 2 カ月の間に体重が 4.5 kg ほど減った．妻はこの体重減少をことのほか心配し受診を勧めた．内科診察後，バリウム嚥下試験および食道内圧測定を含む一連の検査が行われ，嚥下困難症(アカラシア)と診断された．本症は，"食道下部 3 分の 2 部分にわたる蠕動運動の失調" および "嚥下時における下位食道括約筋の弛緩不全" を特徴とする．担当医は下位食道括約筋の物理的拡張療法を勧めた．

■　問　題

1．正常な嚥下過程において，食道の蠕動運動の果たす役割は何か．

2．実際の嚥下に際し，下位食道括約筋では何が起こっているか．この部位への神経支配はどうなっているか．また，その神経伝達物質は何か．

3．嚥下困難症(アカラシア)は "飲み下せないこと" および "食物の逆流(吐き戻すこと)" とどのように関連するか．

4．バリウム嚥下試験にて放射線科医師は "食道の拡張" を認めた．この所見はどう説明されるか．

5．図 5-1 において，患者の食道内圧検査結果を正常と比較している．どの点が大きく異なっているか．またこの差異はどうして起こったのか説明せよ．

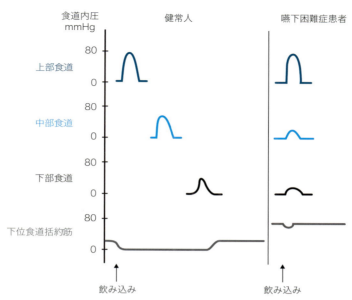

図 5-1 嚥下における健常人と嚥下困難症患者の食道内圧の比較.

262   chapter 5   胃腸管の生理学

解答と解説

1．上位食道括約筋と食道の上部3分の1はともに骨格筋からできている．一方，食道の下部3分の2と下位食道括約筋 lower esophageal sphincter（LES）は平滑筋からできている．嚥下 swallowing（食物の飲み込み）は口内での"飲み込み運動"に始まり，次いで延髄にある嚥下中枢を介した反射により制御される．この間，嚥下の三相が区別できる：(i)口腔相，(ii)咽頭相，(iii)食道相，である．口腔相 oral phase においては，食塊が咽頭へ押しやられると同時に受容体が活性化されて嚥下反射が開始される．咽頭相 pharyngeal phase においては，上位食道括約筋が弛緩するとともに，食塊は口腔から咽頭を経て食道へと送られる．食道相 esophageal phase においては（本問への答え），食塊は後ろを押されるように食道を下り胃に到達する．つまり，一次性蠕動運動波 primary peristaltic wave が食道を走り，食塊はその波により運ばれていく．この一次性蠕動運動 peristalsis は反射による一連の協調的筋収縮である．つまり，食道は食塊の後背部で収縮することでそこの圧を上げ，その結果，食塊は押されるように食道を下る．時に一次性蠕動運動で食塊が食道より排除されないことがあると，食道壁神経叢を介した二次性蠕動運動波 secondary peristaltic wave が，食塊により膨張した食道のその局所部位より始まる．

2．胃内容物が逆流しないように，通常，下位食道括約筋は収縮しており，食道内圧は陽圧に保たれている．嚥下に際し，食塊を最終的に胃へと送り込むため，下位食道括約筋はタイミングよく弛緩する必要がある．つまり，食塊が食道に到達し，蠕動運動が始まると，下位食道括約筋は弛緩して，食道の内圧は大気圧と等しくなり，ここではじめて食道は胃へと開く．蠕動運動が食道末端に達するまでの間，この下位食道括約筋の弛緩と食道の胃への開口は維持される．下位食道括約筋の弛緩は迷走神経系に属する抑制性ニューロン inhibitory neuron により仲介され，その神経伝達物質は血管作動性腸ペプチド vasoactive intestinal peptide（VIP）と一酸化窒素 nitric oxide（NO）である．

3．嚥下困難症（アカラシア）においては，嚥下困難，胃内容物逆流，食道での食物滞留感等の症候・症状がある．これらは次の理由による．(i)食道の下部3分の2における蠕動運動に何らかの障害があり，食塊が肛門側（胃の方向）へ送れない．(ii)下位食道括約筋を支配する抑制性ニューロンに異常があり，この括約筋が弛緩せず，したがって食道が胃へと開かない．こうした結果，食塊は食道から胃へと送り出されない．

4．嚥下困難症では下位食道括約筋が常に緊張しているため，嚥下試験においてバリウムが食道に貯留する．その結果，画像的に食道の拡張が認められる．

5．健常人 normal person の嚥下運動において，蠕動運動は食道上部から始まり連続的に次々と肛門側（胃の方向）へと進む．食道内圧は蠕動運動開始前にはゼロ値，つまり大気圧に等しく，蠕動運動により，食道各部分が順次収縮すると圧の上昇があり，そして収縮がおさまると再び減少して大気圧（ゼロ値）に等しくなる．このように順次伝播する収縮の波は，食塊を胃側へと送る．一方，蠕動運動波が開始するのと同時に下位食道括約筋は弛緩する．したがって，その圧は減少してゼロ（大気圧）になり，それは蠕動運動波が食道全般を通り過ぎるまでそのまま保たれる．つまり，下位食道括約筋は食塊が胃に到達するまで弛緩し続ける．
　　嚥下困難症（アカラシア）achalasia の患者において，嚥下に付随する食道圧変化のパターンは，

次の2点において正常と異なっている．(i)食道の蠕動運動が障害を受けているため，食道上中下の各部分が同時に収縮してしまい，その結果，食塊を送るための蠕動運動波が認められない．(ii)抑制性神経機能の欠失のため，その神経支配領域の食道圧は嚥下運動の最中にもかかわらず常に上昇している．つまり，下位食道括約筋が弛緩しないので，食塊は食道を通過できず，胃へと達しない．

キーワード

嚥下困難症（アカラシア）
　achalasia

下位食道括約筋
　lower esophageal sphincter（LES）

一酸化窒素
　nitric oxide（NO）

蠕動運動
　peristalsis

一次性蠕動運動波
　primary peristaltic wave

二次性蠕動運動波
　secondary peristaltic wave

嚥下（飲み込み）
　swallowing

血管作動性腸ペプチド
　vasoactive intestinal peptide（VIP）

264 chapter 5 胃腸管の生理学

症例 44

炭水化物の消化不良：ラクトース不耐性症

21 歳の女性．有名工科大学の学生である．過去 6 カ月の間に数回，発作性に，腹部における強い膨満感と痙攣性の痛み，およびそれに続く下痢を経験している．これらの症候は厳しい学業を課せられたストレスからくるものと，当初彼女は考えていた．一方，この症候が，牛乳やアイスクリームの摂取後およそ 1 時間して起こることにも気がついていた．母親に話すと，「お父さんと私が牛乳を飲めないことは知っているはずでしょう」とのことだった．

患者を診察したかかりつけの医師は，彼女が全くの健康状態にあることを保証した．彼女の症候が一時的な乳製品の消化不良によるとにらんだ医師は，ラクトース H_2 呼気試験を実施し，ラクトース不耐性症との結論に達した．事実，彼女の便浸透圧較差 facal osmolar gap は上昇しており，確定診断を下すための処置として，彼女は乳製品の摂取を 1 週間ほど控えるよう指示された．その結果，腹部での膨満感と痙攣性の痛み，およびそれに続く下痢症状は消えた．

■ 問　題

1．胃腸管での炭水化物の**消化**はどのように行われるか．唾液腺や膵外分泌腺からの消化酵素および小腸刷子縁の消化酵素の炭水化物消化に果たす役割は何か．また，消化過程の最終産物である 3 種の単糖類とは何か．

2．炭水化物はどのように胃腸管から血液中に**吸収**されるのか．小腸上皮細胞の模式図を描き，適宜，適当な輸送体を管腔側膜と基底外側膜に図示せよ．

3．ラクトースの消化過程と吸収過程を述べよ．

4．患者の示したラクトース不耐性症の発症機序を述べよ．

5．ラクトース不耐性症はなぜ下痢の原因となるのか．説明せよ．

6．ラクトース H_2 呼気試験（50 g のラクトース経口摂取後の呼気中 H_2 濃度計測試験）は**陽性**であるのはどうしてか．

7．便浸透圧較差とは何か．患者のそれはなぜ上昇していたのか．

8．治療法としてはどうすることが適切か．

解答は次のページ

解答と解説

1. 食物性炭水化物には，デンプン starch，二糖類 disaccharide，単糖類 monosaccharide，およびセルロース cellulose（これは消化できない）がある．単糖類（グルコース glucose，ガラクトース galactose，フルクトース fructose）はそのまま吸収される．デンプンおよび二糖類が吸収されるためには，各々単糖つまりグルコース，ガラクトース，フルクトースにまで消化分解される必要がある（図5-2）．

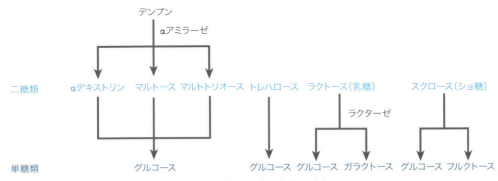

図 5-2 胃腸管での炭水化物の消化．

デンプンは唾液および膵液中のαアミラーゼ α-amylase により二糖類（α デキストリン α-dextrin，マルトース maltose，マルトトリオース maltotriose）にまで消化される．二糖類にはその他，トレハロース trehalose，ラクトース lactose，スクロース sucrose があり，これらは食物中に存在する．まとめると，二糖類はデンプンの分解産物および食物に由来する．そして二糖類は小腸刷子縁にある二糖類分解酵素により，単糖にまで分解される．つまり，α デキストリン，マルトース，マルトトリオースは，それぞれ α デキストリン分解酵素，マルトース分解酵素，そしてスクロース分解酵素によりグルコースにまで分解される．トレハロースはトレハロース分解酵素によりグルコースにまで分解される．ラクトースはラクトース分解酵素（ラクターゼ）によりグルコースとガラクトースにまで分解され，スクロースはスクロース分解酵素によりグルコースとフルクトースにまで分解される．こうした消化分解作用により，3種の単糖，つまり**グルコース，ガラクトース，フルクトース**が生ずることとなる．

2. 単糖類が唯一吸収可能な炭水化物である．図5-3の小腸上皮細胞模式図には，小腸管腔に面した管腔側膜（頭頂膜）と血液側に面した基底外側膜が示されている．単糖の吸収は(i)管腔側膜での吸収（上皮細胞内への輸送），次いで(ii)基底外側膜での血管側への輸送，の2段階で行われる．単糖類中，グルコースとガラクトースはそれぞれの**ナトリウム依存性共輸送体 Na⁺-dependent cotransporter**（Na⁺-グルコース共輸送体 Na⁺-glucose cotransporter，あるいは，Na⁺-ガラクトース共輸送体 Na⁺-galactose cotransporter）により管腔側膜を越えて管腔から細胞内へ輸送される．ここで，ナトリウム依存性共輸送は**二次性能動輸送 secondary active transport** に属し，基底外側膜に存在する Na⁺-K⁺ATPase により形成維持されるナトリウムイオンの濃度勾配によって駆動され

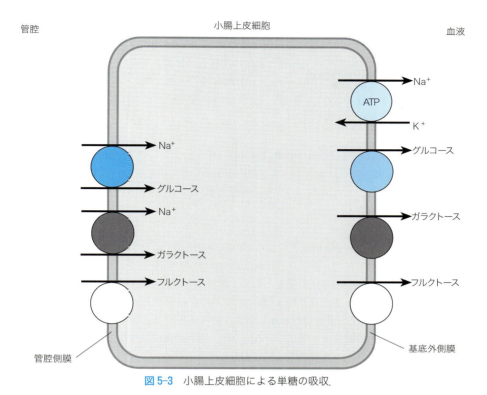

図 5–3　小腸上皮細胞による単糖の吸収.

る．こうして細胞内に蓄積されたグルコースあるいはガラクトースは，次いで**促通拡散 facilitated diffusion**（物質の濃度勾配に従って高濃度側から低濃度側への輸送体を介した拡散機序）により基底外側膜を越えて血液中へ送られる．一方，フルクトースは管腔側膜を越えて細胞内へ，また細胞内から基底外側膜を越えて血液中へ，促通拡散により輸送される．

3. **ラクトース**の消化分解とその分解産物である単糖の吸収過程は前問解答に述べた．再度まとめると，乳製品中の二糖類であるラクトースは小腸刷子縁にある**ラクトース分解酵素 lactase** によりグルコースとガラクトースに分解され，これら単糖は問題2の解答にあるように，2段階を経て吸収される．つまり，基底外側膜にあるナトリウム依存性共輸送体により細胞内へ輸送され，次いで，促通拡散により濃度勾配に従って基底外側膜を通過し，最終的に血液中へと入る．

4. 小腸上皮細胞はラクトースを吸収しない．ラクトースはまず吸収可能なように，グルコースとガラクトースに分解される必要がある．これを踏まえると**ラクトース不耐性症 lactose intolerance** には二つの説明が可能である．つまり，ラクトースの単糖への分解に欠陥がある（ラクトース分解酵素欠損症）か，あるいは，単糖のナトリウム依存性共輸送体の欠損による．しかし，グルコースあるいはガラクトース輸送体の欠損は単糖およびラクトース以外の二糖類の不耐性症をも引き起こすはずであるが本症例にはそれがない．したがって，後者の可能性は否定され，本患者の場合**ラクトース分解酵素欠損症 lactase deficiency** が原因である．患者は乳製品中のラクトースを吸収可能な単糖（グルコースとガラクトース）にまで消化分解できない．

5. ラクトース不耐性症の患者は"ラクトースが消化できず，したがって吸収できない"ことが原因で下痢を起こす．この場合ラクトースの一部は腸内細菌の発酵作用により乳酸，メタン，および H_2 ガスに分解される．未消化のラクトースと乳酸は溶質として腸管溶液の浸透圧を上げるので，腸管管腔に水を引き込み，浸透圧性下痢 osmotic diarrhea を引き起こす．もしラクトースがグルコースとガラクトースにまで分解されていれば，これらはすべて吸収されて腸管管腔に残らず，こうした浸透圧性下痢の原因とはならない．

6. 患者のラクトース H_2 呼気試験 lactose–H_2 breath test（50 g ラクトース摂取後の呼気中 H_2 濃度計測試験）は陽性であった．これはラクトースが腸内細菌の発酵作用により，乳酸，メタン，および H_2 ガスにまで分解されることによる．つまりこの腸内 H_2 ガスが血液に移行し，肺に排出され，呼気中に検出されることによる．

7. 便浸透圧較差 fecal osmolar gap は読者にはなじみのない用語であろう．この概念は下痢の病態生理を理解するうえで有用であり，またこの計測により糞便中の測定不能な溶質の存在を指摘できる．本測定試験は，糞便自体の浸透圧計測とともに，糞便中の Na^+ および K^+ の濃度を測ることで成立する．これら一価陽イオン濃度を2倍し（糞便中で対になる塩素および炭酸イオン濃度を加えることに相当），これを浸透圧の計測値から差し引き，便浸透圧較差とする．便浸透圧較差は，イオン以外の溶質の存在とその概算量を示している．今回，患者の便浸透圧較差は上昇しており，上昇分は吸収されなかったラクトース浸透圧に相当すると考えられる．

8. 患者の治療法は難しくない．患者が乳製品の摂取を制限すれば，腸管におけるラクトースの蓄積は回避できる．いっぽう，もし彼女が乳製品の摂取を望むなら，ラクトース分解酵素の錠剤を処方・服用することで，刷子縁上の生理的酵素の代用が可能となる．

キーワード

炭水化物の消化
digestion of carbohydrate

促通拡散
facilitated diffusion

便浸透圧較差
fecal osmolar gap

ラクトース分解酵素
lactase

ラクトース分解酵素欠損症
lactase deficiency

ラクトース不耐性症
lactose intolerance

ナトリウム依存性共輸送体
Na^+–dependent cotransporter

Na^+–ガラクトース共輸送体
Na^+–galactose cotransporter

Na^+–グルコース共輸送体
Na^+–glucose cotransporter

浸透圧性下痢
osmotic diarrhea

二次性能動輸送
secondary active transport

症例 45

消化性潰瘍：ゾリンジャー–エリソン症候群

　47 歳の男性．兄弟と塗装業を営んでいる．いつもきちんとした仕事を行い，顧客の受けもよい．ここ数カ月，消化不良，食欲不振，腹痛，下痢等，いくつもの胃腸症状に悩まされていた．患者は，下痢便が油ぎっているようにみえると，彼の兄弟へ話してもいた．一時的ではあるが，腹痛は食物の摂取や薬局処方の酸中和剤の服用で改善された．かかりつけの医師は胃腸科への受診を勧め，最終的にそこでの内視鏡検査により，十二指腸膨大部に潰瘍があることが判明した．潰瘍形成の原因究明のため，血清ガストリン濃度，胃内容物分析，ペンタガストリン刺激試験，そしてセクレチン刺激試験が行われた（表 5-1）．

表 5-1	患者の検査値および検査結果
血清ガストリン濃度	800 pg/mL（正常は 0〜130 pg/mL）
H^+ 基礎分泌量	100 mEq/時（正常は 10 mEq/時）
ペンタガストリン刺激試験	H^+ 分泌の上昇なし
セクレチン刺激試験	血清ガストリン濃度の 1,100 pg/mL への上昇

　コンピューター断層撮影により膵頭部に 3 cm の腫瘍があることが認められ，ガストリン産生腫瘍（ガストリン分泌腫瘍）と考えられた．手術までの待機期間，患者はオメプラゾールの投与を受けた．腫瘍は限局的であり，腹腔鏡手術により完全に摘出された．その結果，患者の潰瘍は治癒し胃腸症状は消えた．

■　問　題

1．患者には消化性潰瘍が認められる．それは H^+（酸）とペプシンによる消化管粘膜の自己消化による．胃壁細胞からのガストリン分泌機構とはどのようなものか．また H^+ 分泌を制御する主要因子は何か．

2．患者はゾリンジャー–エリソン症候群（あるいはガストリン産生腫瘍）と診断された．二つの重要な検査値，(i) 血清ガストリン濃度，(ii) H^+ 基礎分泌量の上昇，はこの診断を支持する証拠となる．ゾリンジャー–エリソン症候群では，どのような機序で H^+ の分泌が増すのか．

3．なぜ患者には十二指腸潰瘍があったのか．

4．患者の場合，ペンタガストリン（ガストリン類似体）は H^+ 分泌を刺激促進しなかった．この事実はゾリンジャー–エリソン症候群の診断にどのようにかかわるのか．ペンタガストリン刺激試験において健常人はどのように応答するか，その機序を説明せよ．

5．セクレチン刺激試験において，患者の血清ガストリン濃度は 800 pg/mL（すでに高値）から 1,100 pg/mL にまで上昇した．本試験の健常人での結果においては，血清ガストリン濃度は変わらないかあ

270   chapter 5　胃腸管の生理学

るいは減少する．患者における本試験の応答を説明せよ．

6．患者はなぜ下痢を起こしたのか．

7．患者の油性状にみえる下痢便は，その脂質成分量の増加(脂肪便)による．なぜ，患者は脂質性下痢を起こしたのか．

8．患者の症状は食物摂取により改善した．なぜか．

9．オメプラゾールの作用機序を説明せよ．手術までの待機期間，患者が本薬を投与された理由を説明せよ．

解答は次のページ

解答と解説

1. 消化性潰瘍疾患 peptic ulcer disease の主原因として，胃壁細胞からの H⁺ 分泌過剰，ヘリコバクターピロリ *Helicobacter pylori* 感染，アスピリンなどの非ステロイド性抗炎症薬 nonsteroidal anti-inflammatory drug（NSAID）服用，そして喫煙がある．これらに共通する病因は H⁺ による胃腸管粘膜の自己消化である．昔から，"酸のないところ，潰瘍なし" といわれる所以である．患者の潰瘍は，消化性潰瘍の典型例であり，十二指腸膨大部に存在した．胃から十二指腸へと運ばれた過剰な H⁺ は，膵臓あるいは小腸の果たすべき酸中和作用を凌駕し，十二指腸の一部を消化したのであった．

　図 5-4 は胃壁細胞 gastric parietal cell からの H⁺ 分泌を示している．胃の管腔に面する管腔側膜にはプロトン-カリウムポンプ H⁺-K⁺ ATPase が存在し，血液に面する基底外側膜には Na⁺-K⁺ ATPase と Cl⁻-HCO₃⁻ 交換体が存在する．胃壁細胞の内部では CO₂ と H₂O の結合により H₂CO₃ が形成され，それは H⁺ と HCO₃⁻ に分離する．この H⁺ は H⁺-K⁺ ATPase により胃の管腔側へと分泌され，胃内容物を酸性化して食物中のタンパク質消化を助ける．胃酸による低 pH 環境により，不活性型ペプシノーゲン pepsinogen は活性型であるペプシン pepsin（タンパク質分解酵素）へと変換される．基底外側膜において，HCO₃⁻ は Cl⁻ との交換により胃静脈血中へと回収される．最終的にこの HCO₃⁻ は膵導管細胞を経て小腸管腔へと導かれ，胃から小腸へと送られてきた酸性内容物を中和するように働く．

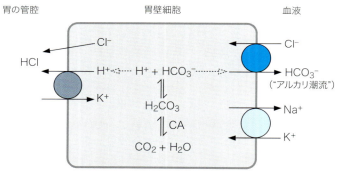

図 5-4　胃壁細胞からの H⁺ 分泌機構．（Costanzo LS: *BRS Physiology*, 5th ed. Baltimore, Lippincott Williams & Wilkins, 2011, p 203 より許可を得て転載）

　H⁺ 分泌を担う主要因は，副交感神経系（迷走神経），ガストリン，そして，ヒスタミン histamine である（図 5-5）．(i) 脳内からの副交感神経系節後線維（迷走神経 vagus nerve）は，直接的にもまた間接的にも H⁺ 分泌を促す．迷走神経は効果器近傍にある神経節に達しそこでニューロンを変えて胃壁細胞に直接働く．その節後ニューロンの神経伝達物質であるアセチルコリン acetylcholine（ACh）は，胃壁細胞ムスカリン性(M₃)受容体 muscarinic receptor を刺激して H⁺ 分泌を促す．また一方，G 細胞 G cell（ガストリン分泌細胞）を介した間接的な副交感神経系の支配もある．上述した節後ニューロンはボンベシン bombesin あるいはガストリン分泌ペプチドの放出を介して G 細胞に働き，そこからのガストリン分泌を増すことで最終的に H⁺ 分泌を促す．(ii) 胃噴門部にある G 細胞はガストリン gastrin を血中に分泌し，胃壁細胞にあるコレシストキニン B 受容体

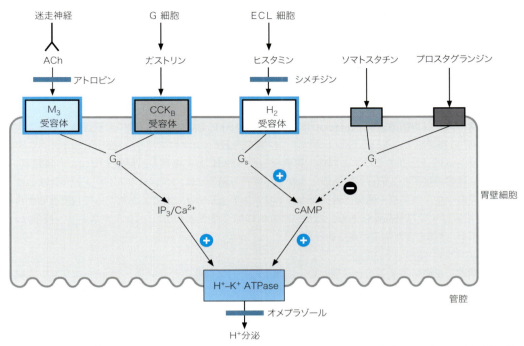

図5-5 胃壁細胞H⁺分泌の刺激と抑制機序．ACh：アセチルコリン，cAMP：環状アデノシン一リン酸，IP₃：イノシトール1,4,5-三リン酸，M：ムスカリン性，ECL：腸クロム親和性細胞様細胞，CCK：コレシストキニン．

cholecystokinin B (CCK_B) receptor に働いてH⁺分泌を促す．(iii) ヒスタミン histamine は胃壁細胞のそばにある腸クロム親和性細胞様細胞 enterochromaffin-like cell から放出される．ヒスタミンは近傍拡散により胃壁細胞に到達し，H₂ 受容体 H₂ receptor を活性化しH⁺分泌を促す．

以上の三促進因子に対応し，胃腸管D細胞より放出されるソマトスタチン somatostatin は胃壁細胞に働き，以下の三様式でH⁺分泌を抑制する．(i) ソマトスタチンは胃壁細胞 G_i タンパク質を介してH⁺分泌を抑制する．(ii) ソマトスタチンはG細胞からのガストリン放出を抑制することで，間接的にH⁺分泌を抑制する．(iii) ソマトスタチンは腸クロム親和性細胞様細胞からのヒスタミン放出を抑制することで，間接的にH⁺分泌を抑制する．一方，プロスタグランジン prostaglandin も G_i タンパク質を介してH⁺分泌を抑制する．

2. ゾリンジャー-エリソン症候群 Zollinger-Ellison syndrome（ガストリン産生腫瘍 gastrinoma：腫瘍はしばしば膵頭部に見出される）では，大量のガストリンが循環血液中に分泌放出される．ガストリンはその標的細胞である胃壁細胞に達し，H⁺分泌を促すとともに胃粘膜の肥大化を引き起こす．当患者の場合，血中ガストリン濃度は高く，したがって基礎H⁺分泌量も高い．

噴門部G細胞からの生理的ガストリン分泌をガストリン産生腫瘍からの異常分泌と比較したときの大きな違いは，正常なガストリン分泌はH⁺分泌量による負のフィードバック制御を受けていることにある．つまり，胃内容物が十分に酸性化された状態では，低pHの効果としてそれは噴門部G細胞からのガストリン分泌を抑制する．しかし一方，ガストリン産生腫瘍は，そうした制御を受けず，ガストリンの分泌が減少することはない．

274 chapter 5 胃腸管の生理学

3．本症例患者の場合，胃から十二指腸へ運ばれる H$^+$ 量は通常緩衝・中和されるべき量を凌駕しており，したがって十二指腸潰瘍 duodenal ulcer は増悪する．正常生理的状態での十二指腸粘膜は，膵外分泌腺，肝および小腸上皮から分泌される HCO$_3^-$ に富んだ溶液により，酸から中和保護されている．しかし患者の場合，異常なガストリン分泌は恒常的に H$^+$ 分泌を促し，それは上記保護作用を凌駕し，結果として酸が十二指腸粘膜を消化することとなる．

4．ペンタガストリン刺激試験 pentagastrin stimulation test においては，胃管により胃液を集め，胃液中の H$^+$ 分泌量をモニターしつつ，ガストリン類似物質(ペンタガストリン)を注射する．ペンタガストリンは内在性ガストリンと同様，胃壁細胞からの H$^+$ 分泌を促し，健常人ではこの誘発 H$^+$ 分泌量は基礎分泌量の 3 倍程度である．しかし，患者の場合には，ペンタガストリン投与はまったく無効であった．つまり，腫瘍は過剰なガストリンを放出し続けており，したがって胃壁細胞からの H$^+$ 分泌量はすでに最高値にある．だから外来性に加えたガストリン(ペンタガストリン投与)はさらなる H$^+$ 分泌をきたすことがなかった．

5．この問題に正確に答えることは難しい．問題で問われていることはゾリンジャー–エリソン症候群の診断にとって重要であるが，なぜそうなるのか，完全に解明されていない．機序は不明だが，ともかくセクレチン secretin はガストリン産生腫瘍からのガストリン分泌を促進する．その一方，噴門 G 細胞からのガストリン分泌を促進することはない．つまり，経験的にわかっていることは，セクレチン刺激試験 secretin stimulation test を課した場合，ゾリンジャー–エリソン症候群患者での血清ガストリン量は増加するが，健常人においては減少するかあるいは変化がない，ということである．

6．患者は下痢 diarrhea に悩まされており，これは H$^+$ 分泌に伴う大量の胃液分泌が原因である．つまり，胃腸管での分泌量がそこでの吸収量を超えれば当然下痢が起こる．ゾリンジャー–エリソン症候群での他の下痢の様相(油性下痢)については次問解答で論ずる．

7．患者の便は脂質を多く含む(脂肪便 steatorrhea)．これは患者が食物中の脂肪をうまく消化・吸収できないことによる．このことを理解するには生理的な脂肪の消化・吸収過程を理解しておく必要がある(図 5-6)．まず消化過程であるが，脂肪は 3 種の膵消化酵素 pancreatic enzyme により消化されることが知られている．膵リパーゼ pancreatic lipase はトリグリセリド triglyceride を消化し，コレステロールエステルヒドロラーゼ cholesterol ester hydrolase はコレステロールエステル cholesterol ester を，またホスホリパーゼ A$_2$ phospholipase A$_2$ はリン脂質 phospholipid を消化する．次いで以下(i)から(iv)の過程を経て吸収される．(i)脂肪の分解産物，各々モノグリセリド，脂肪酸 fatty acid，コレステロール，およびリゾレシチン lysolecithin は小腸管腔においてミセル化される．ミセル micelle の最表層は胆汁塩 bile salt よりなり，それは両親媒性を示す．両親媒性とは，ある分子が水にも(親水性部分)，また油にも親和性のある部分(疎水性部分)を持ち，したがって両者に溶けうることをいう．胆汁塩の親水性部分は腸管で水に親和性があり，その疎水性部分はミセルの中心にあって，それぞれモノグリセリド，脂肪酸，コレステロール，およびリゾレシチンを含みうる．このように，胆汁塩の持つ両親媒性という特性により，疎水性の脂質は腸管内腔のような水性環境の中でも分解溶解しうる．(ii)小腸上皮細胞の管腔側膜においてこうした脂肪分解産物はミセルより離れ，拡散により細胞内へと取り込まれる．(iii)細胞内にてこれらは再びエステル化され，キロミクロン chylomicron という構造物にまとめられる．(iv)最終的にこのキロミクロンはリンパ管へと放出され，脂質の吸収が終わる．これら 4 段階のどの一つが欠けても脂肪の消化吸

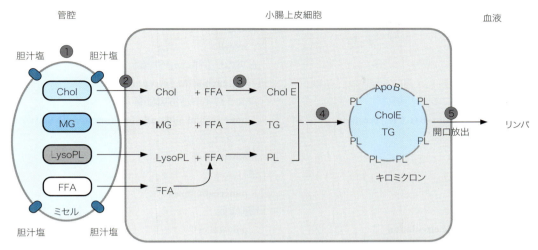

図 5-6 小腸での脂肪吸収．数字は本文中の各段階を示している．ApoB：βリポタンパク質，Chol：コレステロール，CholE：コレステロールエステル，FFA：遊離脂肪酸，LysoPL：リゾレシチン，MG：モノグリセリド，PL：リン脂質，TG：トリグリセリド．

収は阻害される．

　患者の脂質消化吸収過程には以下(i)から(iii)の障害があり，それはすべて小腸内容物の過度の酸性化に原因がある．(i)膵消化酵素は過度な酸性環境下では不活性化されている（膵リパーゼの至適 pH は pH＝6）．よって脂肪**消化**が障害されている可能性がある．(ii)胆汁塩は弱酸性物質であり，病的な強酸性環境下ではイオン化されない．イオン化されていない胆汁塩は疎水性であり，脂質とのミセル形成前に小腸上皮により吸収されてしまう．一方生理的環境下においては，胆汁塩はその脂肪消化吸収での役割を終えた後，回腸（小腸の最後尾にあたる）で吸収され**腸肝循環 enterohepatic circulation** に入る．(iii)酸は小腸粘膜を傷害し，脂肪の吸収にあずかる小腸面積が減少する．以上三つの理由から，患者の糞便中にみられた"油"は，未消化・未吸収のトリグリセリド，コレステロールエステル，リン脂質であると結論できる．

8．食物は酸(H^+)の緩衝剤なので，患者は食事により症状が改善されると感じていた．過剰な H^+ は食物により中和され，したがって小腸への H^+ 負荷量は減る．

9．**オメプラゾール omeprazole** は胃壁細胞に存在する**プロトン-カリウムポンプ H^+-K^+ ATPase** を抑制する．この類の薬剤は**プロトンポンプ阻害薬 proton pump inhibitor** とよばれる．H^+-K^+ ATPase は細胞内より H^+ を胃管腔に輸送することを思い出してほしい．ガストリン産生腫瘍の除去手術が完了するまでの期間，患者は H^+ 分泌量を減らすためこの薬の投与を受けた．

キーワード

アセチルコリン
acetylcholine

胆汁塩
bile salt

コレシストキニン B 受容体
cholecystokinin–B (CCK$_B$) receptor

キロミクロン
chylomicron

下痢
diarrhea

腸肝循環
enterohepatic circulation

G 細胞
G cell

ガストリン
gastrin

ガストリン産生腫瘍
gastrinoma

プロトン-カリウムポンプ
H$^+$–K$^+$ ATPase

H$_2$ 受容体
H$_2$ receptor

ヘリコバクターピロリ（ピロリ菌）
Helicobacter pylori

ヒスタミン
histamine

ミセル
micelle

ムスカリン性（M$_3$）受容体
muscarinic (M$_3$) receptor

非ステロイド性抗炎症薬
nonsteroidal anti–inflammatory drug (NSAID)

オメプラゾール
omeprazole

膵リパーゼ
pancreatic lipase

胃壁細胞
parietal cell

消化性潰瘍疾患
peptic ulcer disease

プロトンポンプ阻害薬
proton pump inhibitor

ソマトスタチン
somatostatin

脂肪便
steatorrhea

迷走神経
vagus nerve

ゾリンジャー–エリソン症候群
Zollinger–Ellison syndrome

症例 46
消化性潰瘍：ヘリコバクターピロリ感染症

　59歳の女性．不動産営業員．しばしば"胃酸過多による消化不良"発作を起こしていた．彼女によると焼けつくような鈍痛が胃のあたりに感じられ，食事あるいは市販の制酸剤の服用で改善するという．彼女の顧客に，その症状は潰瘍によるのではといわれたため来院した．

　内科的診察では，胃部周囲の不快感が認められた．血清学的検査および ^{13}C 尿素呼気試験では両方ともに陽性であり，ヘリコバクターピロリ *Helicobacter pylori*（ピロリ菌）感染症の所見に合致した．また内視鏡により十二指腸潰瘍がみつかった．患者は抗生物質（ピロリ菌の根絶のため）とオメプラゾールの投与を受けた．

問　題

1. 胃液中の H^+ 分泌の機構およびその制御因子は何か．

2. 正常において，なぜ胃管腔にある H^+ およびペプシンは胃粘膜を消化しないのか．

3. 消化性潰瘍の原因および主因子は何か．

4. ピロリ菌は胃粘液中に棲みつく．これはどのように十二指腸潰瘍を引き起こすのか．

5. ピロリ菌はウレアーゼ（尿素分解酵素）を持つ．これによりピロリ菌は胃粘液中に生存しうる．この酵素はどのような役割を果たすのか．

6. ^{13}C 尿素呼気試験とは何か．またピロリ菌感染症で陽性を示すのはなぜか．

7. 患者にオメプラゾールが処方された根拠は何か．

解答と解説

1. 胃での H^+ 分泌機構は症例 45 において議論され，その概要は図 5-5 に図示されている．胃壁細胞の管腔側膜は胃管腔に面し，そこに存在する**プロトン-カリウムポンプ H^+-K^+ ATPase** は H^+ を胃管腔にポンプ輸送する．ここに，H^+ 分泌を促す主要因子は**アセチルコリン** acetylcholine（ムスカリン性（M_3）受容体），**ガストリン** gastrin（CCK_B 受容体），および**ヒスタミン** histamine（H_2 受容体）である．一方，H^+ 分泌を抑制する主要因子は**ソマトスタチン** somatostatin と**プロスタグランジン** prostaglandin である．

2. 胃管腔の内容物は強酸とペプシン pepsin を含み，胃粘膜細胞はそれらと直接接触していると考えられる．胃粘膜細胞はこれら酸性の腐食性物質（H^+）およびタンパク質分解酵素（ペプシン）からどのように保護されているのだろうか．胃粘液腺から分泌される**粘液** mucus はゲル状の防護壁を胃粘膜細胞と胃管腔との間に形成し，また，胃上皮細胞から分泌される**炭酸イオン** HCO_3^- は粘液に溶けて H^+ を中和する．また，HCO_3^- は粘液をアルカリ化することでペプシンも失活させる．

3. **消化性潰瘍疾患** peptic ulcer disease は胃十二指腸粘膜における潰瘍形成による．通常，粘液細胞層は粘液と HCO_3^- により，H^+ による腐食およびペプシンによる自己消化から保護されている．潰瘍が形成されるためには，したがって，(i) 粘液保護層の欠如，(ii) H^+ およびペプシンの過剰分泌，(iii) 上記 (i)(ii) の組合せ，を必要条件とする．いい方を変えると，消化性潰瘍の形成は，図 5-7 に図示されているように，胃十二指腸粘膜での防御因子と攻撃因子のバランスの乱れによる．粘液および HCO_3^- に加え，プロスタグランジン，血流，および成長因子は**防御因子** protective factor として働く．一方 H^+ およびペプシンに加え，**ピロリ菌** *H. pylori* 感染，非ステロイド性抗炎症薬 nonsteroidal anti-inflammatory drug（NSAID），ストレス，喫煙，およびアルコール飲料摂取もまた**攻撃因子** damaging factor となる．

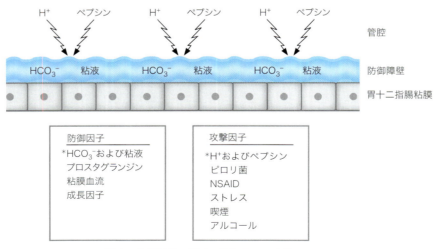

図 5-7　胃十二指腸粘膜に対する防御因子と攻撃因子のバランス．

4. ピロリ菌 H. pylori は グラム陰性細菌 gram-negative bacterium であり，胃粘液中にコロニーをつくり棲息する．その感染は胃あるいは十二指腸潰瘍の原因となる．

ピロリ菌は直接的に 胃潰瘍 gastric ulcer を形成しうる．つまり，ピロリ菌は胃粘液中（しばしば幽門前庭）に棲息しつつ胃上皮細胞に付着し，そこで細胞毒 cytotoxin(cagA toxin) を分泌し，胃の防御粘液障壁および粘液下の胃上皮細胞を破壊する．

一方，本患者のような 十二指腸潰瘍 duodenal ulcer の場合では，ピロリ菌の間接的作用が問題となる．胃粘液中にあるピロリ菌は，どのように十二指腸の潰瘍形成に関わるのだろうか．その一連の事象を図5-8に図示した．つまり，(i) ピロリ菌は胃粘液にあって，幽門前庭D細胞からの ソマトスタチン分泌を抑制 する．このことで ガストリン分泌の増加 が起こり，胃壁細胞からのH^+分泌量が増すことになる．その結果，H^+過剰な胃内容物が十二指腸に送られることになる．(ii) ピロリ菌の感染域が十二指腸にまで広がると，十二指腸からのHCO_3^-分泌が抑制される．その分泌は通常胃からのH^+を中和するのに十分であるが，患者の場合には，十二指腸へ送られるH^+量が過剰であるばかりでなく，それを中和するためのHCO_3^-量も減少している．したがって，十二指腸内容物は異常なほど酸性に傾いており，それが原因で，H^+およびペプシンによる十二指腸粘膜の腐食が起こっている．

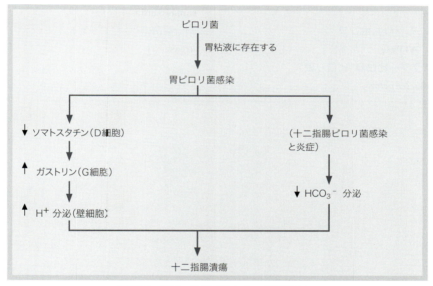

図 5-8　胃ピロリ菌感染と十二指腸潰瘍．

5. ピロリ菌は ウレアーゼ urease を自身のうちに持つので，胃粘液中の酸性環境下にも生存しうる．この酵素は 尿素をアンモニアに変換 し，産生されたアンモニア(NH_3)はその局所環境を アルカリ化 し，そして酸の中和を行う．このように，そうでなければ棲めそうもない強酸性の胃管腔にも，ピロリ菌は生存できる．またその生存環境下，この細菌は胃上皮細胞に付着しているので，胃の蠕動運動によっても食物塊とともに肛門側へ流されることがない．加うるに，アンモニアと反応平衡にあるアンモニウムイオン(NH_4^+)には，胃上皮細胞を傷害する傾向がある．

6. 患者は ^{13}C 尿素呼気試験 ^{13}C–urea breath test に陽性であった．胃腸管に存在するピロリ菌により，患者の摂取した ^{13}C 尿素は $^{13}CO_2$ と NH_3 に分解され，患者の呼気には $^{13}CO_2$ が排出される．

7. 抗生物質によるピロリ菌の根絶を目指すことに加え，患者は胃壁細胞にある**プロトン–カリウムポンプ** H^+–K^+ **ATPase** を抑制するため**オメプラゾール** omeprazole（いわゆるプロトンポンプ阻害薬 proton pump inhibitor）の処方を受けた．胃壁細胞からの H^+ 分泌量を減少させることで十二指腸への酸の負荷が減り，結果として十二指腸粘膜損傷の軽減が期待できる．

キーワード

^{13}C 尿素呼気試験
^{13}**C–urea breath test**

十二指腸潰瘍
duodenal ulcer

胃潰瘍
gastric ulcer

ガストリン
gastrin

プロトン–カリウムポンプ
H^+–K^+ **ATPase**

ヘリコバクターピロリ（ピロリ菌）
Helicobacter pylori

ヒスタミン
histamine

オメプラゾール
omeprazole

消化性潰瘍疾患
peptic ulcer disease

ソマトスタチン
somatostatin

尿素分解酵素（ウレアーゼ）
urease

症例 47　分泌性下痢：大腸菌感染症　　281

症例 47

分泌性下痢：大腸菌感染症

　22 歳の女性．大学生．NPつ活動の一環として中央アメリカで児童 80 名収容可能な学校の建設に携わっていた．必要な免疫ワクチン接種は現地に赴く前にすべて受けていた．現地では飲料水の煮沸には注意を払っていたのだが，分泌性下痢の原因である大腸菌 Escherichia coli（E. coli）に感染してしまった．症状は急激に悪化し，1 日 10 L にも及ぶ水様性の下痢があった．患者の便には膿や血液の混入は認められなかった．患者は最寄りの病院に収容され，以下の検査を受けた（表 5-2）．

表 5-2　患者の診察および検査結果

血圧	80/40（正常は 120/80）
心拍数	120 回/分
血清 K⁺濃度	2.3 mEq/L（正常は 4.5 mEq/L）

　便の培養から，腸管毒性のある大腸菌（E. coli）が検出された．患者は抗生物質，麻薬性止瀉薬，そして世界保健機関（WHO）製の経口補液剤（電解質とグルコースを含む）の投与処置を受けた．その結果，下痢は収まり，血圧，心拍数，血清電解質濃度ともに正常値に戻った．

問　題

1．健常人での 1 日水分摂取量と胃腸管からの水分分泌量はどれほどか．便中にある分泌溶液量は 200 mL/日ほどであるが，胃腸管からの溶液 1 日吸収量はどれほどか．

2．下痢の定義を述べよ．下痢の主な発症機序を，浸透圧性下痢，分泌性下痢，炎症性下痢，運動性下痢の四つに分けて議論セよ．

3．患者は腸毒素産生性大腸菌 enterotoxigenic E. coli に感染した．コレラ菌 Vibrio cholerae に似て，この大腸菌は病原毒性を持ち，分泌性下痢の原因となる．胃腸管のどの細胞がコレラ菌毒素により（また大腸菌毒素により）傷害されるのか．これらの細菌毒素はどのような機序で下痢を引き起こすのか．

4．患者の便浸透圧較差は増加していると考えられる．その理由を述べよ．

5．なぜ患者の血清 K⁺濃度はそのように低いのか．

6．なぜ患者の血圧は低下したのか．またなぜ心拍数は増加したのか．

7．下痢により失った水分と電解質双方を，**経静脈的**に点滴によって補うことも可能であった．しかし彼女の場合，**経口的**に水分と電解質の補給がなされた．この経口溶液補給の合理性を，そのよって立つ生理機序を述べることで正当化せよ．

282　chapter 5　胃腸管の生理学

解答と解説

1. 胃腸管 gastrointestinal tract から日々分泌・吸収される溶液量は莫大である．体外から食物として溶液 2 L が供給され，また体内からの分泌分として，唾液 1 L，胃液 2 L，膵液・胆汁 3 L，小腸液 1 L が加わり，総計 9 L の溶液が胃腸管には存在しうる．しかし便への溶液排泄量が 9 L に及ぶことは正常ではありえない．事実，便中溶液量はたかだか 200 mL にすぎず，したがって，収支として 8.8 L の溶液が胃腸管，多くは小腸で吸収(再吸収)されている計算になる．

2. 下痢 diarrhea はギリシャ語の *diarrhoia*，つまり“流れ去る”に由来し，過剰な水の排泄を表す医学用語である．通常下痢は，再吸収されるべき量を凌駕する過剰な溶液の分泌，または吸収能力の低下のために起こる．設問中の 4 種の下痢発生機序は，分泌の過剰か再吸収能の低下，あるいはこれらの合併による．

　　浸透圧性下痢 osmotic diarrhea は，吸収不能の溶質が胃腸管管腔に水を引き止めることによる(例：ラクトース不耐性症患者のラクトース lactose，チューインガム中のソルビトール sorbitol，マグネシウム過敏症のマグネシウム magnesium など)．分泌性下痢 secretory diarrhea は，小腸への過剰な溶液分泌がその吸収能力を凌駕することによる(例：コレラ菌感染，腸毒素産生性大腸菌感染，VIP 産生腫瘍，刺激性下剤 stimulant laxative の服用)．炎症性下痢 inflammatory diarrhea は，小腸粘膜の炎症性障害が吸収不全を招き，残った溶質が胃腸管管腔に水とともに留まることによる(浸透圧効果，例：赤痢 dysentery，潰瘍性大腸炎 ulcerative colitis)．急性の一過性(運動性)下痢 rapid (transit) motor diarrhea は，腸管運動の亢進により，そこでの溶液通過速度が吸収速度を凌駕することによる(例：異常運動亢進症，腸管バイパス形成)．

3. 患者の下痢は，小腸クリプトに並ぶ分泌性上皮細胞の異常な活性化が原因である．これらの小腸クリプト細胞 intestinal crypt cell(図 5-9)は，小腸絨毛にある吸収細胞とは全く異なり，その管腔側膜には Cl⁻チャネル Cl⁻ channel がある．基底外側膜には Na⁺–K⁺–2Cl⁻共輸送体があり，この配置は腎尿細管ヘンレ係蹄 loop of Henle の太い上行脚にある配置と同様である．この 3 イオン Na⁺–K⁺–2Cl⁻共輸送体は血液より Na⁺，K⁺，Cl⁻各イオンを細胞中へ 1：1：2 の比率で運ぶ．一方 Cl⁻ は管腔側膜 Cl⁻チャネルを介して管腔に輸送され，それに追随して Na⁺ が細胞間隙を受動的に移動する．結果，管腔内に NaCl が輸送されることとなり，その浸透圧勾配により最終的に水が移動する．

　　小腸クリプト細胞の管腔側膜 Cl⁻チャネルは通常閉じている．しかし血管作動性腸ペプチド vasoactive intestinal peptide(VIP)などのホルモンあるいは神経伝達物質に反応してこのチャネルは開く．反応受容体は基底外側膜にありアデニル酸シクラーゼ adenylyl cyclase と連動している．受容体の活性化に従いアデニル酸シクラーゼは環状アデノシン一リン酸 cyclic adenosine monophosphate(cyclic AMP，cAMP)の産生を開始し，cAMP は管腔側膜 Cl⁻チャネルに作用しチャネルを開状態へ導く．こうして Cl⁻ の移動が促され，それに追随するように Na⁺ と水の管腔内への移動(分泌)が起こる．深部にあるクリプト細胞からこうして分泌された電解質と水は，小腸表層にある絨毛上皮細胞により吸収されるが，分泌が異常に多ければ吸収が間に合わず，患者の場合のように下痢が起こる．

　　コレラ菌 *Vibrio cholerae* あるいは腸毒素産生性大腸菌 enterotoxigenic *E. coli* の感染が起こると，それらの毒素(コレラ毒素 cholera toxin 等)は小腸クリプト細胞管腔側膜にある毒素受容体に結合

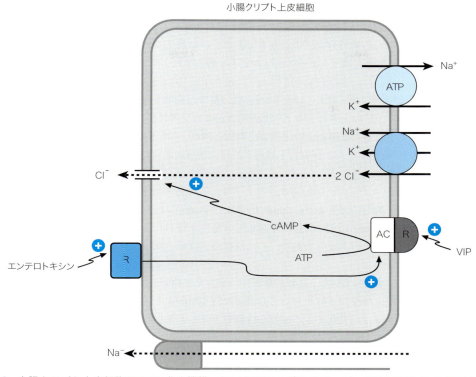

図 5–9　小腸クリプト上皮細胞での Cl⁻ 分泌機構. AC：アデニル酸シクラーゼ, ATP：アデノシン三リン酸, cAMP：環状アデノシン一リン酸, R：受容体, VIP：血管作動性腸ペプチド.

する．この受容体の活性化は非可逆的なアデニル酸シクラーゼ adenylyl cyclase の活性化を招き，cAMP が恒常的に産生され，Cl⁻ チャネル Cl⁻ channel を開状態に保つ．Cl⁻ チャネルが開き続けることで，Cl⁻ の輸送量は増し，したがって Na⁺ と水の移動も増す．

　アデニル酸シクラーゼは細胞の基底外側膜にあり，一方毒素受容体は対側である管腔側膜に存在するということに疑問を抱く読者がいるのも当然である．明確とはいいがたいが，細胞内メッセンジャーが管腔側膜から基底外側膜へ情報を伝えるということはありうる．実際，基底外側膜にあるアデニル酸シクラーゼは cAMP を産生し，それは管腔側膜にある Cl⁻ チャネルを開くことができる．すなわちここでは，細胞内メッセンジャーである cAMP はその産生部位の対面にあるイオンチャネルを制御している．

　アデニル酸シクラーゼが **非可逆的** に活性化されているとすると，コレラ菌あるいは腸毒素産生性大腸菌による感染性下痢からの回復は可能なのだろうか．答えはしかりである．アデニル酸シクラーゼも Cl⁻ チャネルも，**小腸クリプト細胞** が存在する限りにおいて意味をもつ．小腸クリプト細胞のターンオーバーは幸い非常に速く，適切な抗生物質投与による感染源のせん滅と補液による脱水の管理をはかれば，細胞の再生後，下痢からの回復が得られる．

4. **便浸透圧較差** fecal osmolar gap の算出結果から，便中の測定不能な溶質の量が評価できる．検査は糞便の浸透圧と Na⁺ および K⁺ 濃度を測ることで成立する．次いで，Na⁺ および K⁺ 濃度計測値を 2 倍し，これら一価陽イオンに付帯する陰イオン，つまり塩素イオンおよび炭酸イオン濃度を勘定に入れることで，電解質による浸透圧寄与分を計算する．便浸透圧較差とは，計測浸透圧値からこの

電解質寄与分を引いた値をいう．

　患者の場合，便浸透圧較差が増加しているとは考えにくい．なぜなら，患者の下痢は電解質（Na^+，K^+イオン等）の過剰分泌によるからである．いい換えると，便中の過剰な溶質は電解質によるものであり，たとえばラクトース，ソルビトールなどによるものではない（症例44参照）．

5. 患者の血清K^+濃度は異常に低い（2.3 mEq/L, 低カリウム血症 hypokalemia）．原因は，大腸での溶液通過量（時間あたり）の上昇によるK^+分泌量（Na^+との交換にあずかる）の増加にある．思い出してほしいのだが，大腸上皮細胞は腎尿細管主細胞と同様，Na^+を吸収し代わりにK^+を分泌する．大腸におけるK^+分泌もまた，尿細管主細胞と同様，溶液通過量の上昇もしくはアルドステロン刺激によって増加する．

6. 下痢による細胞外液量の減少 extracellular fluid (ECF) volume contraction が原因で，患者の血圧は低下していた（80/40 mmHg）．患者の発症した分泌性下痢は胃腸管からの水と NaCl の喪失を招く．水と NaCl は ECF の主成分であり，それは循環血液量の減少に反映ししたがって血圧は減少する．

　患者の心拍数は増加している．これは動脈圧の減少を頸動脈洞圧受容器が感知することによる．この圧受容器の発火は交感神経を介して心臓と血管を制御する．この場合交感神経は洞房結節のβ_1受容体 β_1 receptor を活性化することで心拍数を増加させる．

7. 患者の ECF を回復するためには，下痢による電解質喪失分を，静脈を介した輸液で補うことが考えられる．しかしここにはさらに効果的な治療法がある．それは経口的に水と電解質を補給することである．世界保健機関 World Health Organization によって用意された経口補液剤 oral rehydration solution は，Na^+，K^+，Cl^-，HCO_3^-，およびグルコース（これが重要）を含む．グルコースを含む経口補液剤の投与は次の理由から有効であると考えられる．グルコースは小腸にあるナトリウム依存性グルコース共輸送 Na^+–dependent glucose cotransport を刺激する．各々のグルコース1分子が輸送されるとき，1分子のNa^+も共輸送体を介して同時に吸収輸送される．それに伴い，このNa^+との電気的中性条件を満たすため1分子のCl^-が吸収輸送される．次いで，これらイオンとの等張性条件を満たすため，浸透圧により水が引かれる（吸収される）．このように，グルコースが小腸管腔に加わることで，最終的に等張溶液が小腸絨毛細胞により吸収され，これはクリプト細胞からの高い溶液分泌量を相殺するように働く．小腸での分泌と吸収の間で繰り広げられる競合を想像すると，分泌量が異常に高いとしても，もし吸収量がそれに見合うくらい高ければ，そのバランスから下痢を起こすほどの溶液は小腸管腔には残らない．ちなみにこの経口補液の普及により，下痢が原因で死亡する小児数は世界規模で減少した．

キーワード

アデニル酸シクラーゼ
adenylyl cyclase

コレラ毒素
cholera toxin

Cl^-チャネル
Cl^- channel

環状アデノシン一リン酸
cyclic adenosine monophosphate (cyclic AMP, cAMP)

下痢
: diarrhea

腸毒素産生性大腸菌
: enterotoxigenic *Escherichia coli*

細胞外液量の減少
: extracellular fluid (ECF) volume contruction

便浸透圧較差
: fecal osmolar gap

低カリウム血症
: hypokalemia

小腸クリプト細胞
: intestinal crypt cell

大腸 K^+ 分泌
: K^+ secretion by the colon

ナトリウム依存性グルコース共輸送
: Na^+-dependent glucose contransport

経口補液剤
: oral rehydration solution

分泌性下痢
: secretary diarrhea

血管作動性腸ペプチド
: vasoactive intestinal peptide (VIP)

コレラ菌
: *Vibrio cholerae*

286   chapter 5　胃腸管の生理学

症例 48

胆汁酸欠乏症：回腸切除

　39 歳の男性．高等学校指導顧問．10 代のときクローン病 Crohn's disease（腸管の炎症性疾患）と診断された．20 年間抗下痢薬とグルココルチコイドを含む抗炎症薬を処方されていた．その間，2 度の小康期間があったが，その後には症状のぶり返しがあった．昨年には小腸閉塞を発症し，非侵襲的処置が無効であったので緊急手術の適応となり，80％の回腸切除を余儀なくされた．

　手術後患者は下痢に悩まされている．便は脂溶性であり，色が薄青く悪臭がする．下痢のコントロールのためコレスチラミンの投与を受けているが，脂肪便は依然続いている．また患者は，毎月ビタミン B_{12} の注射を受けている．

■ 問　題

1. 胆汁酸の生成過程を述べよ．一次性胆汁酸とは何か．二次性胆汁酸とは何か．胆汁塩とは何か．胆汁酸は胆汁塩に変換される必要があるのだが，その理由を述べよ．

2. 胆汁塩の腸肝循環を説明せよ．

3. 食物脂肪の吸収過程において，胆汁塩はどのような役割を担うのか．

4. 回腸切除の後，なぜ患者の便は脂肪便となったのか．

5. 患者は“胆汁酸性下痢”の症状を抱えている．なぜ胆汁酸は下痢を起こすのか．（ヒント：胆汁酸は大腸での Cl^- イオン分泌を促す．）健常人はなぜ胆汁酸性下痢を起こさないのか．

6. コレスチラミン cholestyramine は陽イオンレジンであり胆汁塩と結合する．患者の下痢に対するこのレジンの効能を述べよ．

7. 患者は毎月ビタミン B_{12} の注射を必要としているのだが，それはなぜか．またどのような状態がビタミン B_{12} 欠乏症を生じさせるのか．

解答は次のページ

解答と解説

1. **一次性胆汁酸** primary bile acid（コール酸 cholic acid とケノデオキシコール酸 chenodeoxycholic acid）は肝臓でコレステロール cholesterol から生成される．この過程での律速酵素はコレステロール 7α-ヒドロキシラーゼ cholesterol 7α-hydroxylase であり，コール酸による負のフィードバック制御を受けている．一次性胆汁酸は胆汁として小腸管腔に分泌され，その一部は腸内細菌により脱水酸化されて**二次性胆汁酸** secondary bile acid（デオキシコール酸 deoxycholic acid とリトコール酸 lithocholic acid）となる（図 5-10）．

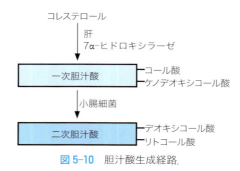

図 5-10　胆汁酸生成経路．

　胆汁塩 bile salt は抱合型の胆汁酸である．一次性胆汁酸は肝臓にて各々グリシン glycine あるいはタウリン taurine（アミノ酸誘導体）の抱合を受け，**8 種の胆汁塩**を生ずる．つまり，胆汁塩は元になる一次性胆汁酸の名称および抱合アミノ酸の名称をそれぞれ受け継ぎ，たとえば，タウロコール酸 taurocholic acid（タウリン抱合コール酸）とかグリコリトコール酸 glycolithocholic acid（グリシン抱合リトコール酸）とよばれる．

　抱合を行って胆汁酸を胆汁塩に変換することの目的は，小腸管腔溶液に胆汁を溶けやすくすることにある．以下詳細を述べると，十二指腸液の pH は 3～5 の範囲にあるが，胆汁酸の pK は 7 であるので，このままでは大部分の胆汁酸はイオン化されず，したがって十二指腸液には溶けない．しかし胆汁塩の pK は 1～4 の範囲にあるので，この塩はイオン化され，したがって十二指腸液に溶ける．つまり，小腸管腔のような水性環境においては，胆汁塩は胆汁酸よりも溶けやすい．胆汁塩の水への易溶解性は生理的に重要であり，解答と解説 3 にて改めて述べることとする．

2. **胆汁塩の腸肝循環** enterohepatic circulation of bile salt とは，胆汁塩が小腸へ下り，吸収されて門脈血中に入り，再度肝臓の胆汁塩プールへ戻ることをいう．まず胆汁塩がどのように小腸に達するのか述べる．前問題解説 1 の中で，2 種の胆汁酸が肝臓で生成されグリシンあるいはタウリンによる抱合を受け胆汁塩に変換されることを述べた．肝細胞は常に胆汁を生成しており，その約 50% が胆汁塩の形をとる．胆汁は胆管を下り，**胆囊** gallbladder において濃縮・蓄積される．食後 30 分には胃腸管ホルモンである**コレシストキニン** cholecystokinin（CCK）が血中に上昇し，この CCK は胆囊を収縮させるとともに**オディ括約筋** sphincter of Oddi を緩める．これにより胆汁は十二指腸管腔へと導かれる．ここで腸内細菌の脱水酸化作用を受けて，胆汁塩は計 8 種の種類に増え，食物中の

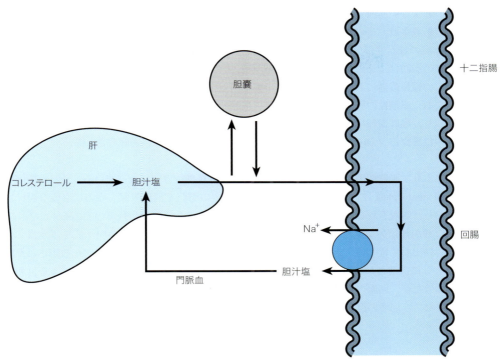

図 5-11　胆汁塩の腸肝循環.

脂肪の吸収を助けるように働く（解答と解説3参照）.（胆汁塩の一部は, 腸内細菌の脱抱合作用により胆汁酸へと戻されるので, 胆汁塩の腸肝循環というときには, 実際には, 胆汁塩と胆汁酸両者の混合物の循環である.）

　十二指腸と空腸での**脂肪吸収 lipid absorption** に果たす役割を終えると, ほとんどの胆汁塩は便とともに排泄されることなく, **再度肝臓に戻る**（腸肝循環, 図5-11）. 胆汁塩は小腸末端（**回腸 ileum**）にある**ナトリウム-胆汁塩共輸送体** Na^+–bile salt cotransporter により門脈血中へと回収される. 門脈血は肝臓に集められ, 胆汁塩はそこで抽出されて肝臓の胆汁塩プールへと戻される. 毎日このプールにある25%の胆汁塩が腸管へ放出され, その放出分の95%は再利用のため再び胆汁塩プールに戻される.

3．小腸管腔の胆汁塩は食物中の脂肪を乳化し, 小腸内腔の水性溶液との親和性を高め, 脂肪の消化と吸収を促す. 食物脂肪の消化吸収には, なぜこうした胆汁塩の作用が必要なのだろうか. その理由は, 元来疎水性の脂肪は小腸内腔のような水性環境ではひどく溶けにくいことにある.

　胆汁塩の第一の作用は食物中の脂肪を**乳化する** emulsify ことにある. 胆汁塩はその疎水性部分にて脂肪を取り囲み, 負に帯電した部分を水に向けて, 小腸管腔の水性溶液中で小さな脂肪滴を形成する. 負に帯電した胆汁塩同士は互いに反発するので, この脂肪滴は小さく分散して集合することがない. 小さく分散することで脂肪滴表面積は増加し, 膵消化酵素が作用するための十分な場を提供することとなる. つまり乳化が起こらなければ, 脂肪は集合塊となって, 消化を受けるための表面積も減ることになる.

　胆汁塩の第二の作用は, **脂肪消化** lipid digestion 産物（コレステロール, モノグリセリド, リゾ

レシチン，および脂肪酸)とともに**ミセル** micelle を形成することにある．ミセルの核(内部)はこれらの産物で形成され，その表面は両親媒性(脂質にも水にもなじみやすいこと)の胆汁塩で覆われている．胆汁塩の疎水性部分は核(内部)に向かい，その親水性部分は溶液側に並ぶ．このようにして，疎水性の脂肪は，そのなじみにくい水系環境に溶ける．

　脂肪吸収の最終段階において，ミセルは小腸粘膜上皮細胞の管腔側に到達し，そこで脂肪消化産物を放出する．脂溶性の脂肪消化産物は脂質二重膜である管腔側膜を通過する．一方，胆汁塩自体は管腔に残り，腸肝循環により肝臓へと戻る．小腸粘膜上皮細胞において，脂肪消化産物はエステル化され**キロミクロン** chylomicron にまとめあげられてリンパへと輸送吸収される．

4．回腸切除により，腸肝循環が妨げられ，肝臓の胆汁塩貯蔵部位は空になっている．それが原因で患者は**脂肪便** steatorrhea に苦しんでいる．つまり食物中の脂肪を消化吸収するのに必要な胆汁塩が不足しており，吸収されなかった脂肪は脂肪滴あるいは油として便中に残るのである．

　患者はなぜ胆汁塩欠乏症になったのか．健常人では，肝臓は日々25%の胆汁塩を置き換えていることを思い出してほしい．患者の回腸は切除されていて腸肝循環がなく，腸管に放出された胆汁塩は便とともに排泄されてしまう．健常人の肝臓ではこの25%相当量を腸肝循環による再利用で補っているのだが，回腸のない，したがって腸肝循環のない肝臓は相当量のすべてを生成に頼らなければならない．患者の肝臓は過大な生成要請に応えられず，簡単にいえば，その胆汁塩プールは枯渇状態にある．

5．患者の抱える下痢の原因は，大腸に胆汁塩が存在することによる(いわゆる**胆汁酸性下痢** bile acid diarrhea)．胆汁塩は大腸での**Cl⁻分泌** Cl^- secretion を刺激し，Na^+と水がそれに追随して分泌性の下痢が起こる．胆汁塩は健常人の大腸には存在しないのでこの下痢は通常起こらない．なぜなら胆汁塩は大腸に到達する前に回腸から吸収され，腸肝循環により肝臓へ戻るからである．

6．**コレスチラミン** cholestyramine は水に溶ける一価の**陽イオンレジン** cationic resin であり，小腸管腔内で胆汁塩と結合する．このレジン結合胆汁塩は，大腸での Cl^- 分泌を刺激することがない．分泌性下痢はこのように抑えることができる．(他方，脂肪血症の治療として，このレジンは脂肪吸収を抑える薬としても使われる．)一方レジンに結合した胆汁塩は小腸からの吸収を受けない．したがってこれは肝臓へ戻ることがなく，胆汁塩プールは枯渇する．コレスチラミン治療はこのように，結果として脂肪吸収を妨げることとなる．

7．**回腸** ileum は，胆汁塩の腸肝循環とは別に，**ビタミン B_{12}** vitamin B_{12} の吸収にもかかわっている．ビタミン B_{12} の吸収過程を思い出してほしい．ビタミン B_{12} は唾液から分泌される **R タンパク質 R protein** に結合して胃に至り，胃壁細胞から分泌される**内因子** intrinsic factor と複合体を形成したのち十二指腸に至る．ここでは膵臓からのタンパク質分解酵素が R タンパク質を失活させるので，内因子−ビタミン B_{12} 複合体となる．この複合体は胃腸管でのタンパク質分解作用には抵抗性があり，そのまま回腸に達しそこで吸収され，最終的に血中へと輸送される．血中ではビタミン B_{12} は特殊な血漿タンパク質(**トランスコバラミン II** transcobalamin II)と結合し全身を循環する．患者には回腸がなく，したがって経口的に摂取されたビタミン B_{12} は吸収できないので，ビタミン B_{12} の静脈注射を必要とする．

　胃腸管からのビタミン B_{12} 吸収機序をみてみると，回腸切除以外のビタミン B_{12} 欠乏症の原因が理解できる．内因子−ビタミン B_{12} 複合体の形成は回腸からの吸収に必須であるので，胃切除あるいは胃壁細胞の萎縮による**内因子欠乏症** deficiency of intrinsic factor によってもビタミン B_{12} 欠乏

症が起こる．また，膵酵素欠乏症 pancreatic enzyme deficiency の徴候としては，R タンパク質の加水分解不全によるビタミン B_{12} 障害が考えられる．この場合，内因子–ビタミン B_{12} 複合体は R タンパク質と結合しているので，回腸での吸収が阻害される．こうした症例においても，回腸切除 ileectomy の場合と同様，ビタミン B_{12} の静脈注射を必要とする．

キーワード

胆汁酸
bile acid

胆汁酸性下痢
bile acid diarrhea

胆汁塩
bile salt

コレシストキニン
cholecystokinin（CCK）

コレスチラミン
cholestyramine

キロミクロン
chylomicron

胆汁塩の腸肝循環
enterohepatic circulation of bile salt

胆嚢
gallbladder

回腸切除
ileectomy

回腸
ileum

内因子
intrinsic factor

脂肪吸収
lipid absorption

脂肪消化
lipid digestion

ミセル
micelle

ナトリウム–胆汁塩共輸送体
Na^+–bile salt contransporter

R タンパク質
R protein

オディ括約筋
sphincter of Oddi

脂肪便
steatorrhea

トランスコバラミン II
transcobalamin II

ビタミン B_{12}
vitamin B_{12}

292 chapter 5 胃腸管の生理学

症例 49

肝不全および肝腎症候群

　56 歳の男性．ウォール街の会社重役．10 代の頃より"隠れアルコール嗜好"があった．昼食時のマティニ，夕食時のカクテルを嗜んでいることを，患者の同僚，家族は知っていた．しかし，自宅から会社までの通勤電車利用前，また会社での勤務時間中にも，患者が隠れて飲酒していたことまでは知らなかった．患者は機能的なアルコール中毒者である．ここ数年にわたり倦怠感，疲れ，食欲不振，吐き気等の徴候をうっとうしく思っていたが，そのことを妻にももらすことはなかった．また，患者は便の色が薄いことにも気がついていた．これらが父親の死因となった肝硬変の症候であることにも，患者はうすうす気づいてはいたが，アルコールを断つことはなかった．患者の妻は，患者の肌および白目の部分が黄色くなっていること，患者には物忘れと混乱があることに気づいていた．妻はこれらの徴候が意味することにはあえて目をつぶっていた．しかし最終的に，患者の状態を無視できなくなり内科受診予約をとった．内科医は血液検査を待たずして，黄疸，腹水を認めた．検査表を表 5-3 に示す．

表 5-3 患者の検査値および検査結果

血清ビリルビン	増加
血清アルブミン	減少
アラニン変換酵素（ALT）	増加
アスパラギン酸変換酵素（AST）	増加
血清 Na^+ 濃度	減少
血清クレアチニン	増加
血清尿素窒素濃度（BUN）	増加
尿 Na^+ 排泄	減少
プロトロンビン時間	延長
血圧	低下

　医師は肝硬変との診断を下し，肝腎症候群を疑って入院させ，直ちに水制限とスピロノラクトン投与を開始した．結果，患者の腹部からは多量の腹水が除去された．しかしこうした処置の甲斐なく，5 日後，患者は肝臓と腎臓の不全により死亡した．

問　題

1．患者の肝硬変はどのようにアルコール過飲から生じたのか．

2．患者の黄疸の病因は何か．検査値のどれがこの所見に一致するか．

3．なぜ血清アラニン変換酵素 alanine aminotransferase（ALT）およびアスパラギン酸変換酵素 aspartate aminotransferase（AST）は上昇したのか．

4．なぜ血清アルブミンは減少したのか．

5．なぜプロトロンビン時間は延長したのか．

症例 49　肝不全および肝腎症候群　　293

6．患者の便の色が薄い理由を説明せよ．

7．肝硬変における腹水はどのように貯留していくのか．

8．患者の血圧はなぜ低下したのか．また，この所見の重要性はどこにあるのか．

9．なぜ血清クレアチニンと血中尿素窒素は上昇したのか．この所見の重要性はどこにあるのか．

10．なぜ尿中 Na^+ 濃度は減少したのか．

11．患者の Na^+（ナトリウムイオン）保持機構は働いているはずなのになぜ患者は低ナトリウム血症（血清ナトリウムイオン濃度の減少）なのか．

12．患者に水制限を課したのはなぜか．また，スピロノラクトン投与の目的は何か．

294　chapter 5　胃腸管の生理学

解答と解説

1. 患者の長年にわたるアルコール類の乱飲は肝臓細胞の機能を損ない破壊を招いた．**アルコール性肝硬変** alcoholic cirrhosis である．慢性アルコール依存症による肝臓への影響で"鍵"となるのは，"**脂肪性変性 fatty change**"である．この病状は以下 a)～d)による肝細胞への脂肪の蓄積が原因である．a)末梢組織における脂肪の異化作用の亢進の結果，肝臓への脂肪酸の配送が増加すること，b)アルコールおよびその代謝産物であるアセトアルデヒドによる生体 NADH レベル上昇の結果，肝臓での脂肪生成が刺激されること，c)肝臓ミトコンドリアによる脂肪酸酸化作用が減衰すること，d)生体アセトアルデヒドレベル上昇の結果，肝臓によるリポタンパク質輸送作用が減退すること，である．その他，肝臓でのコラーゲン産生量が増加し線維化の原因となること，そしてその結果，患者の肝細胞を空間的に排除してしまうことが挙げられる．以上により，正常な肝細胞機能，つまり代謝機能，合成機能，排泄機能が損なわれる．

2. 患者の黄疸(皮膚の黄色化)は血清ビリルビン値の高値で説明される．図 5-12 は正常な**ビリルビン代謝** bilirubin metabolism の経路を示している．赤血球ヘモグロビンはビリルビンに変換され，血流を介して肝臓に運ばれ，そこでウリジン二リン酸グルクロン変換酵素により抱合される．この**抱合型ビリルビン conjugated bilirubin** は尿中へ排泄されるか，もしくは胃腸管でさらに代謝され排泄される．抱合型ビリルビンは水に溶けるが，非抱合型のそれは水に不溶で血清タンパクと結合しやすい．患者の肝細胞は損傷を受けており抱合機能が働かず，それゆえ血清ビリルビンは高値を示していた．つまり，非抱合型ビリルビン血中濃度が高いのは，これが水に溶けず，したがってうまく排泄できないことによる．

3. 患者の肝細胞が損傷を受けると，**アラニン変換酵素 alanine aminotransferase(ALT)**および**アスパラギン酸変換酵素 aspartate aminotransferase(AST)**の循環液中への放出がある．

4. 患者の肝細胞が損傷を受けると，血清アルブミン，血清グロブリン，そして血液凝固因子等の生成不全が起こる．

5. **血液凝固カスケード coagulation cascade**(凝固血形成に至るまでの一連の反応過程)において，**トロンビン thrombin** は鍵となる数段階を触媒促進し，そこにはフィブリノーゲンをフィブリンに変換する過程も含まれる．**フィブリン fibrin** は線維状のタンパク質であり網目構造を形成し，血小板とともに血栓をつくる．**プロトロンビン prothrombin** は不活性なトロンビン前駆体である．肝臓は凝固過程にかかわる大部分のタンパク質を生成している．それには，第 1 因子(フィブリノーゲン)，第 2 因子(プロトロンビン)，そして第 4，5，6，7 因子が含まれる．したがって肝臓のこれら因子タンパク質生成機能の低下は，血液凝固機能の不全を招く．凝固過程は**プロトロンビン時間 prothrombin time** に反映する．これは秒単位で記載され，血漿サンプルの凝血塊形成までの時間を表す．プロトロンビン時間の延長は凝固因子の不足を意味し，患者の肝機能不全の所見に一致する．

6. 肝臓がビリルビンを抱合できないので，患者の便の色は薄くなった．ビリルビンが胆汁とともに胃腸管へ排泄されるためには，それは抱合される必要がある(図 5-12)．便の正常色である暗緑色は，

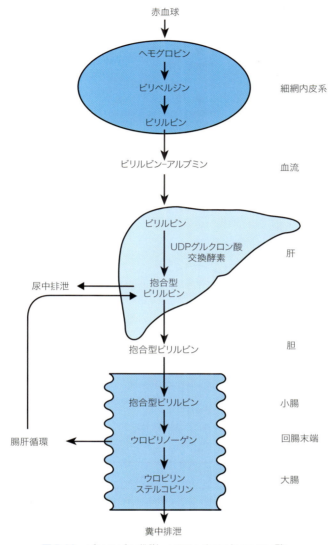

図 5-12　ビリルビン代謝．UDP：ウリジンニリン酸．

大腸でつくられるビリルビンの副産物，**ステルコビリン** stercobilin の存在による．もしビリルビンが胆汁とともに排泄されなければ，大腸にステルコビリンの基質は存在しないこととなり，便は明るい色調を呈する．

7．腹腔への溶液の過剰蓄積（500 mL 以上）を**腹水** ascites という．患者腹水の第一原因は**門脈高血圧** **portal hypertension** にあった．つまり門脈血流に対する抵抗の増大に起因し，門脈の静脈血静水圧の増大を招き，結果，患者腹腔内への体液漏出をもたらした．加うるに，**レニン-アンジオテンシン-アルドステロン系** renin-angiotensin-aldosterone (RAA) system の関与があった．端的にいえば，血中アルドステロンの増加は腎臓での Na^+ 再吸収の増加を導き細胞外液量の増加を招く．その結果，腹腔への体液露出量は増加する．一方では，生理的整合性を保つという観点から，低タンパク血症（血漿アルブミン量の減少による）が挙げられる．血漿タンパク質の減少は血漿浸透圧の減少を

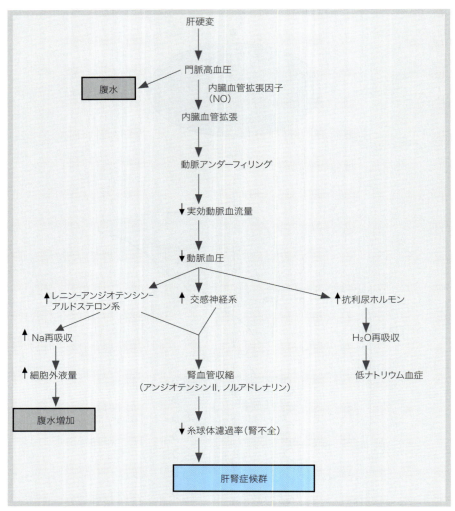

図 5-13 肝腎症候群の病態生理．NO：一酸化窒素．

意味し，腹腔への溶液漏出を促進させる．

8. 患者の門脈高血圧に続く重大な帰結であり，かつ最終的に死へと至らしめる一連の破壊的な事象（図 5-13）を"**動脈アンダーフィリング（充填不足）arterial underfilling**"とよぶ．これは最終的に患者の動脈血圧低下を招いた．つまり，**一酸化窒素(NO)**のような血管拡張因子の放出により**内臓血管の拡張 splanchnic vasodilation** およびそれに続く全身性の血管抵抗減少が起こり，次いで，こうした血管系に血液の貯留が起こると中心性体循環血液量の減少が起こる．これは動脈系の血液不足（つまり，動脈アンダーフィリング），実効的な動脈血量 effective arterial blood volume (EABV) 減少，そして動脈血圧低下を招く．この血圧低下は非常に危険である．体循環血圧の低下は，以下，腎血流圧の低下によるレニン-アンジオテンシン-アルドステロン系の活性化，圧受容体を介しての交感神経系の活性化，そして**抗利尿ホルモン** antidiuretic hormone (ADH) の放出を招く．これらは相まって致死的な病態生理学的状態，**肝腎症候群** hepatorenal syndrome を招来する．以下説明を

加える．レニン–アンジオテンシン–アルドステロン系の活性化は循環アルドステロンレベルの増加（二次性アルドステロン症）を導き，腎 Na^+ 再吸収量を増加させる．これは細胞外液の増加を招き，腹腔への溶液漏出を増加させ，腹水を悪化させる．とりわけ，交感神経系の活性化は腎輸入細動脈の強い収縮を招き，糸球体濾過率（GFR）を減少させる．つまりこれは腎不全を意味し，いわゆる肝腎症候群とよばれている．循環血液中の抗利尿ホルモンレベルの上昇は腎集合管での水の再吸収を増加させ，低ナトリウム血症 hyponatremia の原因となる．

9. 患者の糸球体濾過率の低下そして腎不全 renal failure の進展に伴い，血清クレアチニンと血液尿素窒素の濃度は高値を示すようになった．つまり，糸球体濾過率の低下によりクレアチニンと尿素の濾過効率が衰え排泄量が減る．その結果それらの血中レベルが上昇した．

10. アルドステロンの血中レベルの上昇により患者の Na^+ 排泄量は減少した．高アルドステロンが腎遠位尿細管終末と集合管での Na^+ 再吸収量を増加させ，Na^+ 排泄量を減少させたのである．

11. 一つの疑問点は，アルドステロンの血中レベルが高く多量の Na^+ が再吸収されているにもかかわらず，患者の血中 Na^+ 濃度は依然低い（低ナトリウム血症）ということであった．濃度が Na^+ 量と水分量の両者で決められていることを考えるべきである．患者の抗利尿ホルモンの血中レベルは高く，腎集合管での水再吸収量も増加していることを考慮すべきである．また，アンジオテンシン II の血中レベルも高く，これが患者に強い渇き感と飲水欲を引き起こしていることも考慮すべきである．まとめると，患者の生体 Na^+ 量および水分量はともに増加しており，しかも水分量が Na^+ 量を凌駕していると考えるべきである．

12. 患者の低ナトリウム血症の原因である水分量過多を改善すべく，病院では直ちに水制限の処置がとられた．（抗利尿ホルモンの持続的な高値の結果，腎での水再吸収量の増加は致し方ないとしても，少なくとも水の摂取制限は処置として可能である．）患者はアルドステロン作用の抑制のため，K^+ スペアリング利尿剤であるスピロノラクトン spironolactone を処方された．アルドステロンの Na^+ 貯留作用を止めることにより，医師は腹水悪化の阻止を期待した．

キーワード

アラニン変換酵素
alanine aminotransferase（ALT）

アスパラギン酸変換酵素
aspartate aminotransferase（AST）

アルコール性肝硬変
alcoholic cirrhosis

ビリルビン代謝
bilirubin metabolism

抗利尿ホルモン
antidiuretic hormone（ADH）

血液凝固カスケード
coagulation cascade

動脈アンダーフィリング（充塡不足）
arterial underfilling

抱合型ビリルビン
conjugated bilirubin

腹水
ascite

脂肪性変性
fatty change

フィブリン
fibrin

肝腎症候群
hepatorenal syndrome

低ナトリウム血症
hyponatremia

黄疸
jaundice

一酸化窒素
nitric oxide (NO)

門脈高血圧
portal hypertension

プロトロンビン
prothrombin

プロトロンビン時間
prothrombin time

腎不全
renal failure

レニン–アンジオテンシン–アルドステロン系
renin–angiotensin–aldosterone (RAA) system

内臓血管の拡張
splanchnic vasodilation

トロンビン
thrombin

chapter 6 内分泌および生殖生理学

症例 50	成長ホルモン分泌腫瘍：先端巨大症，300〜304	
症例 51	乳汁漏出および無月経：プロラクチン産生腫瘍，305〜308	
症例 52	甲状腺機能亢進症：グレーヴス病，309〜316	
症例 53	甲状腺機能低下症：自己免疫性甲状腺炎，317〜322	
症例 54	副腎皮質ホルモン過剰：クッシング症候群，323〜329	
症例 55	副腎皮質機能不全：アジソン病，330〜335	
症例 56	先天性副腎過形成：21β-ヒドロキシラーゼ(水酸化酵素)欠損，336〜340	
症例 57	原発性副甲状腺機能亢進症，341〜346	
症例 58	悪性腫瘍由来液性因子による高カルシウム血症，347〜352	
症例 59	高血糖症：I型糖尿病，353〜356	
症例 60	原発性無月経：アンドロゲン不応症候群，357〜360	
症例 61	男性性腺機能低下症：カルマン症候群，361〜363	
症例 62	男性仮性半陰陽：5α還元酵素欠損，364〜368	

300　chapter 6　内分泌および生殖生理学

症例 50
成長ホルモン分泌腫瘍：先端巨大症

　41 歳の女性．デパートの化粧品売り場に勤務している．職場の同僚は彼女の外見が変化してきたことに気づいていた．目鼻立ちがごつごつと角張り，下顎が突き出て，歯の間に隙間ができてきたのである．何か健康に問題があるのではないかと心配し，意を決した 1 人がその事を彼女に話した．同僚からの指摘に少し傷ついたものの，実は自分も不安であると告白した．5 年前に月経が突然停止し，帽子，靴，手袋のサイズが大きくなってきた．また，指が太くなり指輪が入らなくなった．毎晩，何度も尿意を感じてトイレにいくようになった．同僚からの指摘を受け，これらの不可解な症状の原因を探ろうと内科外来を受診した．

　診察の結果，女性としては顔貌が角張りすぎ，かつ下顎がつき出ており，手足も異常に大きくなっていると医師からも指摘された．血圧は 170/110 だった．血液検査の結果を表 6-1 に示す．

表 6-1　検査値

空腹時血糖	250 mg/dL（正常は 70〜100 mg/dL）
空腹時成長ホルモン	90 ng/mL（正常は 2〜6 ng/mL）
IGF-Ⅰ	正常より増加
FSH	正常より低下
TSH	正常範囲
T$_4$	正常範囲
プロラクチン	正常より増加

IGF-Ⅰ：インスリン様成長因子，FSH：卵胞刺激ホルモン，TSH：甲状腺刺激ホルモン，T$_4$：サイロキシン．

　経口糖負荷試験のためにグルコースを内服した際，血漿成長ホルモン濃度は上昇したままだった．MRI（磁気共鳴撮影 magnetic resonance imaging）検査ではトルコ鞍 sella turcica 内に大きな腫瘤が確認された．腫瘤はトルコ鞍上蓋を上方へ押し上げていた．医師は成長ホルモン分泌性下垂体腺腫による先端巨大症と診断した．

　経蝶形骨洞手術が行われ，下垂体腺腫が摘除された．手術後，成長ホルモンと血糖値は正常範囲に戻った．性周期は戻らなかったが，医師は時間が経てば顔貌は改善し，手足の腫脹も小さくなってくると説明した．

■ 問 題

1. 本症例でも述べているように，先端巨大症の特徴的所見として頭蓋骨や手足の骨の過形成が生ずる．なぜこのような過形成が生ずるのか説明せよ．

2. 本症例では長管骨の成長は生じていないが，なぜか．

3. 空腹時血糖値が増加したのはなぜか．

4. 尿量が増加したのはなぜか．

5. 下垂体腺腫は成長ホルモン分泌性腫瘍であったにもかかわらず，血清プロラクチン濃度も上昇した．この理由をどう考えるか，説明せよ．

6. 無月経の原因は何か．

7. 成長ホルモン分泌のフィードバック調節系を念頭に，術前にできる薬物療法について説明せよ．

解答と解説

1. 本症例では下垂体腺腫 pituitary adenoma から多量の**成長ホルモン growth hormone** が分泌していた．成長ホルモンの骨成長に対する直接作用は限定的で，作用の大部分は**インスリン様成長因子-I insulin-like growth factor-I（IGF-I**，ソマトメジン somatomedin ともよばれる）の合成促進を介し，IGF-I が骨や軟部組織成長作用を促進することで間接的に作用している．IGF-I は肝臓をはじめ，腎臓，筋，軟骨，骨など成長ホルモンの標的臓器で合成されている（訳注：肝臓の IGF-I のみが血中に分泌される他は局所で作成する）．IGF-I はインスリン受容体と構造が類似しているチロシンキナーゼ tyrosine kinase 型受容体と結合して作用する．

2. 思春期**以降**に成長ホルモン過剰になると，**先端巨大症 acromegaly** という症候群を生ずる．先端巨大症では骨・軟部組織が進行性に過形成となるが，骨端板 epiphyseal plate がすでに閉鎖しているため，長管骨は成長しない．思春期**以前**に成長ホルモン過剰となった場合，**巨人症 gigantism** となる．この場合，過剰のホルモンにより骨端板が刺激され，縦軸方法(身長)の成長が生ずる．

3. 成長ホルモンが生体代謝に及ぼす影響の中には，グルコースの筋への取込みの抑制と肝臓における糖新生の促進がある．これらの作用はインスリンの作用と逆であり"抗インスリン作用"や"**催糖尿病作用 "diabetogenic"effects of growth hormone**"とよばれる．過剰の成長ホルモンにより，このような抗インスリン作用が生じ，血糖値が増加し，糖尿病の発症を誘発したと考えられる．

4. 多尿 polyuria は高血糖による**浸透圧利尿 osmotic diuresis** により生じた．高血糖によりグルコースの糸球体濾過量が増加し，尿細管における再吸収の閾値を超え，残ったグルコースが尿中に排泄される．その結果，尿は高張となり Na^+ や水分の排泄を促進する．

5. 通常，**プロラクチン prolactin** の分泌は視床下部 hypothalamus から視床下部-下垂体門脈 hypothalamic-hypophysial portal vessel へ分泌される**ドーパミン dopamine** により調節されている．血中プロラクチン濃度が高くなった理由の一つは巨大な下垂体腺腫により門脈が物理的に圧迫されてドーパミンがラクトトロフ lactotroph（プロラクチン産生細胞）まで到達しなくなったからであろう．ドーパミンによる抑制がなくなったため，プロラクチンの分泌が増加した．また，下垂体腺腫が成長ホルモンに加えてプロラクチンも分泌している可能性もある．（訳注：成長ホルモン分泌性下垂体腺腫のうち，成長ホルモンとプロラクチン産生細胞の混合性腺腫もしくは成長ホルモンとプロラクチンを両方とも分泌する腺腫が全体の約 3 分の 1 を占める．TSH が正常=視床下部からの TRH は正常に分泌されているので，後者の可能性が高いと考える．）

6. 無月経の原因もまた，下垂体腺腫による圧迫が原因で他のホルモン分泌が影響を受けた結果の可能性がある．無月経の場合はゴナドトロフ gonadotroph[FSH や黄体形成ホルモン luteinizing hormone(LH)産生細胞]機能の阻害が原因となる．腫瘍の拡大による視床下部への影響よりもトルコ鞍内の腫瘍によるゴナドトロフの直接の圧迫により影響を受け，FSH や LH の分泌が低下する．FSH や LH の分泌低下により卵巣 ovary からのエストロゲン estrogen の分泌が低下する．もう一つの可能性はプロラクチンの血中濃度の増加である．プロラクチンにより性腺刺激ホルモン放出ホルモン gonadotropin-releasing hormone(GnRH)の分泌が抑制される．そのため LH や FSH の分泌

がさらに低下する．（訳注：問題5と同様にTSHが正常ということから，後者の可能性が高いと考える．）

7. 下垂体前葉 anterior pituitary からの成長ホルモンの分泌は視床下部からの二つの経路で調節されている．一つは**成長ホルモン放出ホルモン** growth hormone–releasing hormone (GHRH) による促進系，もう一つは**ソマトスタチン** somatostatin による抑制系である．成長ホルモン分泌は図6-1で示した負のフィードバック negative feedback により調節されている．過剰な GHRH は自己調節系により視床下部からの GHRH の分泌を抑制する．成長ホルモンにより標的臓器で合成され分泌する IGF-Ⅰは成長ホルモンの分泌を抑制する．また，成長ホルモンと IGF-Ⅰはソマトスタチンの分泌を促進し，ソマトスタチンは成長ホルモンの分泌を抑制する．

　上記のような調節系をふまえると，本症例では手術前に**オクトレチド** octreotide のようなソマトスタチンアナログ (analogue，訳注：" 類似化合物 "という意味で生理作用は同様だが，成分としては異なる化合物のこと．臨床現場ではそのまま「アナログ」とよばれて使用されている) を用いて治療することができる．オクトレチドは内因性ソマトスタチンと同様に成長ホルモンの分泌を抑制することができる．

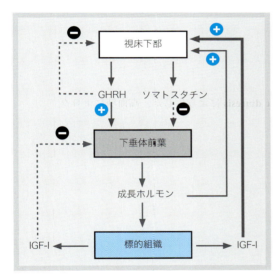

図6-1　成長ホルモン分泌の調節．GHRH：成長ホルモン放出ホルモン，IGF-Ⅰ：インスリン様成長因子-Ⅰ．

キーワード

先端巨大症
　acromegaly
ドーパミン
　dopamine
巨人症
　gigantism
成長ホルモン
　growth hormone

成長ホルモン放出ホルモン
　growth hormone–releasing hormone (GHRH)
インスリン様成長因子-Ⅰ
　insulin–like growth factor (IGF)-I
浸透圧利尿
　osmotic diuresis
オクトレチド
　octreotide

304   chapter 6　内分泌および生殖生理学

プロラクチン   ソマトスタチン
prolactin   **somatostatin**

症例 51

乳汁漏出および無月経：プロラクチン産生腫瘍

39 歳の女性．インターネット関連会社役員．結婚して 10 年来避妊を続けてきた．初経は 12 歳で，18 カ月前までは定期的に発来していた．その後，周期が不規則となり，最近停止してしまった（無月経）．夫とともに，子供を持つことを計画していた時期であったため，非常に不安になった．月経が停止したばかりではなく，乳腺から乳白色の分泌物が出るようになった．

婦人科を受診したところ，骨盤内生殖器（卵巣・子宮および付属器官）は正常であることがわかった．また，担当医は乳腺からの分泌物は乳汁であると指摘した（乳汁漏出）．妊娠反応は陰性であった．他の血液検査値は表 6-2 に記載した．

表 6-2 検査値	
LH	5 mU/mL（正常は卵胞期 1〜18 mIU/mL；排卵期 24〜100 mIU/mL）
プロラクチン	86 ng/mL（正常は 5〜25 ng/mL）

LH：黄体形成ホルモン．

検査の結果，プロラクチン産生腫瘍 prolactinoma が発見された．MRI（核磁気共鳴撮影）での脳断層撮影の結果，下垂体に 1.5 cm 径の腫瘍がみつかり，これがプロラクチンを分泌していると考えられた．腫瘍（腺腫）摘出手術までの間，薬物治療を実施し，血清プロラクチン濃度は 20 ng/mL に低下した．腺腫摘除後，乳汁漏出は停止し，月経周期も正常に戻った．そして，はじめての子を妊娠した．

■ 問 題

1. プロラクチンの分泌はどのように調節されているか．

2. プロラクチン分泌を上昇させ，血清プロラクチン濃度を増加（高プロラクチン血症）させる因子には何があるか．そのうち本症例で除外できるのは何か．

3. なぜ乳汁が漏出（乳汁合成増加）したのか．

4. 月経周期はなぜ不順になったのか．患者の黄体形成ホルモン（LH）濃度は何を意味するか．

5. 血清プロラクチン濃度を低下させるために用いた薬物は何か．その薬の作用機構を述べよ．

6. もし血清プロラクチン濃度が上昇したままであれば，妊娠はほとんど不可能であるが，なぜか．

7. 患者は双極性障害 bipolar disorder（訳注：以前は躁うつ病とよばれていた病態）の既往があった．腺腫摘出手術を待つまでの間，躁状態となった．担当医は彼女の躁状態の治療のため，薬物療法を計画した．しかし，精神科医に紹介したところ，リスペリドン（および類似の薬剤）の投与は禁忌であると注意された．なぜ術前のリスペリドン投与は禁忌とされたのか．

解答と解説

1. **プロラクチン** prolactin は下垂体前葉の**ラクトトローフ** lactotroph（プロラクチン産生細胞）で合成・分泌される．その分泌は**視床下部** hypothalamus で2種の経路により調節される（図6-2）．(i)**ドーパミン** dopamine を介する抑制性経路，および(ii)甲状腺刺激ホルモン放出ホルモン thyrotropin-releasing hormone (TRH) を介する刺激性経路，である．妊娠および授乳中でない場合，**下垂体前葉** anterior pituitary のプロラクチン分泌はおもに**ドーパミンにより抑制**されている．すなわち，通常は TRH による分泌刺激作用よりもドーパミンによる抑制作用が上回っているため，プロラクチン濃度は低い値に維持されている．

　抑制作用を持つドーパミンはどのようにして下垂体前葉のラクトトローフへ到達するのだろうか．ドーパミンニューロンはドーパミンを視床下部の正中隆起 median eminence へ分泌する．正中隆起の毛細血管は**視床下部-下垂体門脈** hypothalamic-hypophysial portal vessel（視床下部から下垂体への直接的血液供給経路）として，ドーパミンを輸送する．そして下垂体前葉のラクトトローフへドーパミンを高濃度のまま供給する．

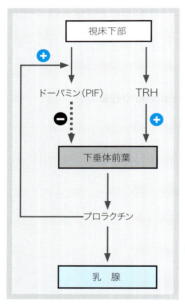

図6-2　プロラクチン分泌の調節．PIF：プロラクチン抑制因子，TRH：甲状腺刺激ホルモン放出ホルモン．（Costanzo LS: *BRS Physiology*, 5th ed. Baltimore, Lippincott Williams & Wilkins, 2011, p 230 より許可を得て転載）

2. 図6-2はプロラクチン分泌増加の原因となりうる二つの機構を示している．(i)TRH 分泌の増加，および(ii)ドーパミン分泌の減少，である．2番目の可能性，すなわちドーパミン分泌の減少は高プロラクチン血症の最も有力な原因かもしれない（たとえば頭部外傷の後など）．もし視床下部と下垂体の間の連絡が切断されれば，視床下部のドーパミンによるプロラクチンの抑制作用が消失し，高プロラクチン血症が生ずる．他にプロラクチンの分泌を促進する要因は妊娠（エストロゲン estrogen 血中濃度の上昇による），および授乳（おそらくオキシトシン oxytocin 分泌の増加による）がある．

　本症例における高プロラクチン血症の原因として，妊娠は除外できるし，授乳もしていない．ま

た，視床下部と下垂体の間の血液供給を遮断するような頭部外傷の病歴もない．これらによる高プロラクチン血症の可能性を除外すると，MRIで発見された下垂体腫瘍（腺腫 adenoma）がプロラクチンを分泌しているものと結論できる．

3．高プロラクチン血症のために乳汁漏出 galactorrhea が生じた．プロラクチンの主な作用は乳汁合成 lactogenesis である．プロラクチンは乳汁中のおもな炭水化物であるラクトース lactose，タンパク質のカゼイン casein，および脂質の合成を促進する．また，乳腺の導管からの水分と電解質の分泌も促進する．

4．月経周期 menstrual cycle は不順となり停止した（無月経 amenorrhea）．乳汁合成に加え，プロラクチンは視床下部からの性腺刺激ホルモン放出ホルモン gonadotropin–releasing hormone（GnRH）の分泌を抑制する．GnRH 分泌の抑制により，月経周期の中期で排卵 ovulation を誘発する黄体形成ホルモン luteinizing hormone（LH）の分泌が抑制される．本症例の LH は，排卵前期と比べても正常下限で，月経周期中期の急激な LH 上昇期と比べるとずっと低い値となっている．

5．ドーパミンやドーパミン作動薬 dopamine agonist（ブロモクリプチン bromocriptin など）は下垂体前葉からのプロラクチン分泌を抑制する（図6-2 参照）．全身的に投与すると，ブロモクリプチンはドーパミンのように作用し，プロラクチン分泌を抑制する．ブロモクリプチン投与により，血清プロラクチン濃度は 86 ng/mL から 20 ng/mL へ低下した．

6．高プロラクチン血症下において妊娠することは考えにくい．なぜならプロラクチンは GnRH 分泌を抑制し，ひいては LH 分泌を抑制するからである．LH の急激な分泌による排卵刺激がない限り，排卵は生じない（無排卵 anovulation）．排卵なしには受精 fertilization や妊娠は不可能である．また，授乳中は血清中の高プロラクチンが GnRH や LH 分泌を抑制するため，受胎能力 fertility は著明に低下する．世界の国々の一部では，完璧ではないにせよ，授乳は産児制限の重要な要素となっている．

7．リスペリドン risperidone はドーパミン拮抗薬として作用する非定型抗精神病薬である．したがって，双極性障害による躁状態を改善するためにリスペリドンを投与した場合，ドーパミンによる下垂体からのプロラクチン分泌抑制作用が阻害されることになる．「抑制作用の抑制」のため，血清中のプロラクチン濃度はさらに上昇し，症状が悪化する可能性がある．

キーワード

無月経
amenorrhea

無排卵
anovulation

下垂体前葉
anterior pituitary

ブロモクリプチン
bromocriptin

ドーパミン
dopamine

乳汁漏出
galactorrhea

308　chapter 6　内分泌および生殖生理学

性腺刺激ホルモン放出ホルモン
　gonadotropin–releasing hormone（GnRH）

視床下部-下垂体門脈
　hypothalamic–hypophysial portal vessel*

乳汁合成
　lactogenesis

ラクトトローフ
　lactotroph

黄体形成ホルモン
　luteinizing hormone（LH）

プロラクチン
　prolactin

リスペリドン
　risperidone

＊訳注：hypophysial は hypophyseal も可.

症例 52
甲状腺機能亢進症：グレーヴス病
（訳注：グレーヴス病は日本ではバセドウ病 Basedow's disease ともよばれる）

19歳の女性．ファッションモデル．職業上，日頃からダイエットを心がけており，体重は常に標準より低めになるようにしていた．最近3カ月間，食欲が異常なほど増加していたにもかかわらず，体重が10kg減少した．常にイライラし，不眠や動悸が生じ，月経が不順となった．また，常に暑いと感じ，同僚よりも低くエアコンの温度を設定するようになった．

外来受診時，患者は落ち着きがなく，手は小刻みに震えていた．身長173cm，体重50kg，血圧160/85，心拍110回/分だった．目は大きく開き，下頸部は腫大しているようにみえたが，1年前の写真ではこのような様子は目立たなかった．

これらの症状から，担当医は甲状腺中毒症（甲状腺ホルモン血中濃度上昇）を疑った．しかし，診察所見だけでは甲状腺ホルモン濃度上昇の原因がわからなかったため，表6-3に示した血液検査を実施した．

  表 6-3 検査値

総 T_4	正常より増加
遊離 T_4	正常より増加
TSH	正常より低下（検出感度以下）

T_4：サイロキシン，TSH：甲状腺刺激ホルモン．

問 題

1. 症状から考えて，担当医は甲状腺中毒症（甲状腺ホルモン血中濃度上昇）を疑った．下に示した症状はなぜ甲状腺ホルモン上昇の結果と考えて差し支えないのか．
    (i) 体重減少
    (ii) 暑さに対する耐性低下
    (iii) 心拍数増加
    (iv) 脈圧（収縮期と拡張期血圧の差）上昇
    (v) 収縮期血圧の上昇

2. 担当医は，視床下部-下垂体-甲状腺系のフィードバック調節における何らかの異常を想定し，甲状腺中毒症の原因を次のように考えた．
    (i) 視床下部からの**甲状腺刺激ホルモン放出ホルモン** thyrotropin–releasing hormone（TRH）分泌の増加
    (ii) 下垂体前葉からの甲状腺刺激ホルモン（TSH）分泌の増加
    (iii) 原発性の甲状腺機能亢進（グレーヴス病など）
    (iv) 甲状腺ホルモンの経口的摂取（人為的甲状腺機能亢進症）

    検査結果から考えて，このうち，本症例の甲状腺中毒症の原因として考えづらいものを除外し，

310　chapter 6　内分泌および生殖生理学

可能性の高いものを選べ.

3. 担当医は，患者の甲状腺機能を測定するため，放射性ヨード(I^-)摂取試験を行った．甲状腺の放射線活性を調べたところ，ヨード取込みは甲状腺全体にわたって増加していることがわかった．この結果からさらにどのようなことがわかるか．また，問題2で選択した可能性のうち，除外できるのはどれか.

4. T_3(トリヨードサイロニン triiodothyronine)摂取率試験は合成レジン(訳注：合成樹脂の一種，水溶液中では固体だが，脂溶性が強く，水溶液中の脂溶性物質を吸着する．甲状腺ホルモンやステロイドホルモンは脂溶性が強いため，レジンに吸着する)に対する放射性同位元素標識 T_3 の結合能を調べる試験である．この試験では，一定量の放射性同位元素標識 T_3 を，T_3 結合レジンを添加した被験者の血清に加える．標識 T_3 はまず患者血清の甲状腺ホルモンと結合していないサイロキシン結合グロブリン thyroxine–binding globulin〔TBG，訳注：TBG はサイロキシン thyroxine(T_4)だけではなく，T_3 とも結合する．血中 T_3 の約80%が TBG と結合する〕と結合し，結合しなかった残りの T_3 がレジンに摂取される．したがって，肝疾患に伴う低タンパク血症などで血中 TBG 濃度が低下し，血清 T_3 結合能が低下すれば，レジンの標識 T_3 摂取が上昇する．もしくは，内因性 T_3 が増加し，あらかじめ TBG と結合している T_3 が多ければ，レジンの標識 T_3 摂取が上昇する．一方，妊娠などによる TBG 濃度の増加や内因性 T_3 の低下があればレジンの標識 T_3 摂取は低下する.

　本症例のレジン T_3 摂取は増加していた．ここまでに得られている情報をもとに，この理由を説明せよ.

5. 症状と検査結果により，担当医はグレーヴス病と診断した．なぜ，そう診断したのか．診断までの過程を説明せよ．また，この疾患の原因と病態を説明せよ.

6. 外科的に甲状腺を摘出することになった(甲状腺摘除術)．手術までの間，2種類の薬，プロピルチオウラシルおよびプロプラノロールが処方された．これらの薬剤はどのような目的で処方されたのか.

7. 甲状腺摘除術は成功であった．回復も順調だった．神経過敏症状や動悸も治まり，体重も増加し，血圧も元に戻った．しかし，突然別の症状が出現した．筋肉が痙攣したり，手足の指先の感覚が消失したり，口の周りがしびれたりするようになったのである．内分泌内科医を再度受診したところ，クボステク徴候(顔面神経を軽打すると顔面筋に痙攣が生ずる)があることがわかった．血中総カルシウム(Ca^{2+})濃度は 7.8 mg/dL，遊離(イオン化)Ca^{2+}濃度は 3.8 mg/dL で，どちらも正常よりも低下していた(低カルシウム血症)．この低カルシウム血症はなぜ生じたのか，またこれがどのようにして上記の症状を誘発したのか.

8. 問題7で示したような甲状腺摘除術後に生じた症状はどのように治療するのか.

解答は次のページ

解答と解説

1. 甲状腺中毒症 thyrotoxicosis は遊離 free 甲状腺ホルモン thyroid hormone（訳注：遊離甲状腺ホルモンとは，血漿甲状腺ホルモン結合タンパク質と結合していない甲状腺ホルモンのこと．甲状腺ホルモンの生理作用は遊離ホルモンの量により決まる）の増加により生ずる病態である．本症例の症状や身体的所見は甲状腺中毒症と診断して差し支えない所見である．

   (i) 甲状腺ホルモンは基礎代謝率 basal metabolic rate（BMR），酸素消費量，そして栄養素の消費量を増加させる．したがって患者は代謝亢進状態にあり，そのために食欲が異常に増加した．

   (ii) 酸素消費の増加により産熱増加が生じた．生理的体温低下機構は余剰の産熱を低下させるには不十分であったため，常に熱感を覚えた．

   (iii) 甲状腺ホルモンは多くのタンパク質の合成を促進する．その一つとして心臓の β_1 受容体 β_1 receptor がある．洞房結節 sinoatrial node における β_1 受容体合成の増加は，心拍数の増加（正の変時作用 chronotropic effect）を生ずる．

   (iv) 心室筋の β_1 受容体数が増えると，心筋の収縮性 contractility が増し，1回拍出量 stroke volume が増加する．その結果として脈圧 pulse pressure が上昇する．

   (v) 心拍数と心筋収縮性が増加すると，心拍出量 cardiac output が増加する．この心拍出量増加が動脈圧 arterial pressure 上昇をもたらす［動脈圧（P_a）＝心拍出量×全末梢抵抗］．

2. 図6-3は，甲状腺ホルモン分泌調節にかかわる視床下部-下垂体前葉-甲状腺系およびそのフィードバック系である．検査結果は遊離 T_4 および総 T_4 値の増加と TSH 値の低下を示した．（総 T_4 は遊離 T_4 と血漿中の甲状腺ホルモン結合タンパク質に結合した T_4 を合わせたもの．）

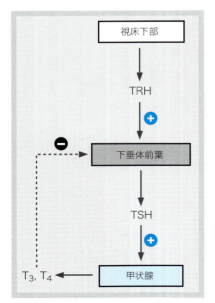

図6-3 甲状腺ホルモン分泌の調節．T_3：トリヨードサイロニン，T_4：サイロキシン，TRH：甲状腺刺激ホルモン放出ホルモン，TSH：甲状腺刺激ホルモン．（Costanzo LS: *BRS Physiology*, 5th ed. Baltimore, Lippincott Williams & Wilkins, 2011, p 234 より許可を得て転載）

(i) 症例としてはほとんどないが，理論的には視床下部の腫瘍が過剰の TRH 分泌を生ずる可能性はある．その結果，下垂体前葉からの TSH 分泌が誘発され，甲状腺からの甲状腺ホルモンの分泌が増加する．しかし，この可能性は血中 TSH 値の低下（検出感度以下）により除外される．もしも原因が視床下部であれば TSH は低値ではなく高値になるはずである．

(ii) 上記(i)と同様に下垂体腺腫 pituitary adenoma などが原因で下垂体前葉が多量の TSH を分泌し，甲状腺ホルモンの分泌を強く刺激することもありうる．しかし，この可能性も検出感度以下の TSH 濃度という検査結果により除外できる．

(iii) 甲状腺が自律的に甲状腺ホルモンを分泌したり，TSH 様の作用を持つ物質により甲状腺が刺激された結果による甲状腺自体の原発性の機能亢進とするならば，本検査結果と一致するであろう．原発性亢進ならば遊離 T_4（甲状腺から分泌されたそのままのホルモン）値と総 T_4（遊離 T_4 と血漿タンパク質結合 T_4 の合計）値の両者がともに増加するからである．その際の重要な所見は，増加した甲状腺ホルモンによる下垂体に対する負のフィードバックによる抑制作用で TSH が低下することである．

(iv) もしも合成甲状腺ホルモンを経口的に摂取しているならば（人為的甲状腺機能亢進症 factitious hyperthyroidism），遊離 T_4 および総 T_4 値は増加し，TSH 値は低下する．（内因性甲状腺ホルモンと同様に，外因性甲状腺ホルモンも TSH 分泌を抑制する．）

したがって，T_4 および TSH 値のみでは原発性の甲状腺機能亢進症は人為的甲状腺機能亢進症と同様の検査値となる．つまり，この時点では原発性甲状腺機能亢進症なのか，ダイエットなどのために外因性に甲状腺ホルモンを経口摂取しているのか鑑別することはできない．頸部の腫脹は甲状腺の腫大（甲状腺腫 goiter）の可能性を示している．しかし，診断確定のためには，次の問題で示したような放射性ヨード（I^-）による機能的甲状腺造影試験による甲状腺機能測定が必要である．

3. 甲状腺の特徴はヨード（I^-）の取込みである．ヨードは Na^+-I^-ポンプ Na^+-I^- pump（または共輸送体 symporter）により甲状腺に取り込まれる．そして甲状腺ホルモンはサイログロブリン thyroglobulin のチロシン残基のヨウ素化により合成される（図 6-4）．

甲状腺機能を測定する方法の一つは放射性ヨード摂取試験である．この試験による機能的甲状腺造影により，甲状腺のどの部分の機能が最も亢進(hot)しているのかがわかる．本症例では，甲状腺全体にわたりヨード取込みが亢進しており，全体的に機能が亢進していることがわかった．したがって，人為的甲状腺機能亢進症は除外される．外因性甲状腺ホルモンを経口的に摂取していれば，甲状腺自体の機能が亢進することは**ない**からである．逆に下垂体前葉を介する負のフィードバックにより外因性甲状腺ホルモンは甲状腺機能を抑制し，ヨード取込みは**低下する**はずである．

4. T_3 レジン摂取率 T_3 resin uptake 増加には二つの可能性がある．(i)サイロキシン結合グロブリン thyroxine-binding globulin(TBG)の低下または(ii)内因性甲状腺ホルモンの増加である．本症例では後者であった．機能の亢進した甲状腺からの甲状腺ホルモン分泌増加により，TBG の結合領域が占有され，放射性同位元素標識 T_3 と結合が可能な TBG 結合領域が減少したのである．その結果，標識 T_3 のレジンへの摂取が増加した．

5. グレーヴス病 Graves' disease（訳注：バセドウ病 Basedow's disease ともよばれる）は最も一般的にみられる甲状腺機能亢進症で，甲状腺の TSH 受容体に対する異常な抗体の産生のために生ずる自己免疫 autoimmune 疾患である．抗体は，甲状腺刺激抗体 thyroid-stimulating antibody(TSAb，訳注：原書では thyroid-stimulating immunogloblin だが，日本の現状での呼称に変更)とよばれ，甲状腺刺激ホルモン thyroid-stimulating hormone(TSH)と同様に甲状腺を刺激する．その結果，甲状

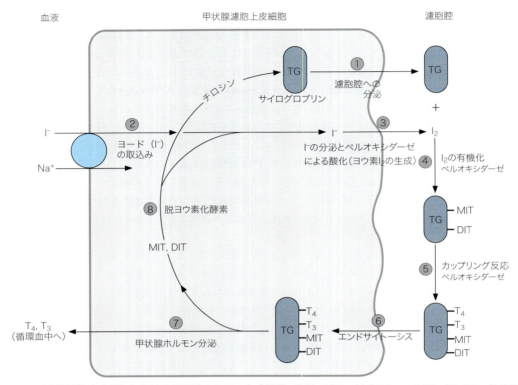

図 6-4 甲状腺濾胞上皮細胞における甲状腺ホルモン合成経路．DIT：ジヨードチロシン，MIT：モノヨードチロシン，TG：サイログロブリン，T_3：トリヨードサイロニン，T_4：サイロキシン．

腺ホルモンの合成と分泌が促進する．症状と検査結果はすべてグレーヴス病の病態 [放射性ヨード摂取の増加，T_4 合成および分泌の増加，TSH 分泌の低下（負のフィードバックによる），そして甲状腺中毒症の典型的症状] に合致する．

6．甲状腺機能亢進症の最も高頻度の原因であるグレーヴス病の一般的治療には 3 種類ある．(i) 甲状腺の摘除もしくは破壊，(ii) 薬物による甲状腺ホルモン合成の抑制，(iii) 動脈圧の異常な上昇を引き起こす可能性のある β_1 アドレナリン作用の甲状腺ホルモンによる誘導の抑制である．

甲状腺摘除術 thyroidectomy は明確な解決法である．もしくは放射性ヨード摂取試験よりもずっと多量の放射性ヨードにより甲状腺を破壊することもできる．プロピルチオウラシル propylthiouracil (PTU) は，甲状腺ホルモン合成のすべての過程に関与する甲状腺ペルオキシダーゼ（過酸化酵素）peroxidase（図 6-4 参照）の抑制薬である．チオシアン酸 thiocyanate は甲状腺の Na^+–I^- ポンプにおけるヨード輸送の競合的阻害薬である．したがって PTU とチオシアン酸の両者とも甲状腺ホルモンの合成を低下させる．プロプラノロール propranolol は β アドレナリン抑制薬で，甲状腺ホルモンによる心筋の β_1 受容体合成増加を介する正の変力作用 inotropic effect（筋収縮力を変化させる作用）と変時作用 chronotropic effect（心拍数を増減させる作用）を抑制する．そのため，プロプラノロールは，過量の甲状腺ホルモンによる心拍出量および動脈圧上昇を元に戻すために投与される．

7. おそらく，外科医が甲状腺とともに不用意に副甲状腺を破壊もしくは摘除したため，**低カルシウム血症** hypocalcemia が生じたのであろう．**副甲状腺ホルモン** parathyroid hormone（PTH）は腎臓，骨そして腸管に作用し，血中カルシウム（Ca^{2+}）濃度を上昇させる．PTH がないと，カルシウム濃度は低下する．低カルシウムは筋肉の痙攣を誘発し，**クボステク徴候** Chvostek sign（顔面神経軽打により生ずる顔面筋の痙攣）や**トルソー徴候** Trousseau sign（血圧計のマンシェットを上腕に巻いて膨らませ，血流を遮断したときに生ずる手掌部の痙攣）を生ずるとともに，知覚神経における細胞外カルシウム低下による知覚消失やしびれが生ずる．

8. **副甲状腺機能低下症** hypoparathyroidism はビタミン D vitamin D と高カルシウム食の併用により治療する．（合成 PTH の投与が最も理想的ではあるが，現在のところまだ確立していない．）数種の異なったビタミン D が存在するが，カルシウム代謝のホルモンによる調節経路を考慮し適切なものを選択する必要がある．図 6-5 にビタミン D_3 合成経路を示す．PTH は腎臓における **1,25−ジヒドロキシコレカルシフェロール** 1,25−dihydroxycholecalciferol（活性型ビタミン D_3）の合成を刺激する．副甲状腺機能低下症ではこの活性化経路が低下する．したがって，**活性型ビタミン D_3**（1,25−ジヒドロキシコレカルシフェロール）摂取と食事によるカルシウム補充をともに実施しなければならない．コレカルシフェロール（ビタミン D_3）や 25−ヒドロキシコレカルシフェロールは治療に用いることはできない．なぜならばこれらは腎臓で活性化され，活性化のためには PTH が必要だからである．

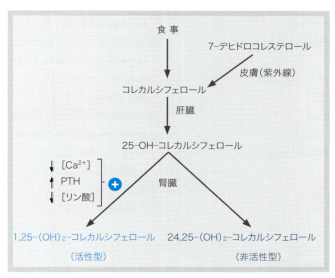

図 6-5 1,25−ジヒドロキシコレカルシフェロール合成とその調節経路．PTH：副甲状腺ホルモン．（Costanzo LS: *BRS Physiology*, 5th ed. Baltimore, Lippincott Williams & Wilkins, 2011, p 249 より許可を得て転載）

316　chapter 6　内分泌および生殖生理学

キーワード

動脈圧
　arterial pressure（Pa）

基礎代謝率
　basal metabolic rate（BMR）

β₁ 受容体，β₁ アドレナリン作動性受容体
　β₁ receptor, β₁-adrenergic receptor

心拍出量
　cardiac output

変時作用
　chronotropic effect

クボステク徴候
　Chvostek sign

収縮性
　contractility

1,25-ジヒドロキシコレカルシフェロール（活性
型ビタミン D）
　1,25-dihydroxycholecalciferol

人為的甲状腺機能亢進症
　factitious hyperthyroidism

甲状腺腫
　goiter

グレーヴス病（バセドウ病）
　Graves' disease（Basedow's disease）

低カルシウム血症
　hypocalcemia

副甲状腺機能低下症
　hypoparathyroidism

甲状腺によるヨード取込み
　I⁻uptake by the thyroid gland

変力作用
　inotropic effect

Na⁺-I⁻ ポンプ
　Na⁺-I⁻ pump

副甲状腺ホルモン
　parathyroid hormone（PTH）

過酸化酵素（過酸化水素の酸素を賦活する）
　peroxidase enzyme

下垂体腺腫
　pituitary adenoma

プロピルチオウラシル
　propylthiouracil（PTU）

脈圧
　pulse pressure

1 回拍出量
　stroke volume

T₃ レジン摂取率
　T₃ resin uptake

チオシアン酸
　thiocyanate

甲状腺ホルモン
　thyroid hormone

甲状腺刺激抗体
　thyroid-stimulating antibody（TSAb）

甲状腺刺激ホルモン
　thyroid-stimulating hormone（TSH）

甲状腺中毒症
　thyrotoxicosis

甲状腺刺激ホルモン放出ホルモン
　thyrotropin-releasing hormone（TRH）

サイロキシン
　thyroxine（T₄）

サイロキシン結合グロブリン
　thyroxine-binding globulin（TBG）

トリヨードサイロニン
　triiodothyronine（T₃）

トルソー徴候
　Trousseau sign

症例 53

甲状腺機能低下症：自己免疫性甲状腺炎

43歳の女性．小学校の教師．定期健康診断の際，食欲が低下しているにもかかわらず，体重が1年間で7.3 kg増加したことがわかった．検診医は当初「加齢現象」ではないかと考えたが，意欲の低下，他人が皆暑いといっているときでも寒さを感じること，便秘気味であること，毎月過多月経であることなどの症状があることもわかり，別の病気の可能性も疑った．また，検診医は頸部の腫脹にも気がついた．これらの所見から，甲状腺機能低下症を疑い，以下の血液検査を実施した（表6-4）．

表 6-4 検査値

総 T_4	3.1 µg/dL（正常は 5〜12 µg/dL）
TSH	85 mU/L（正常は 0.3〜5 mU/L）
T_3 レジン摂取率	低下
甲状腺抗ミクロソーム抗体	増加

T_4：サイロキシン，T_3：トリヨードサイロニン，TSH：甲状腺刺激ホルモン．

身体的所見と検査結果により，担当医は自己免疫性甲状腺炎（橋本病）と診断し，合成 T_4（L–サイロキシン）の経口投与を処方した　担当医は患者の血中 TSH 濃度を経時的に観察し，投与する T_4 量を調整しようとしている．

■ 問　題

1. 体重増加や寒冷不耐性はなぜ甲状腺機能低下症の診断と一致するとしてよいのか．

2. 視床下部–下垂体–甲状腺系による甲状腺ホルモン分泌調節機構をまとめよ．そして可能性のある甲状腺ホルモン分泌低下機構を列挙せよ．それらのうち，本症例で生じている可能性が高いものをどのような理由で選ぶか．

3. 検査結果より，甲状腺機能低下症の原因は何か．なぜ総 T_4 濃度は低下したのか．

4. なぜトリヨードサイロニン（T_3）レジン摂取率は低下したのか．

5. なぜ甲状腺刺激ホルモン（TSH）濃度は増加したのか．

6. 甲状腺が腫大（甲状腺腫）していたため頸部が腫脹していた．甲状腺機能**低下**症と仮定すると，なぜ甲状腺は腫大したのか．

7. 合成 T_4 のホルモン補充療法を開始したが，体内では T_4 はどのように代謝されるか．合成 T_4 はどのようにして症状を改善するのか．

318   chapter 6　内分泌および生殖生理学

8．TSH 濃度を基準として，どのように合成 T_4 の投与量を調節するのか．

9．もし投与した T_4 が過量であったなら，どのような症状が出現するか．

解答は次のページ

320　chapter 6　内分泌および生殖生理学

解答と解説

1. 甲状腺機能低下症の病態を理解するためには，甲状腺ホルモンの作用を調べ，欠乏によりどのようなことが生ずるのかを考察する必要がある．ステロイドホルモンと同様に，甲状腺ホルモンもタンパク質の合成を促進する．これらのタンパク質が種々の作用を発揮する．そのうち多くが代謝に関連したタンパク質である．甲状腺ホルモンは，Na^+–K^+ ATPase 合成を増加させるなどして，基礎代謝率 basal metabolic rate（BMR）や酸素消費量 oxygen consumption を増加させる．BMR や酸素消費量の増加は産熱 heat production の増加につながる．酸化的代謝の基質供給のため，甲状腺ホルモンは腸管からのグルコース吸収を促進し，シトクロムオキシダーゼ cytochrome oxidase（酸化酵素），NADPH シトクロム C レダクターゼ NADPH cytochrome C reductase（還元酵素），α グリセロリン酸デヒドロゲナーゼ α glycerophosphate dehydrogenase（脱水素酵素），そしてリンゴ酸デヒドロゲナーゼ malic dehydrogenase（malic enzyme と簡便によばれることが多い）などの酵素の合成を促進する．甲状腺ホルモンは，有酸素的代謝促進のための酸素供給を目的として，心拍出量 cardiac output や換気速度 ventilation rate も増加させる．成人においては，甲状腺ホルモンは正常な反射 normal reflex や精神活動 mentation のために必要である．周産期 perinatal period においては，中枢神経系の正常な発達のために甲状腺ホルモンは不可欠である．

　　本症例は典型的な甲状腺機能低下症 hypothyroidism（甲状腺ホルモン欠乏）を示した．BMR は低下し，栄養摂取量が変化しないにもかかわらず体重が増加し，他者が暑いと感じても常に寒さを覚え，活動性が低下したのである．

2. 図 6-3 で示した甲状腺ホルモン分泌調節に関与する視床下部–下垂体–甲状腺系の図を参照されたい．視床下部は三つのアミノ酸からなる甲状腺刺激ホルモン放出ホルモン thyrotropin–releasing hormone（TRH）を分泌し，これが下垂体前葉において甲状腺刺激ホルモン thyroid–stimulating hormone（TSH）の分泌を刺激する．TSH は糖タンパク質 glycoprotein ホルモンで，甲状腺において以下の二つの作用を有する．(i)甲状腺ホルモン（T_3 および T_4）の合成経路を刺激し，合成および分泌を促進．(ii)甲状腺の肥大 hypertrophy と過形成 hyperplasia を誘発．

　　視床下部–下垂体–甲状腺系は TSH 分泌に対する甲状腺ホルモンの負のフィードバック作用により主に調節されている．特に，T_3 は TSH 分泌細胞（サイロトローフ thyrotroph）の TRH 受容体発現を抑制する．したがって，甲状腺ホルモン濃度が上昇すると，TSH 分泌は抑制される．逆に，甲状腺ホルモン濃度が低下すると，TSH 分泌は刺激される．

　　図 6-3 より，本症例における甲状腺ホルモン分泌低下の原因について，三つの可能性が考えられる．(i)視床下部の障害により TRH 分泌が低下し，下垂体前葉からの TSH 分泌を低下させた．(ii)下垂体前葉の障害により TSH の分泌が低下した．(iii)甲状腺自体の異常（自己免疫性の甲状腺破壊，または甲状腺の摘除など）．

　　以上の三つの原因は，症状から鑑別することはできない．いずれの場合も循環血液中の T_3 や T_4 の濃度は減少し，甲状腺機能低下症の症状が出現する．しかし，血中の TSH や TRH 濃度によりこれらの原因を鑑別することができる．視床下部機能不全 hypothalamic failure（非常にまれ）では TRH と TSH の両者の分泌が低下し，甲状腺ホルモン分泌を低下させる．下垂体前葉機能不全 anterior pituitary failure では TSH の分泌が低下し，その結果，甲状腺ホルモン分泌が低下する．原発性甲状腺機能不全 primary failure of thyroid gland（最も頻度が多い）では，甲状腺ホルモンの濃度は低下するが，下垂体前葉からの TSH 分泌は増加する．この場合，下垂体前葉は正常であり，

甲状腺ホルモンによるフィードバック抑制作用が低下したために TSH 分泌が増加したのである.

　したがって，最も頻度の高い甲状腺機能低下症(甲状腺の原発性の異常)は 2 番目に可能性の高い原因(下垂体前葉の異常)と明らかに区別することができる．原因が下垂体前葉ならば，TSH 濃度は低下し，甲状腺ならば TSH は増加する.

3．検査所見は甲状腺機能低下症が原発性の甲状腺の異常により生じている可能性を示している(T_3 濃度の低下と TSH 濃度の上昇)．特に，甲状腺における**ペルオキシダーゼ(過酸化酵素)peroxidase** に対する抗体である**甲状腺抗ミクロソーム抗体 thyroid antimicrosomal antibody** が増加している(図6-4 参照)．過酸化酵素に甲状腺ホルモン合成の主要な反応経路を触媒する(I^- の I_2 への酸化反応，I_2 の**モノヨードチロシン monoiodotyrosine**(MIT)や**ジヨードチロシン diiodotyrosine**(DIT)への有機化，および MIT や DIT の T_3 や T_4 への抱合 coupling など)．血液中の抗体が甲状腺の過酸化酵素の作用を抑制したため，甲状腺は十分な量の甲状腺ホルモンを合成することができなくなった．この形態の甲状腺機能低下症は**自己免疫性甲状腺炎 autoimmune thyroiditis**(**橋本病 Hashimoto's thyroiditis**)とよばれる.

4．患者の血液中 T_3 濃度が低下していたので，**T_3 レジン摂取率 T_3 resin uptake** は低下した．**T_3 レジン摂取率**は，放射性同位元素標識 T_3 を合成ホルモン結合レジンと患者の血液に混合して測定する．標識 T_3 は最初に患者の血液中の甲状腺ホルモン結合グロブリン(TBG)と結合する．そして残った標識 T_3 が合成レジンに摂取される．標識 T_3 が残っていればいるほどレジンへの摂取が増加する．したがって，血液中の TBG 濃度の増加(患者の TBG における T_3 結合能が増加し，レジンに摂取される残留量が低下)，または T_3 濃度の低下(患者由来の T_3 による TBG 結合が低下し，多くの標識 T_3 が TBG と結合し，レジンの標識 T_3 摂取が低下)により T_3 レジン摂取率は低下する.

5．上述したように，**TSH** 濃度は増加した．理由を簡単に説明するならば，原発性の甲状腺機能異常により血中の T_3 や T_4 濃度が低下し，甲状腺ホルモンによる負のフィードバックの低下により TSH が増加した，ということである.

6．甲状腺機能**低下**であるにもかかわらず**甲状腺腫 goiter**(甲状腺の腫大)が生じたことは意外かもしれない．甲状腺腫は，甲状腺機能亢進症(甲状腺の活動性上昇)でも甲状腺機能低下症(甲状腺の活動性低下)でも生じる．本症例では，甲状腺ホルモン濃度低下が TSH 分泌を促進した．そして，甲状腺ホルモンの合成や分泌が低下しているにもかかわらず，TSH 作用により甲状腺細胞の肥大hypertrophy，過形成 hyperplasia および甲状腺全体の腫大が生じた.

7．**合成 T_4 synthetic T_4**(**L-サイロキシン L-thyroxine**)は内因性 T_4 と同じように生体内で代謝される．標的組織 target tissue において，内因性であろうと合成であろうと T_4 は T_3 またはリバース T_3 reverse T_3(rT_3)に変換される．T_3 は甲状腺ホルモンのうち最も活性が強く，rT_3 は非活性型である．したがって，標的組織におけるこの変換過程が活性型甲状腺ホルモンの産生量を決定する．

　標的組織において，合成 T_4 は T_3 へと変換される．T_3 がほとんどの甲状腺ホルモン作用を仲介する．(訳注：近年は T_4 にも核内甲状腺ホルモン受容体を介さない作用経路があることがわかった．したがって，甲状腺ホルモン作用の一部は T_4 を直接介して生じている可能性がある．しかし，多くの作用が T_3 を介していると考えて差し支えないだろう.) その結果，BMR，酸素消費量，そして産熱の増加，反射や精神活動の回復などが生ずる．

　もしも T_3 が活性型甲状腺ホルモンならば，なぜ直接投与しないのか不思議に感じるかもしれな

い．T_4 は T_3 よりも半減期 half-life がずっと長い．そのため服用間隔を長くするため，一般的には甲状腺機能低下症患者には T_4 が投与される．

8. TSH 分泌は甲状腺ホルモンによるフィードバックで高感度に調節されるため，合成 T_4 投与量の決定の際には血清 TSH 濃度が利用される．T_4 補充量が適切ならば，TSH 濃度は正常範囲まで低下する．投与量が少なすぎれば TSH は上昇したままになり，過量であれば正常よりも低くなる．

9. 過量の T_4 補充は典型的な甲状腺機能**亢進**症状を誘発する．適量の摂食にもかかわらず体重が減少し，暑さに対する耐性が低下し，神経質となり，下痢や無月経等が生ずる．

キーワード

自己免疫性甲状腺炎
　autoimmune thyroiditis

基礎代謝率
　basal metabolic rate（BMR）

ジヨードチロシン
　diiodotyrosine（DIT）

甲状腺腫
　goiter

橋本病（橋本甲状腺炎）
　Hashimoto's thyroiditis

甲状腺機能低下症
　hypothyroidism

モノヨードチロシン
　monoiodotyrosine（MIT）

ペルオキシダーゼ（過酸化酵素）
　peroxidase

T_3 レジン摂取率
　T_3 resin uptake

甲状腺抗ミクロソーム抗体
　thyroid antimicrosomal antibody

甲状腺刺激ホルモン
　thyroid–stimulating hormone（TSH）

甲状腺刺激ホルモン放出ホルモン
　thyrotropin–releasing hormone（TRH）

サイロキシン
　thyroxine（T_4）

トリヨードサイロニン
　triiodothyronine（T_3）

症例 54

副腎皮質ホルモン過剰：クッシング症候群

48 歳の男性．運送業．過去 2 年間で体重が 15 kg 増加した．太ったのは体幹，顔，肩などで，手足はかえって細くなった．また，腹部に紫色の引っかき傷のような線条が出現した．もともと食欲はあるほうだったが，最近 2 年間はさらに過剰に亢進した．そして，最近，重量物の運搬に困難をきたすようになり，外来を受診した．

受診時，血圧は 165/105 と著明に上昇していた．担当医は，中心性（体幹性）肥満 centripetal (truncal) obesity と細い四肢，水牛様脂肪沈着（肩甲骨間への脂肪蓄積），満月様顔貌 moon face，そして腹部の皮膚線条などを確認した．表 6-5 に空腹時の検査結果を示す．

表 6-5 検査値	
血清 Na⁺	140 mEq/L（正常は 140 mEq/L）
血清 K⁺	3.0 mEq/L（正常は 4.5 mEq/L）
空腹時血糖	155 mg/dL（正常は 70～110 mg/dL）
血清コルチゾール	増加
血清 ACTH	検出感度以下

ACTH：副腎皮質刺激ホルモン．

低用量のデキサメタゾン（合成グルココルチコイド）を投与しても，血清コルチゾール濃度は上昇したままだった．コンピューター断層撮影 computer tomography (CT) scan により右副腎に 7 cm 径の腫瘤（腺腫 adenoma）が発見されたため，1 週間後に摘除された．

■ 問 題

1. 診断はクッシング症候群であった．副腎に腺腫があり，多量の副腎皮質ホルモン（おもにコルチゾールとアルドステロン）を分泌していた．コルチゾール過剰により中心性肥満 centripetal obesity，水牛様脂肪沈着，四肢筋の減少，皮膚線条，高血糖 hyperglycemia（血液中のグルコース濃度上昇）が生じた．どのような機序で過剰コルチゾールはこれらの症状を生じさせたのか．

2. なぜ副腎皮質刺激ホルモン（ACTH）濃度は低下していたのか．高コルチゾール血症を生じた原因のうち，この ACTH 低下をもとに除外できるものがあるか．

3. 健常人は，低用量デキサメタゾン試験においてどのような反応を示すか．本症例の反応は正常か．もしも正常でないならば，それはなぜか．

4. なぜ動脈圧（Pa）が上昇したのか．

5. なぜ血清 K⁺ が低下したのか．

324 chapter 6 内分泌および生殖生理学

6. 女性では，クッシング症候群は，体毛の増加，痤瘡(にきび)acne，月経不順などを伴った男性化 masculinization を生じる．なぜクッシング症候群では女性にこのような症状が生じるのか．

7. もし，手術が延期されたら，手術までの間副腎皮質ホルモン合成を抑制する薬を処方することが可能である．その際はどのような薬物が用いられ，どのような機構で作用するのか．

解答は次のページ

解答と解説

1. **コルチゾール** cortisol には多様な作用があり，代謝に影響を及ぼす場合もある．その中で主要な作用の一つは，タンパク質や脂質代謝経路に作用し，グルコース合成の方向へ誘導し，**糖新生** gluconeogenesis を促進することである．コルチゾールは脂肪合成 lipogenesis を抑制し，脂肪分解 lipolysis を促進し，糖新生の基質を肝臓に供給する．また，コルチゾールはタンパク質の分解を促進するとともに，新たなタンパク質合成を抑制し，糖新生のためにより多くのアミノ酸を肝臓に供給する．

   診断は**クッシング症候群** Cushing's syndrome で，血清コルチゾール濃度は増加している．この状態では，コルチゾールの作用は過大に増幅されて生じる．肝臓では過剰のグルコースが合成されるため，**高血糖** hyperglycemia（正常よりも高い空腹時血中グルコース濃度）となった．また，過剰のコルチゾールによるタンパク質分解促進の結果，**筋消耗** muscle wasting（細い四肢）を生じた．**皮膚線条** stria はコラーゲンタンパク質の合成低下により皮下組織が脆弱となり生じた．

   脂肪沈着傾向は体幹(**中心性脂肪** centripetal fat)，顔面，頸部そして背部(**水牛様脂肪沈着** buffalo hump)にみられ，高コルチゾール血症 hypercortisolism の典型的な症状である．コルチゾールは脂肪分解を促進するので，なぜ脂肪沈着が生ずるのか不思議かもしれないが，コルチゾールは実際は食欲も増進させる．その結果，理由は不明だが，身体の特異的部位に摂取した過剰なカロリーが脂肪として沈着する．四肢の筋萎縮のために，**中心性肥満** centripetal obesity はさらに強調され，著明となる．

2. 副腎腺腫から分泌した過量のコルチゾールにより，患者の **ACTH** 濃度は検出感度以下まで低下した．高濃度のコルチゾールは負のフィードバックにより下垂体前葉からの ACTH 分泌を抑制する（図 6–6）．

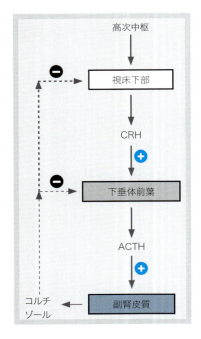

図 6–6　グルココルチコイドの分泌調節．ACTH：副腎皮質刺激ホルモン，CRH：副腎皮質刺激ホルモン放出ホルモン．(Costanzo LS: *BRS Physiology*, 5th ed. Baltimore, Lippincott Williams&Wilkins, 2011, p 234 より許可を得て転載)

ACTH 濃度低下により，高コルチゾール血症の原因のうち三つの可能性が除外できる．

(i) 視床下部腫瘍かうの**副腎皮質刺激ホルモン放出ホルモン corticotropin–releasing hormone（CRH）**分泌の増加，

(ii) 下垂体前葉の腫瘍からの ACTH 分泌の増加，

(iii) 異所性 ectopic の ACTH 産生腫瘍からの分泌増加．

たとえば，視床下部腫瘍から CRH が過剰分泌されたなら，下垂体前葉に作用し，ACTH を過剰に分泌させる．そしてその ACTH が副腎皮質からコルチゾールを過剰に分泌させる．下垂体前葉由来または異所性の ACTH 産生腫瘍でも ACTH が過剰分泌され，その結果としてコルチゾールが過剰に分泌する．本症例では患者の ACTH 濃度は上昇ではなく低下しており，これらの可能性はすべて否定的である．

3. **デキサメタゾン dexamethasone** は合成グルココルチコイドで，下垂体前葉からの ACTH 分泌抑制作用を含みコルチゾールと全く同様の作用を有している．健常人なら，低用量のデキサメタゾンは ACTH の分泌を抑制し，その結果コルチゾール分泌も抑制される．したがって，健常人ではデキサメタゾン投与により血中の ACTH もコルチゾール濃度も低下する．

本症例では**デキサメタゾン抑制試験 dexamethasone suppressin test** における反応は**異常**（血清コルチゾールは上昇したまま）である．これは副腎腺腫より大量のコルチゾールが自律的に分泌されているからである．この大量のコルチゾールにより ACTH の分泌は完全に抑えられている．デキサメタゾンとしてさらに血中にグルココルチコイドが投与されても，ACTH 分泌は完全に抑制されており，さらなる濃度低下は生じない．

4. **動脈圧 arterial pressure** の上昇（165/105）は次の二つの理由による．(i) 血中コルチゾール濃度の上昇，および (ii) 血中アルドステロン濃度の上昇．**コルチゾール cortisol** は血管平滑筋の α_1 アドレナリン受容体発現量を増加させ，血圧を上昇させる．この発現により，コルチゾールは血管，特に細動脈のカテコールアミン catecholamine（たとえばノルアドレナリン noradrenaline）に対する感受性を増加させ，カテコールアミンによる血管収縮作用が増強する．**アルドステロン aldosterone** は腎臓における Na^+ 再吸収作用を介し，動脈圧を上昇させる．アルドステロンは Na^+ 再吸収を増加させ（訳注：その結果水分再吸収も増加する），細胞外液や血液量も増加する．血液量の増加は前負荷 preload を増加させ，それが心拍出量の増加につながり，動脈圧が上昇する．

5. 本症例の血清 K^+ 濃度は低下（3.0 mEq/L）していた．これは副腎腺腫が多量の**アルドステロン**を分泌していたからである．アルドステロンの主な作用の一つは，集合管の主細胞 principal cell における K^+ 分泌の促進である．この分泌により K^+ 平衡（摂取と排泄の差）が負になり，**低カリウム血症 hypokalemia** となる．（訳注：重症のクッシング症候群でコルチゾールが過剰になるとミネラルコルチコイド受容体にも作用するため，アルドステロンの上昇を伴わなくても低 K^+ 血症になることはまれではない．）

6. コルチゾールやアルドステロンに加え，副腎皮質はアンドロゲン androgen の一種，**デヒドロエピアンドロステロン dehydroepiandrosterone（DHEA）** や**アンドロステンジオン androstenedione** を分泌する（図 6-7）．女性においては，副腎皮質が主要なアンドロゲン分泌源である．女性がクッシング症候群になると，異常に活性化した副腎皮質からアンドロゲンの分泌が増加し，男性化徴候（体毛の増加など）が生ずる．男性でも，クッシング症候群により副腎皮質からのアンドロゲンの分泌が増加するが，精巣 testis が大量のアンドロゲン（テストステロン testosterone）を分泌するため，

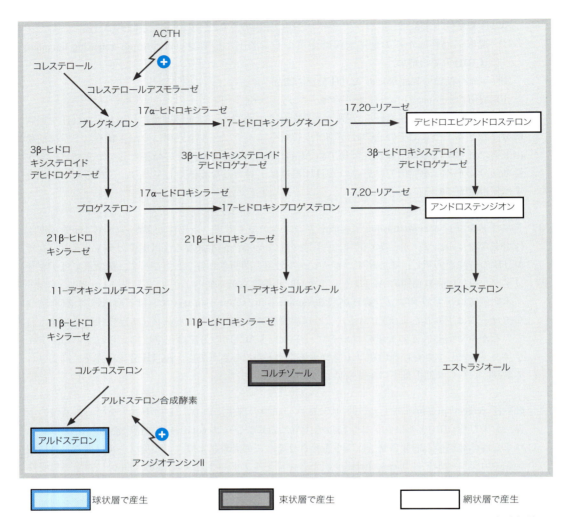

図 6-7　副腎皮質におけるグルココルチコイド，アンドロゲンおよびミネラルコルチコイドの合成経路．ACTH：副腎皮質刺激ホルモン．（Costanzo LS: *BRS Physiology*, 5th ed. Baltimore, Lippincott Williams & Wilkins, 2011, p 237 より許可を得て転載）

副腎での増加は"バケツ一杯の中に一滴"程度にしかならない．

7．手術が延期された場合，手術までの間，コレステロールデスモラーゼ cholesterol desmolase（コレステロール酸化還元酵素，副腎皮質ステロイド合成経路の一番最初の反応で作用する酵素）の抑制薬であるケトコナゾル ketoconazole の投与が有効である．ケトコナゾル投与により副腎腺腫におけるコルチゾールやアルドステロンの合成が低下し，高コルチゾール血症や高アルドステロン症により生ずる症状の軽減が期待できる．

キーワード

副腎皮質刺激ホルモン
adrenocorticotropic hormone（ACTH）

アルドステロン
aldosterone

アンドロステンジオン
androstenedione

動脈圧
arterial pressure

水牛様脂肪沈着
buffalo hump

中心性肥満
centripetal obesity

コレステロールデスモラーゼ
cholesterol desmolase

副腎皮質刺激ホルモン放出ホルモン
corticotropin–releasing hormone（CRH）

コルチゾール
cortisol

クッシング症候群
Cushing's syndrome

デヒドロエピアンドロステロン
dehydroepiandrosterone（DHEA）

デキサメタゾン
dexamethasone

デキサメタゾン抑制試験
dexamethasone suppression test

高血糖
hyperglycemia

低カリウム血症
hypokalemia

ケトコナゾル
ketoconazole

皮膚線条
stria（単数，複数は striae）

330　chapter 6　内分泌および生殖生理学

症例 55

副腎皮質機能不全：アジソン病

　41 歳の女性．2 人の 10 代の子供がいるが，離婚歴があり現在独身．今まで健康状態は全く問題なかった．しかし，最近，8 kg の体重減少，強い全身倦怠感 fatigue および腋毛や陰毛の脱落など，原因不明の症状が生じた．さらに，日光浴をしたわけではないのに皮膚が日焼けしたように着色した．また，妊娠の可能性が全くないにもかかわらず，最近 3 カ月間月経がなく，早期の閉経 menopause ではないかと心配になった．そのためかかりつけの医師に相談に訪れた．

　担当医は極度のるいそう，眼球のくぼみ，ツルゴール turgor（皮膚の緊張感）の低下などに気がついた．仰臥位 supine で，血圧は 90/60 で，心拍数は 95 回/分であった．立位では血圧は 70/35 で心拍数は 120 回/分であった．皮膚には強い色素沈着が生じており，特に乳頭 nipple や手掌部 palm のしわの部分で強かった．表 6-6 に血液検査所見を示す．

表 6-6　検査値

静脈血	
Na$^+$	126 mEq/L（正常は 140 mEq/L）
K$^+$	5.7 mEq/L（正常は 4.5 mEq/L）
モル浸透圧濃度	265 mOsm/L（正常は 290 mOsm/L）
血糖値（空腹時）	50 mg/dL（正常は 70〜100 mg/dL）
コルチゾール	低下
アルドステロン	低下
ACTH	増加
動脈血	
pH	7.32（正常は 7.4）
HCO$_3^-$	18 mEq/L（正常は 24 mEq/L）

ACTH：副腎皮質刺激ホルモン．

　ACTH 刺激試験は陰性（コルチゾールやアルドステロンの増加なし）であった．症状，身体所見，検査所見，および ACTH 刺激試験の結果をもとに，原発性副腎皮質機能不全（アジソン病）と診断され，ヒドロコルチゾン（合成グルココルチコイド）およびフルドロコルチゾン（合成ミネラルコルチコイド）が処方された．ヒドロコルチゾンは午前 8 時と午後 1 時に服用し，午前に多めに飲むよう指導された．

　2 週間後，血中 ACTH 濃度は正常になった．体重も約 2.5 kg 増加し，仰臥位でも立位でも血圧は正常になった．体色も薄くなりはじめ，体力も戻ってきた．

■　問　題

1．コルチゾール，アルドステロンおよび ACTH 値変化が，原発性副腎皮質機能不全により生じていると考えてよいのはなぜか．また，ACTH 刺激試験が陰性であることがこの診断の裏づけになるのはなぜか．

2．副腎皮質ホルモン欠乏は，どのような機序で動脈圧を低下させたのか．仰臥位から立位になったときに，なぜ血圧がさらに低下したのか．

3．なぜ心拍数が増加したのか．また，仰臥位より立位のほうが心拍数が高かったのはなぜか．

4．空腹時血糖値が正常より低値だったのはなぜか．

5．なぜ血清 K^+ 濃度が上昇(高カリウム血症)したのか．

6．なぜ血清 Na^+ 濃度が低下(低ナトリウム血症)したのか．

7．受診時はどのような酸-塩基平衡状態だったか．その理由は何か．動脈血 P_{CO_2} 分圧を測定したなら，正常，増加，低下のうちどれになっていると思うか．またその理由は何か．

8．なぜ皮膚が日焼けしたように着色していたのか(高度色素沈着)．

9．なぜ腋毛や陰毛が低下したのか．

10．2週間の治療により，なぜ ACTH 濃度が正常に戻ったのか．

11．ヒドロコルチゾンを2回に分けて服用し，また午前8時に午後より多く服用したのはなぜか．

332 chapter 6 内分泌および生殖生理学

解答と解説

1. 血清**コルチゾール** cortisol と**アルドステロン** aldosterone の低値，および血清**副腎皮質刺激ホルモン** adrenocorticotropic hormone（**ACTH**）の高値は，原発性副腎皮質機能不全 primary adrenocortical insufficiency（**アジソン病** Addison's disease）の所見と考えて矛盾しない．この疾患では，（自己免疫性機序などで）副腎皮質 adrenal cortex が破壊される．その結果，副腎皮質からコルチゾール，アルドステロン，そして副腎アンドロゲンであるデヒドロエピアンドロステロン dehydroepiandrosterone（DHEA）やアンドロステンジオン androstenedione などが分泌できなくなる．

   血中 **ACTH** 濃度は原発性 primary と二次性 secondary の**副腎皮質機能不全 adrenocortical insufficiency** の鑑別のために用いられる（症例 54 図 6-6 参照）．**原発性**ならば，副腎皮質自体が異常である．したがって，コルチゾールの低下により下垂体前葉 anterior pituitary への負のフィードバック negative feedback 作用による抑制が低下し，ACTH 分泌が**上昇**し，血中濃度が増加する．**二次性**（視床下部または下垂体前葉の異常）では，ACTH 濃度は**低下**し，そのためにコルチゾール分泌も低下する．（訳注：視床下部が原因の副腎機能不全は三次性とよばれることもある．）

   ACTH 刺激試験 ACTH stimulation test では，外因性 ACTH の投与に対するコルチゾール分泌の反応を調べる．この試験により，本症例は原発性の副腎皮質機能異常が原因であることがわかった．多量の ACTH を投与しても，副腎皮質刺激によるコルチゾール分泌を誘発できなかったからである．

2. コルチゾールとアルドステロンの血中濃度低下により，次のような理由で**動脈圧低下 decreased arterial pressure** をきたした．
   (i) コルチゾールには血管平滑筋の α_1 アドレナリン受容体 adrenergic receptor 発現を増加させ，カテコールアミン catecholamine に対する応答性を上げる作用がある．コルチゾールが欠乏すると血管のカテコールアミンに対する応答性が低下し，その結果，血管の**全末梢抵抗 total peripheral resistance** が低下し，血圧低下につながる．
   (ii) アルドステロンの主な作用は腎集合管の主細胞 principal cell における Na^+ の再吸収である．その結果，細胞外液量と血液量が増加し，静脈還流量 venous return の増加につながる．そのため，心拍出量 cardiac output が増加し，動脈圧が上昇する．アルドステロン欠乏により，Na^+ 再吸収が低下し，細胞外液と血液量が低下し，動脈圧が低下する．

   背臥位（仰向け）から立位になったときの血圧低下（**起立性低血圧 orthostatic hypotension**）は，体液量低下 hypovolemia（訳注：hypovolemia は特に血液量の低下を指すこともある）の典型的症状である．起立時には，血液は下肢の血管に貯留し，静脈還流量がさらに低下し，心拍出量の低下から動脈圧低下を生ずる．

3. 血圧低下により**圧受容器反射 baroreceptor reflex** が促進し，心拍数は増加する（95 回/分）．この反射により，交感神経による心臓と血管に対する刺激が増加する．この刺激により，洞房結節の β_1 アドレナリン受容体を介して心拍数が増加する．

   立位では，血圧が低下するので，心拍数はさらに増加する．また血圧低下はより強い圧受容器反射を誘発する．

4. コルチゾール低下の結果，**低血糖 hypoglycemia**（空腹時血糖値 fasting blood glucose level, 50 mg/

dL）となった．コルチゾールには，糖新生 gluconeogenesis を促進し組織への糖取込みを抑制することで，血中グルコース濃度を増加させる作用がある．したがって，コルチゾールが欠乏すると，糖新生が低下し，組織への糖取込みが上昇し，その結果血中グルコースは減少する．

5．アルドステロン濃度の低下により，血清 K^+ 濃度は二次的に上昇した（高カリウム血症 hyper-kalemia）．アルドステロンは，腎集合管主細胞において Na^+ 再吸収促進に加え K^+ 分泌も促進する．したがって，アルドステロン欠乏では，K^+ 分泌も低下し，正の K^+ 平衡を生じ，高カリウム血症となった．

6．アルドステロン欠乏により，尿中に多量の Na^+ が排泄され，低ナトリウム血症 hyponatremia を生じたと考えるかもしれない．一見それは正しいように思えるが，完全な正解ではない．実際には，体液 Na^+ に比べて水分が有意に増加したことが主な原因となり，低ナトリウム血症を生じたのである．**余剰の水分**が血清ナトリウムを希釈したことになる．

　ここでさらに難しい説明が求められる．なぜ体液の水分量は余剰となったのだろうか．体液量の増加には二つの主な理由がある．(i)腎臓からの排泄能力を上回る水分の摂取，または(ii)腎臓における水分再吸収の増加，である．最初の可能性（原発性多飲症 primary polydipsia）は低ナトリウム血症の原因としてはまれである．それよりは血中抗利尿ホルモン antidiuretic hormone（ADH）濃度が高値となり，腎臓での水分再吸収が増加した可能性のほうが高い．ADH の分泌は体液浸透圧濃度上昇 hyperosmolarity や体液量低下により刺激され，体液量低下による刺激は，その低下量が大きければ浸透圧刺激よりも強くなる．したがって，本症例でみられた低ナトリウム血症は次のような一連の反応により生じている．アルドステロン欠乏による Na^+ 再吸収の低下→細胞外液量の低下→血液量の低下→低容量性刺激による ADH 分泌の増加→集合管における水分再吸収の増加，である．

　血清浸透圧濃度が低いことを考慮すると，ADH 分泌が本当に上昇するのか疑問に感じるかもしれない．血清浸透圧濃度低下により ADH 分泌は低下するのではないだろうか．確かに低浸透圧により ADH 分泌は低下するかもしれない．しかし，繰り返しになるが，ADH 分泌刺激においては浸透圧刺激よりも低容量性刺激のほうが低下が大きければ強い刺激となる．

7．動脈血 pH（7.32），HCO_3^- 濃度（18 mEq/L）から，代謝性アシドーシス metabolic acidosis であることがわかる（酸–塩基平衡の生理学を参照し，HCO_3^- 低下により pH が低下し，代謝性アシドーシスを生ずることを確認せよ）．もし動脈血 P_{CO_2} を測定したなら代謝性アシドーシスを補正しようとして過換気 hyperventilation などにより低下している可能性が高い．

　代謝性アシドーシスの原因はアルドステロン欠乏である可能性が高い．腎臓主細胞から Na^+ 再吸収と K^+ 分泌の増加に加え，アルドステロンは腎集合管の間在細胞 intercalated cell における H^+ 分泌と細胞内で新たに合成された HCO_3^- の間質への取込みを促進する．したがって，アルドステロン欠乏による Na^+ 再吸収の低下により細胞外液量が減少し，K^+ 分泌の低下により高カリウム血症となり，H^+ 分泌の低下と HCO_3^- の取込み低下により代謝性アシドーシスが生ずる．本症例のようなアルドステロン欠乏による二次性の代謝性アシドーシスは4型腎尿細管アシドーシス type 4 renal tubular acidosis とよばれる．また，アルドステロン欠乏で生じた高カリウム血症により腎における NH_3 合成が抑制される．NH_3 合成の抑制と H^+ 分泌低下により NH_4^+ 排泄の低下が生じ，これも代謝性アシドーシスの原因となる．

8．皮膚の高度色素沈着 hyperpigmentation は ACTH 分泌の負のフィードバックの結果である．本症例

334 chapter 6 内分泌および生殖生理学

では原発性副腎皮質機能不全により血清コルチゾール濃度が低下している．コルチゾール濃度の低下により下垂体前葉の**プロオピオメラノコルチン pro-opiomelanocortin（POMC）**合成に対する抑制が低下する．POMC は ACTH の前駆体だが，それ以外にも数種の物質の前駆体となっており，その一つに**メラニン細胞刺激ホルモン melanocyte-stimulating hormone（MSH）**が含まれる．したがって，POMC 濃度が上昇すると MSH 濃度も上昇し，皮膚に色素沈着が生ずる．（訳注：近年，MSHが別個に分泌されるという説は否定的である．ACTH タンパク質の一部は MSH と完全にアミノ酸が一致し，高度に分泌が増加した ACTH 自体が MSH 受容体を刺激するという説が有力になっている．）

9．陰毛と腋毛が脱落したのは，コルチゾールとアルドステロン分泌低下に加えて**副腎アンドロゲン adrenal androgen 分泌低下**があるからである．女性では，副腎皮質はアンドロゲン（DHEA およびアンドロステンジオン）の主要な産生原で，体毛と性欲 libido の調節に関与している．

10．ヒドロコルチゾン hydrocortisone（グルココルチコイド）およびフルドロコルチゾン fludrocortisone（ミネラルコルチコイド）補充療法により開始から 2 週間で ACTH 濃度は正常に戻った．内因性コルチゾールと同様に外因性のグルココルチコイドも下垂体前葉からの ACTH 分泌に対して負のフィードバック作用を有している．

11．生体内の**コルチゾール分泌の日内変動パターン diurnal pattern of cortisol secretion** を再現するように，ヒドロコルチゾン（グルココルチコイド）を午前 8 時に多く，午後 1 時に少なく，と異なる量で 2 度服用するように指示された．内因性コルチゾールの分泌は**拍動性 pulsatile**（一時的に急激に分泌）で，起床直前に最も多量が分泌される．午後にも数回の小さい拍動性分泌が生じ，夕刻から睡眠直後までの分泌が最も少ない．

キーワード

アジソン病
  Addison's disease

副腎皮質機能不全
  adrenocortical insufficiency

副腎皮質刺激ホルモン
  adrenocorticotropic hormone（ACTH）

アルドステロン
  aldosterone

抗利尿ホルモン
  antidiuretic hormone（ADH）

動脈圧
  arterial pressure

圧受容器反射
  baroreceptor reflex

コルチゾール
  cortisol

コルチゾール分泌の日内変動パターン
  diurnal pattern of cortisol secretion

高カリウム血症
  hyperkalemia

高度色素沈着
  hyperpigmentation

低血糖
  hypoglycemia

低ナトリウム血症
  hyponatremia

メラニン細胞刺激ホルモン
  melanocyte-stimulating hormone（MSH）

代謝性アシドーシス
metabolic acidosis

起立性低血圧
orthostatic hypotension

プロオピオメラノコルチン
pro−opiomelanocortin（POMC）

4型腎尿細管アシドーシス
type 4 renal tubular acidosis

336   chapter 6　内分泌および生殖生理学

症例 56

先天性副腎過形成：21 β-ヒドロキシラーゼ（水酸化酵素）欠損

　新生女児．出生時，陰核が肥大していた．染色体検査の結果，XX（女性）であることが確認された．他の検査により，卵巣と子宮を有し，精巣はないことがわかった．表 6-7 に検査結果を示す．

表 6-7	検査値
血糖値	70 mg/dL（正常空腹時 70〜100 mg/dL）
血清コルチゾール	正常下限
血清 ACTH	増加
尿中 17-ケトステロイド	増加

ACTH：副腎皮質刺激ホルモン．

　担当医は 21 β-ヒドロキシラーゼ（水酸化酵素）欠損に基づく先天性副腎過形成と診断した．ホルモン補充療法を受けることと，陰核の大きさを低下させるための形成手術を実施することが決定した．

■ 問　題

1．副腎皮質のステロイド合成経路を参照し，21 β-ヒドロキシラーゼ欠損の結果生じる経路の変化を予測せよ．どの副腎皮質ホルモンが欠乏するか．どのホルモンが過剰に産生されるか．

2．上記ホルモン欠乏により，どのような生理的変化が生じるか．

3．血清副腎皮質刺激ホルモン（ACTH）が増加したのはなぜか．

4．血糖値と血清コルチゾール値はどちらも正常下限であった．なぜこれらは明らかな異常値を示さなかったのか．

5．尿中 17-ケトステロイド排泄量増加はどのような意味をもつのか．

6．なぜ出生時に陰核が肥大していたのか．

7．21 β-ヒドロキシラーゼ欠損は部分的か，それとも完全欠損か．

8．どのようなホルモン補充療法を受けるのか．

9．もしも疾患が発見されていなかったら（またはホルモン補充療法を行わないとしたら），生後発達の際にどのようなことが生じるか．

解答は次のページ

338　chapter 6　内分泌および生殖生理学

解答と解説

1. 図6-7のステロイド生合成経路を参照のこと．以下，簡単に説明する．この経路の最初の段階はコレステロール cholesterol からプレグネノロン pregnenolone が産生される反応でありコレステロールデスモラーゼ cholesterol desmolase（酸化還元酵素）によって行われる．プレグネノロンがつくられた後，一連の反応を経てアルドステロン aldosterone が合成されるか，もしくは C-17 位が水酸化される．17-水酸化体はコルチゾール cortisol や副腎アンドロゲンの前駆物質である．もしも 17, 20-リアーゼ lyase（脱離酵素，訳注：基質から基を脱離させる酵素の総称）により C-17 位で炭素側鎖が切断されれば，副腎アンドロゲン adrenal androgen［デヒドロエピアンドロステロン dehydroepiandrosterone（DHEA），アンドロステンジオン androstenedione］となり，側鎖が切断されなければコルチゾール cortisol が合成される．

　　図6-7で示したように，アルドステロンやコルチゾールの合成には 21β-ヒドロキシラーゼ（水酸化酵素）21β-hydroxylase が必要である．アルドステロン合成経路ではプロゲステロン progesterone を 11-デオキシコルチコステロン deoxycorticosterone に変換する経路に作用する．コルチゾール合成経路では，17-ヒドロキシプロゲステロン hydroxyprogesterone を 11-デオキシコルチゾール deoxycortisol に変換する経路に作用する．もし，21β-ヒドロキシラーゼが欠損すると，この二つの経路が妨げられ，アルドステロンもコルチゾールも合成されない．さらに，経路遮断より前に合成されるステロイド中間体 intermediate（プロゲステロン，プレグネノロン，17-ヒドロキシプレグネノロン，17-ヒドロキシプロゲステロン）が徐々に蓄積してくる．これらの中間体は副腎アンドロゲンの前駆体で，合成経路の途中で産生される物質であるが，経路遮断により過剰に産生される．したがって，簡潔に述べるなら，アルドステロンとコルチゾールの欠乏に加え，副腎アンドロゲンの過剰を生ずる，というのが問題に対する解答である．

2. アルドステロンやコルチゾール欠乏に対する身体の変化はこれらのホルモン作用から推測できる．コルチゾールの主な作用は，糖新生 gluconeogenesis，抗炎症作用 anti-inflammatory effect，免疫抑制 immune suppression そしてカテコールアミン catecholamine に対する血管の反応性の促進（動脈圧上昇）である．アルドステロンの主な作用は腎における Na^+ 再吸収の促進による細胞外液 extracellular fluid 量増加と動脈圧 arterial pressure の上昇，K^+ 分泌の増加，そして間在細胞内で産生された HCO_3^- の間質への取込みと H^+ の分泌の促進，である．したがってコルチゾール欠乏は低血糖 hypoglycemia と低血圧 hypotension を生ずる．アルドステロンの欠乏は低血圧と高カリウム血症 hyperkalemia および代謝性アシドーシス metabolic acidosis を生ずる．

3. コルチゾール濃度が正常下限だったため，血清副腎皮質刺激ホルモン adrenocorticotropic hormone（ACTH）濃度が増加した．21β-ヒドロキシラーゼ欠損という診断に基づけば，副腎皮質におけるコルチゾール産生が低下していることが予測できる．コルチゾール濃度の低下により下垂体前葉への負のフィードバック作用が低下し，ACTH 分泌が増加した（図6-6 参照）．

4. 血糖値やコルチゾール濃度がなぜ著明な低下を示さないのか疑問を持つかもしれない．両者とも正常下限の濃度を示している．しかし，もしも 21β-ヒドロキシラーゼが欠損しているならば，なぜさらに低値を示さないのだろうか．その理由は血清コルチゾール低下のために生じた ACTH 濃度上昇である．増加した ACTH のために副腎皮質の過形成 hyperplasia が生ずる．過形成の副腎皮質

は ACTH により強いコルチゾール合成刺激を受け，細胞単位での合成低下を一部補塡する程度のコルチゾールを合成する(訳注：下記問題 7 解答で述べているように，ごく弱い酵素活性は残っているため)．このような現象のため，本症候群は先天性副腎過形成 congenital adrenal hyperplasia ともよばれる．

5．副腎アンドロゲンは C–17 位にケトン基 ketone group を持っており，そこがコルチゾール，アルドステロンおよびテストステロン testosterone と異なる．コルチゾールとアルドステロンは C–17 位に側鎖があり，精巣で産生されるアンドロゲンであるテストステロンは C–17 位に水酸基 hydroxyl group がある．その構造から，副腎アンドロゲンは 17–ケトステロイド 17–ketosteroid ともよばれる．したがって，尿中への 17–ケトステロイド排泄増加は副腎アンドロゲン合成の増加を反映する．この合成増加はステロイド中間体がアンドロゲン合成経路へのみ移行していくことや，ACTH 濃度上昇による副腎過形成により生ずる．

6．過量の副腎アンドロゲンが外性器 external genitalia を男性化したために陰核 clitoris が肥大した．このような女児の男性化徴候により，本症候群は副腎性器症候群 adrenogenital syndrome ともよばれる．男児で 21 β–ヒドロキシラーゼが欠損した場合，出生時には副腎アンドロゲン過剰の影響は明らかではない．しかし，早期男性化と思春期早発症を生ずることがある．

7．コルチゾール分泌が正常下限程度に保たれていることから，本症例はおそらく 21 β–ヒドロキシラーゼの部分欠損である．少量ではあるもののコルチゾールが分泌されているので，ある程度の酵素活性は残っている可能性が高い．もしも完全な欠損であれば，コルチゾールもアルドステロンも全く分泌されないはずである．21 β–ヒドロキシラーゼの完全欠損は，出生時に著明な低血圧と低血糖を生じるため，生命に危険が及ぶ．

8．本症ではヒドロコルチゾン hydrocortisone 等を用いたグルココルチコイド補充 glucocorticoid replacement 療法を受ける．ACTH により過形成を生じた副腎皮質はある程度のコルチゾール合成を維持しているので，補充療法の必要があるか迷うかもしれない．しかし，副腎皮質の過形成により，アンドロゲンの過剰分泌が生じ，その状態は特に女性には好ましくないので当然補充療法は不可欠である．外因性グルココルチコイド補充療法により ACTH 分泌を抑制し，副腎の過形成を防ぎ，副腎皮質におけるアンドロゲンの産生を抑制する必要がある．

　また，フルドロコルチゾン fludrocortisone 等によるミネラルコルチコイド補充 mineralocorticoid replacement 療法の必要もあるかもしれない．コルチゾールと同様に，副腎過形成によりアルドステロンもある程度の分泌が保たれる．しかし，外因性グルココルチコイドにより ACTH 濃度が低下し，副腎皮質の大きさが縮小すると，21 β–ヒドロキシラーゼ欠損のために必要十分量のアルドステロンを分泌することができなくなる．その際にはミネラルコルチコイド補充が必要となる．

9．陰核肥大 clitomegary がなければ疾患は診断されなかったかもしれない．診断されなければ，持続的な高副腎アンドロゲン血症によりさらに男性化していたはずである．思春期 puberty 前から，身長増加が加速し，筋肉量が増し，体毛が濃くなってくる．思春期には月経不順や無月経 amenorrhea になるかもしれない．また，アンドロゲンは骨端成長板 epiphyseal growth plate の閉鎖を促進するため，身長が平均より低くなるだろう．

340　chapter 6　内分泌および生殖生理学

キーワード

副腎皮質刺激ホルモン
　adrenocorticotropic hormone（ACTH）

副腎性器症候群
　adrenogenital syndrome

アルドステロン
　aldosterone

アンドロステンジオン
　androstenedione

コレステロールデスモラーゼ（酸化還元酵素）
　cholesterol desmolase

先天性副腎過形成
　congenital adrenal hyperplasia

コルチゾール
　cortisol

デヒドロエピアンドロステロン
　dehydroepiandrosterone（DHEA）

21 β-ヒドロキシラーゼ（水酸化酵素）
　21 β-hydroxylase

高カリウム血症
　hyperkalemia

低血糖
　hypoglycemia

低血圧
　hypotension

17-ケトステロイド
　17-ketosteroid

代謝性アシドーシス
　metabolic acidosis

症例 57
原発性副甲状腺機能亢進症

　53歳の男性．地域の交響楽団のバイオリニスト．最近まで健康に問題はなかった．しかし，7月の暑い日にテニスを2セット行った後，経験したことのない強い痛みに襲われた．痛みは断続的に右側腹部 flank から始まり，鼠径部 groin へ放散した．トイレへ行ったところ，鮮紅色の尿が排泄された．テニス仲間の運転で救急部を受診し，経静脈腎盂造影 intravenous pyelogram を行ったところ，数個の尿管結石 ureteral stone が発見された．麻酔薬を処方され，結石が排泄されるまで水分を多く飲むように指示されて帰宅した．幸いにして，あまり待つことなく，帰宅後の夕刻にさらに多くの赤色尿とともに2個の固い灰色の結石が排泄された．指示通り，分析のために結石を保存した．

　次の日外来を受診した．既往歴には，便秘があり，また妻が複合ビタミン剤と Ca^{2+} 剤を服用し，これらの栄養補助食品 supplement を服用するように本人にも強く勧めていたことを除けば大きな問題はなかった．表6-8に検査結果を示す．

表 6-8 検査値

血清総 Ca^{2+}	11.5 mg/dL（正常は 10 mg/dL）
血清リン酸	2 mg/dL（正常は 3.5 mg/dL）
血清副甲状腺ホルモン	125 pg/mL（正常は 10〜65 pg/mL）
血清アルブミン	正常
アルカリホスファターゼ	活性増加
尿中カルシウム排泄	増加
尿結石組成	シュウ酸カルシウム

　検査所見から，原発性副甲状腺機能亢進症と診断され，検査目的の頸部手術が行われることになった．手術までの間，Ca^{2+} およびビタミン剤の服用をやめることと，少なくとも1日3Lの水分を飲むように指示された．手術では，1個の副甲状腺の腺腫が同定され，摘除された．その後の回復は順調で，血清総 Ca^{2+}，リン酸および副甲状腺ホルモン（PTH）濃度は正常になった．また，尿管結石の再発は起こらなかった．

問　題

1. Ca^{2+} は血清中でどのような形で存在しているか．そのうちどれが生物学的に活性型であるか．

2. 副甲状腺ホルモン parathyroid hormone（PTH）の骨，腎臓，および腸管に対する生理作用は何か．

3. 原発性副甲状腺機能亢進症は血清総 Ca^{2+}，リン酸および PTH の濃度から診断された．これらの濃度の所見はなぜ原発性副甲状腺機能亢進症と考えて差し支えないのか．

4. 血中アルカリホスファターゼ活性の上昇はどのような意味を持つのか．

342 chapter 6 　内分泌および生殖生理学

5. 正確な診断を下すためには，血清アルブミン濃度が正常であることを確認する必要があるが，それはなぜか．

6. なぜ尿への Ca^{2+} 排泄が上昇したのか（高カルシウム尿症）．

7. Ca^{2+} 補助食品の摂取と高カルシウム尿症との関連は何か．

解答は次のページ

344 chapter 6 内分泌および生殖生理学

解答と解説

1. 血清総 Ca^{2+} 濃度の正常値は 10 mg/dL である．総 Ca^{2+} は三つの分画からできている．(i)アルブミンと結合した Ca^{2+}（40%），(ii)リン酸 phospate，クエン酸 citrate などの陰イオン anion と結合した Ca^{2+}（10%），(iii)遊離しイオン化した Ca^{2+}（50%）．遊離した**イオン化 Ca^{2+}** のみが生物学的に活性をもっている．

2. 骨，腎臓，および腸管に対する**副甲状腺ホルモン** parathyroid hormone（PTH）の作用は，これらの器官を連携させて血清イオン化 Ca^{2+} 濃度を増加させ，リン酸濃度を低下させることである．

骨では PTH は 1,25-ジヒドロキシコレカルシフェロールとともに相乗的に作用し，**破骨細胞** osteoclast を刺激し，**骨吸収** bone resorption を促進させる．その結果，Ca^{2+} とリン酸の両者とも，骨から細胞外液に遊離する．骨から遊離したリン酸はまた Ca^{2+} 結合するので，この機構では血清イオン化 Ca^{2+} を増加させることはできない．

腎臓では，PTH には二つの作用があり，両者とも**アデニル酸シクラーゼ** adenylyl cyclase の活性化と**環状アデノシン一リン酸(サイクリック AMP)** cyclic AMP の産生が関与する．(i)近位尿細管の前半で，PTH はリン酸再吸収に関与する **Na^+-リン酸共輸送体** Na^+-phosphate cotransporter を抑制し，リン酸の尿中への排泄を増加させる．PTH によるこの**リン酸尿** phosphaturia 排泄作用は非常に重要で，この作用により骨から吸収されたリン酸を尿中へ排泄し，血清イオン化 Ca^{2+} 濃度を増加させる．(ii)PTH は遠位尿細管からの Ca^{2+} 再吸収を促進する．

腸管では，活性型ビタミン D である**1,25-ジヒドロキシコレカルシフェロール** 1,25-dihydroxy-cholecalciferol が Ca^{2+} 吸収を促進させるが，PTH は腎における活性型ビタミン D の合成促進を介して間接的に作用する．

3. **原発性副甲状腺機能亢進症** primary hyperparathyroidism の診断は，血清総 Ca^{2+}，リン酸，そして PTH 濃度から考えて適切である．高 Ca^{2+} 血症(血清総 Ca^{2+} は 11.5 mg/dL と増加)と**低リン酸血症** hypophosphatemic(血清リン酸は 2 mg/dL と低下)があり，さらに PTH 濃度が増加していた．副甲状腺の腺腫から過剰に分泌された PTH により，骨吸収が増加し，腎臓におけるリン酸再吸収が低下し，Ca^{2+} 再吸収は増加し，また，1,25-ジヒドロキシコレカルシフェロールを介して腸管における Ca^{2+} 吸収を促進した．したがって，**高カルシウム血症** hypercalcemia は骨吸収，腎臓の Ca^{2+} 再吸収，そして腸管からの Ca^{2+} 吸収の増加によって生じた．また，低リン酸血症は腎臓でのリン酸再吸収の低下により生じた(**リン酸尿** phosphaturia)．

原発性副甲状腺機能亢進症は，"**結石 stone** と**骨症状 bone**，**苦悶(痛みに悶える)groan**"を特徴とする疾患である．結石は高カルシウム尿症が原因で，骨症状は骨吸収の増加による症状である．それ以外にも高カルシウム血症により便秘等の消化器症状が出ることもある．

高カルシウム血症によりなぜ PTH 分泌が抑制されないのか不思議かもしれない．正常組織であれば高カルシウム血症により PTH 分泌は抑制される．しかし，腺腫における PTH 分泌は自律的で，そのため負のフィードバックによる調節を受けない．したがって，高カルシウム血症にもかかわらず，腺腫は PTH を継続的に分泌する．

4. 血中アルカリホスファターゼの主な産生源は肝臓と骨である．骨**アルカリホスファターゼ** alkaline phosphatase 上昇は副甲状腺機能亢進症のように**骨芽細胞活性** osteoblastic activity や骨代謝が増加

した場合に生ずる.

5. 血清 Ca^{2+} 濃度上昇の原因を考察する際, 血清アルブミン albumin 濃度が正常であることを確認するのは重要である. 上述したように, 血清総 Ca^{2+} 濃度はタンパク質結合 Ca^{2+}(40%), 無機化合物となった Ca^{2+}(10%), そしてイオン化 Ca^{2+}(50%)の総和である. **イオン化 Ca^{2+} が唯一生物学的には活性型だ**が, 血清**総 Ca^{2+} 濃度が一般的には測定される. 本症例では**総 Ca^{2+} 濃度は上昇(11.5 mg/dL)していた. この結果が血清アルブミン濃度の増加によるのか, Ca^{2+} 代謝異常によるのか鑑別する必要がある. 血清アルブミン濃度は正常であったので, 総 Ca^{2+} 濃度増加は生物学的に活性型のイオン化した Ca^{2+} の増加によることがわかった.

6. 尿中 Ca^{2+} 排泄増加(高カルシウム尿症 hypercalciuria)により, 尿中にシュウ酸カルシウム calcium oxalate 結石が形成され, 排泄の際に強い痛みを生じた. しかし, PTH はカルシウム再吸収を促進するのだから, なぜ原発性副甲状腺機能亢進症の際に Ca^{2+} 排泄が増加するのだろうか. Ca^{2+} 排泄は減少するのではないだろうか. 確かに PTH の主な作用は遠位尿細管における Ca^{2+} 再吸収で, 高カルシウム血症の発症の原因の一つである. 血清 Ca^{2+} 濃度が増加すると, 濾過される Ca^{2+} 量も増加する. そして, Ca^{2+} 再吸収は増加するものの, 最終的には濾過量の増加が再吸収閾値を上回ることになる. したがって, 原発性副甲状腺機能亢進症においては, Ca^{2+} 再吸収も排泄も増加することになる.

7. 無症状だったかもしれないが, 原発性副甲状腺機能亢進症は数年前から生じていた可能性がある. 血清 Ca^{2+} 濃度増加は徐々に生じるため, 当初は Ca^{2+} 濾過量の増加により, 過剰な Ca^{2+} が尿に排泄されていたはずである. 尿 Ca^{2+} 排泄の上昇は血清 Ca^{2+} の急激な増加を予防する. しかし, Ca^{2+} やビタミン D 補助食品を摂取したために, 腎臓への Ca^{2+} 負荷が急激に高まったと考えられる. 最終的に結石が析出したのは, テニスコートにおける脱水が原因である. 脱水症は ADH 分泌を促進し, 尿が濃縮された. それに伴い尿中 Ca^{2+} 濃度が増加し, シュウ酸カルシウム結石の析出へとつながった.

キーワード

アデニル酸シクラーゼ
adenylyl cyclase

アルカリホスファターゼ
alkaline phosphatase

骨吸収
bone resorption

環状アデノシンーリン酸(サイクリック AMP)
cyclic adenosine monophosphate (cyclic AMP)

1,25-ジヒドロキシコレカルシフェロール
1,25-dihydroxycholecalciferol

高カルシウム血症
hypercalcemia

高カルシウム尿症
hypercalciuria

低リン酸血症
hypophosphatemia

Na^+-リン酸共輸送体
Na^+-phosphate cotransporter

骨芽細胞
osteoblast

破骨細胞
osteoclast

副甲状腺ホルモン
parathyroid hormone

リン酸尿
phosphaturia

原発性副甲状腺機能亢進症
primary hyperparathyroidism

症例 58
悪性腫瘍由来液性因子による高カルシウム血症

69歳の男性．定年退職後は無職．妻とともに子供や孫との生活を楽しみにしていたが，3年前に肺がんが発見された．手術，放射線照射，そして化学療法などを続けたにもかかわらず，がんは再発した．そこで，これ以上の積極的治療は望まず，できる限りの痛みの治療だけを継続してもらい，残された時間を家族とともに過ごすと担当医に話した．先週頃から，嗜眠性 lethargic となり，多尿（尿生成の増加）および多飲（飲水量の増加）を示すようになった．入院し，以下の検査が行われた（表6-9）．

表 6-9 検査値

血清総 Ca^{2+}	15.5 mg/dL（正常は 10 mg/dL）
血清リン酸	1.8 mg/dL（正常は 3.5 mg/dL）
血清アルブミン	4.1 g/dL（正常は 3.5〜5.5 g/dL）
血清 PTH	4 pg/mL（正常は 10〜65 pg/mL）
血清アルカリホスファターゼ	著明に活性上昇

PTH：副甲状腺ホルモン．

4時間の水分制限により血清浸透圧濃度は 305 mOsm/L（正常は 290 mOsm/L），尿浸透圧濃度は 90 mOsm/L になった．

担当医は肺がん組織から副甲状腺ホルモン（PTH）関連ペプチド（PTH-rP）が分泌され，悪性腫瘍由来液性因子による高カルシウム血症になっていると診断した．そこで，生理的食塩水の点滴とフロセミド（ループ利尿薬）の投与を受け，血清総 Ca^{2+} 濃度は 10.8 mg/dL まで低下した．また血清総 Ca^{2+} 濃度を正常範囲内に保つための骨吸収抑制薬パミドロン酸を定期的に注射するように指示を受け，帰宅した．

問 題

1. ある種の腫瘍細胞から分泌される PTH-rP は副甲状腺から分泌される PTH と化学的には相同である．PTH-rP は骨と腎臓において PTH とすべて同じ生理作用をもっている．このことを考慮してなぜ高カルシウム血症（血清総 Ca^{2+} 濃度増加）および低リン酸血症（血清リン酸値の低下）になったのか考えよ．また，なぜアルカリホスファターゼ活性が上昇したのか．

2. 血清アルブミン濃度が意味することは何か．

3. なぜ血清 PTH 濃度は低下したのか．

4. 4時間の水分制限の後，血清浸透圧濃度は 305 mOsm/L（正常は 290 mOsm/L）で尿浸透圧濃度は 90 mOsm/L であった．ADH アナログ analogue（訳注：直訳は類似体，多くの場合，化学合成した各生理活性物質類似の物質のことを示す）の dDAVP（合成アルギニンバソプレッシン 1-deamino-8-D-arginine vasopressin）の点鼻投与は血清や尿中の浸透圧濃度を変化させなかった．担当医は，腎性尿崩症と診断した．この診断の根拠は何か．また，発症の原因は何か．

348 chapter 6 内分泌および生殖生理学

5．なぜ多尿や多飲を示したのか.

6．生理的食塩水やフロセミドはどのような機序で血清 Ca^{2+} 濃度を低下させるか.

7．パミドロン酸はどのような機序で血清 Ca^{2+} 濃度を正常範囲に保つか.

解答は次のページ

350   chapter 6　内分泌および生殖生理学

解答と解説

1. **副甲状腺ホルモン関連ペプチド** parathyroid hormone–related peptide（**PTH–rP**）は肺がんや乳がんなどある種の悪性腫瘍から分泌される．構造も，生理作用の点からも，副甲状腺から分泌される **PTH** と相同である．したがって，骨や腎臓に対する PTH の作用が理解できていれば，PTH–rP がどのようにして**高カルシウム血症** hypercalcemia や**低リン酸血症** hypophosphatemia を引き起こしたのか容易に推測できる．作用は次の通りである．

   (i)PTH や PTH–rP は**破骨細胞** osteoclast を刺激し，**骨吸収** bone resorption 作用を促進させ，Ca^{2+} とリン酸を細胞外液中に遊離させる．

   (ii)PTH や PTH–rP は **Na^+–リン酸共輸送体** Na^+–phosphate cotransporter を抑制し，腎臓におけるリン酸再吸収を抑制し，**高リン酸尿** phosphaturia を誘発させる．

   (iii)PTH や PTH–rP は腎臓における Ca^{2+} の再吸収を促進させる．

   以上の骨や腎臓に対する PTH–rP の作用により血清 Ca^{2+} 濃度が増加（**悪性腫瘍由来液性因子による高カルシウム血症** humoral hypercalcemia of malignancy）し，血清リン酸濃度が低下（低リン酸血症）する．**アルカリホスファターゼ** alkaline phosphatase 活性上昇は骨代謝回転の上昇に伴う骨芽細胞 osteoblast 活性の増加が原因である．

2. 血清アルブミン濃度は正常であるが，血清総 Ca^{2+} 濃度は上昇している．したがって，血清総 Ca^{2+} 濃度増加はタンパク質結合 Ca^{2+} の増加ではなく，血清中のイオン化した Ca^{2+} の増加によることになる．

3. PTH は高カルシウム血症により二次性に低下した．副甲状腺の PTH 分泌は血清 Ca^{2+} 濃度のフィードバックにより調節されている．血清 Ca^{2+} 濃度が低下すれば PTH 分泌は刺激され，血清 Ca^{2+} 濃度が増加（本症例では PTH–rP による）すれば PTH 分泌は抑制される．

   本問題は原発性副甲状腺機能亢進症 primary hyperparathyroidism（症例 57 参照）と悪性腫瘍による高カルシウム血症との重要な相違点を指摘している．原発性副甲状腺機能亢進症は，PTH 濃度増加が定義である．悪性腫瘍由来液性因子による高カルシウム血症では副甲状腺に対するフィードバック抑制作用により PTH 濃度は低下する．

4. **水制限試験** water deprivation test により，**血清浸透圧濃度** serum osmolarity は 305 mOsm/L（正常は 290 mOsm/L）に上昇した．血清浸透圧濃度が上昇したにもかかわらず，**尿浸透圧濃度** urine osmolarity は 90 mOsm/L と非常に低い（低浸透圧 hyposmotic）．何かが異常である．血清浸透圧濃度が上昇したならば，尿は濃縮される（高浸透圧 hyperosmotic）はずである．このようなおかしなパターンは，ADH 欠乏による**尿崩症** diabetes insipidus（ADH 欠乏による場合を**中枢性尿崩症** central diabetes insipidus とよぶ），または集合管における ADH 不応（腎性尿崩症）かのいずれかにより生じる．

   dDAVP（ADH アナログ）点鼻の結果，外因性の ADH も尿を濃縮することができなかったので，**腎性尿崩症** nephrogenic diabetes insipidus と診断された．この腎性尿崩症（ADH 不応症）は高カルシウム血症により生じた．本症例では，腎髄質における Ca^{2+} 貯留が ADH 依存性アデニル酸シクラーゼ ADH–dependent andenylyl cyclase を抑制し，集合管において水透過性を増加させるという ADH の作用を抑制した．したがって，外因性 ADH 存在下でも，尿は濃縮されなかった．

症例 58　悪性腫瘍由来液性因子による高カルシウム血症　　351

5．腎性尿崩症の結果，二次性に多尿（尿生成の増加）と多飲（飲水量の増加）になった．多尿 polyuria は集合管が ADH 作用に対して不応となり，水が不透過になったため生じた．集合管で再吸収されなかった水分は尿として排泄された．多飲 polydipsia は多尿による水分排泄増加により，血清を含む体液が濃縮したため生じた．血清浸透圧濃度増加は，視床下部の浸透圧受容器 osmoreceptor を介した口渇 thirst と飲水行動 drinking behavior の強い刺激になる．

6．病院において，血清 Ca^{2+} 濃度を低下させるために生理的食塩水 saline およびフロセミドの投与を受けた．フロセミド furosemide はヘンレ係蹄の太い上行脚における Na^+–K^+–2 Cl^-共輸送体 Na^+–K^+–2 Cl^-cotransporter の抑制を介し，Na^+ の再吸収を抑制する．フロセミドはまた，太い上行脚における Ca^{2+} の再吸収も次のような理由で抑制する．Na^+–K^+–2 Cl^- 共輸送体により，太い上行脚内腔の電気的陽性度増加 lumen–positive potential difference が生じる（訳注：陽イオン 2 個，陰イオン 2 個の移動で電気的には変化がないように思われるが，K^+ はまた管腔へ戻り，Na^+ と $2Cl^-$ は間質に移動するので管腔の陽性度が高くなる）．そのため細胞間隙経由 paracellular route の Ca^{2+} 再吸収が促進される（内腔の電気的陽性と，陽イオンである Ca^{2+} が反発する）．Na^+–K^+–2 Cl^- 共輸送体を抑制することで，フロセミドは内腔の陽性度を低下させ，そのため細胞間隙からの Ca^{2+} 再吸収が抑制される．したがって，フロセミドがなければ再吸収されるはずの Ca^{2+} が尿中に排泄され，血清 Ca^{2+} 濃度が低下する．生理的食塩水は細胞外液量の低下を防ぐためにフロセミドとともに投与された．

7．パミドロン酸 pamidronate はビスホスホネート bisphosphonate 化合物で，破骨細胞による骨吸収を抑制する．この骨吸収抑制薬は PTH–rP による破骨細胞刺激作用を相殺するために投与された．

キーワード

アルカリホスファターゼ
　alkaline phosphatase

ビスホスホネート
　bisphosphonate

骨吸収
　bone resorption

中枢性尿崩症
　central diabetes insipidus

合成アルギニンバソプレッシン
　1–deamino–8–D–arginine vasopressin (dDAVP)

フロセミド
　furosemide

悪性腫瘍由来液性因子による高カルシウム血症
　humoral hypercalcemia of malignancy

高カルシウム血症
　hypercalcemia

低リン酸血症
　hypophosphatemia

Na^+–K^+–2 Cl^-共輸送体
　Na^+–K^+–2 Cl^-cotransporter

Na^+–リン酸共輸送体
　Na^+–phosphate cotransporter

腎性尿崩症
　nephrogenic diabetes insipidus

破骨細胞
　osteoclast

パミドロン酸
　pamidronate

副甲状腺ホルモン関連ペプチド
　parathyroid hormone–related peptide (PTH–rP)

副甲状腺ホルモン
　parathyroid hormone

高リン酸尿
  phosphaturia

多飲
  polydipsia

多尿
  polyuria

血清浸透圧濃度
  serum osmolarity

尿浸透圧濃度
  urine osmolarity

水制限試験
  water deprivation test

症例 59

高血糖症：Ｉ型糖尿病

　（注：症例 31 および 36 も同じ症例である．）12 歳のときにＩ型（インスリン依存性）糖尿病と診断された男性．診断を受けた頃は中学生であった．学業成績もよく，友人も多かった．診断を受ける前のこと，ある日，友人宅に泊まりにいった際，突然夜尿で寝袋を濡らしてしまった．そのとき初めて両親に，実は他にも心配するような症状があると話した．いつものどが渇いており，30〜40 分間隔で排尿していた．さらに，異常なほど食欲があるのに，体重がだんだん減っている気がしていた．すべてのズボンが緩くなってきたのである．両親はこれらが典型的な糖尿病の症状であると知っていたため，大きな衝撃を受けた．すぐに外来を受診し，診察と次の検査を受けた（表 6-10）．

表 6-10 検査値

身長	160 cm
体重	45.5 kg（2 カ月前の健診時より 2.5 kg 減少）
血圧	90/55（臥位），75/45（立位）
空腹時血漿グルコース	320 mg/dL（正常は 70〜110 mg/dL）
血漿ケトン体	1＋（正常は陰性）
尿中グルコース	4＋（正常は陰性）
尿中ケトン体	2＋（正常は陰性）

　これらのすべての所見はＩ型（インスリン依存性）糖尿病と診断して差し支えないものだった．すぐにインスリンの注射を開始し，指先採血による自己血糖の測定法の指導を受けた．卓越した成績で高校を卒業し，大学からは奨学金を受け，現在医学部専門前課程に在籍中である．将来は小児内分泌医を目指している．内分泌内科医を定期的に受診し，腎機能のチェックを受けている．

問　題

1．なぜインスリン欠乏によって血糖値が上昇したのか．

2．インスリン欠乏によりなぜ血中や尿中にケトン体が出現したのか．

3．なぜ尿中にグルコースが出現したのか（糖尿）．

4．なぜ尿生成が増加したのか（多尿）．また，なぜ飲水量が増加したのか（多飲）．

5．なぜ血圧が正常よりも低下したのか．また，なぜ立位でさらに低下したのか．

6．本症例では，非経口的に皮下注射によるインスリン投与が始まったが，なぜ経口投与ではだめなのか．

7．内分泌内科医は患者の腎機能を細かく調べているが，Ｉ型糖尿病の腎臓合併症にはどのようなものがあるか．

解答と解説

1. 診断は **I 型糖尿病 type I diabetes mellitus** である．この場合，膵臓のベータ細胞は十分量のインスリン insulin を合成していない．**インスリン欠乏 insulin deficiency** は，細胞におけるグルコース取込み glucose uptake の減少と糖新生増加という二つの理由で**高血糖症 hyperglycemia** を誘発させる．これらを生ずる機序については，インスリンの生理作用を総括し，そこから欠乏症状を考察すれば理解できる．

   (i) インスリンの重要な作用の一つは，筋や脂肪組織におけるグルコースの促通拡散輸送体 facilitated transporter（GLUT 4, 訳注：glucose transporter 4 の略称，GLUT 1〜12 まで同定されている．インスリン感受性があるのは GLUT 4 のみ）の細胞膜への動員作用である．この輸送体が血中から細胞内へのグルコースの取込みを行う．インスリンが欠乏すると，**GLUT 4 糖輸送体 GLUT 4 transporter** が細胞膜へ動員されないため，グルコースは細胞内へ輸送されず，血糖値は上昇する．

   (ii) インスリンは，炭水化物 carbohydrate，タンパク質 protein そして脂質 fat などの栄養素 nutrient の貯蔵を促進する．その過程で，インスリンはグリコーゲン glycogen 合成促進と糖新生抑制や，タンパク質合成の促進，脂肪沈着の促進と脂肪分解 lipolysis の抑制を行う．インスリンが欠乏すると，タンパク質分解促進によりアミノ酸が生成され，脂肪分解の促進によりグリセロール glycerol と脂肪酸 fatty acid が生成される．したがって，インスリン欠乏によりアミノ酸やグリセロールなどグルコース合成の基質が供給され，**糖新生 gluconeogenesis が増加**する（図 6-8）．

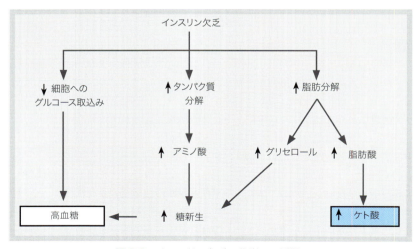

図 6-8　インスリン欠乏の代謝への影響．

2. 血中や尿中にはケトン体 ketone が出現した．この理由は，インスリン欠乏によりケト酸合成の前駆体である脂肪酸 fatty acid の血中濃度が増加したからである．インスリン欠乏は脂肪を含むすべての栄養素の分解を促進する（図 6-8 参照）．脂肪分解は脂肪酸の血中濃度を増加させ，その脂肪酸

は肝臓において β-ヒドロキシ酪酸 β-hydroxybutyric acid やアセト酢酸 acetoacetic acid などの**ケト酸 ketoacid** に変換される．血中ケト酸濃度が増加すると，糸球体の毛細血管で濾過され，尿中にも出現する．

3．本症例では**糖尿 glucosuria**(尿中グルコースの出現)を示している．生じた原因は高血糖である．血糖値が非常に高かったため，糸球体の毛細血管で濾過されたグルコースの量が近位尿細管におけるグルコースの再吸収能力を上回ったのである．再吸収されないグルコースはすべて尿中に排泄される(腎臓のグルコース再吸収については症例 31 を参照)．

4．症状の一つとして**多尿 polyuria**(尿生成の増加)を示している．この理由は尿にグルコースが含まれていたからである．上の問題で考察したように，グルコース濾過量は近位尿細管における再吸収能力よりも多く，そのためにグルコースは尿中に出現する．吸収されなかったグルコースは**浸透圧性利尿薬 osmotic diuretic** として作用し，Na^+ と水分の近位尿細管への逆流入を生じさせる．したがって，グルコースとともに．Na^+ と水分の排泄が増加する．

　また，**多飲 polydipsia** も示している．この理由は高血糖が血清浸透圧濃度を増加させ，視床下部前野の浸透圧受容器 osmoreceptor を刺激したからである．この刺激により口渇が生じ，飲水行動を引き起こした．

5．**動脈圧 arterial pressure** 低下は尿中グルコースにより引き起こされた**浸透圧利尿 osmotic diuresis** により二次性に生じた．Na^+ と水分の排泄増加により，細胞外液量および血液量が低下した．血液量の低下により，心臓への静脈還流量の低下が生じ，フランク-スターリングの機構 Frank-Starling mechanism により，心拍出量が低下し，動脈圧低下につながった．立ち上がった際に血圧はさらに低下した(**起立性低血圧 orthostatic hypotension**)が，血液が下肢の静脈に貯留したので静脈還流量がさらに低下し，心拍出量が低下したからである．

6．インスリンはタンパク質なので，消化管以外の経路から非経口的に投与する必要がある．経口的 orally に投与すれば，腸管のペプチダーゼ peptidase によりアミノ酸やジペプチド，トリペプチドに分解される．つまり，飲み込んだ瞬間からそれはもうインスリンとはよべないのである．インスリンを皮下注射 subcutaneous injection すれば消化管における消化の過程を経ずに体内へ投与することができる．

7．I 型糖尿病による深刻な合併症の一つが**糖尿病性腎症 diabetic nephropathy** である．放置しておくと，透析 dialysis や腎移植 renal transplantation が必要な腎不全 renal failure の最終段階まで進行することがある．したがって，腎機能は生涯監視する必要がある．

　糖尿病性腎症の初期には糸球体濾過量 glomerular filtration rate(GFR)の**増加**が生じる．この症状は血糖コントロールの状態とよく相関する．この**過剰濾過 hyperfiltration** 状態では，インスリン注射により血糖コントロールを適切に行うほど，GFR の増加は小さくなる．過剰濾過により生ずる糖尿病性腎症の次の段階では，糸球体毛細血管バリアーに組織学的変化が生じる．メサンギウム細胞 mesangial cell が増殖し，基底膜 basement membrane が肥厚する．最終的にはこれらの変化は糸球体にびまん性の痕跡を残す．I 型糖尿病発症から 5～15 年くらいでこのような症状が生じるが，この時期になると進行性の糸球体病変が生じる．GFR は上昇を続け，明らかなタンパク尿は出現しないが，**微量アルブミン尿 microalbuminuria** が検出できる．そして，さらに進行すると多量のタンパク尿 proteinuria が生じ，GFR が低下し，高血圧となり，腎不全を生ずる．

356   chapter 6　内分泌および生殖生理学

　　したがって，糸球体損傷の指標として，微量アルブミン尿の有無が詳細に検査される．微量アルブミン尿が検出されたなら，**アンジオテンシン変換酵素阻害薬** angiotensin–converting enzyme（ACE）inhibitor が処方されることになる．この薬物は選択的に輸出細動脈を弛緩させ，糸球体濾過を低下させることにより過剰濾過による損傷を予防する．

キーワード

アンジオテンシン変換酵素阻害薬
　angiotensin–converting enzyme（ACE）inhibitor

糖尿病性腎症
　diabetic nephropathy

糖新生
　gluconeogenesis

糖尿
　glucosuria

GLUT 4 糖輸送体
　GLUT 4 transporter

過剰濾過
　hyperfiltration

インスリン欠乏
　insulin deficiency

ケト酸
　ketoacid

微量アルブミン尿
　micoralbuminuria

起立性低血圧
　orthostatic hypotension

浸透圧利尿
　osmotic diuresis

多飲
　polydipsia

多尿
　polyuria

I 型糖尿病
　type I diabetes mellitus

症例 60
原発性無月経：アンドロゲン不応症候群

　17歳の女性．高校生．思春期は同級生と同じように経過しているようにみえた．成長スパートgrowth spurt も生じ，乳房も大きくなってきた．しかし，月経は発来したことがなかった．母親の月経周期は13歳から開始したし，12歳の妹は最近月経が発来した．そこで検査のために婦人科を受診した．

　月経の発来がない（原発性無月経 primary amenorrhea）以外は既往歴に問題はなかった．身体所見からも健康な若い女性であった．乳腺も外性器も正常にみえた．しかし，膣は短く盲管状で，子宮頸部は明らかではなかった．また，触診では子宮と卵巣に触れることができなかった．腋毛と陰毛はなく，上肢や下肢の体毛も非常に薄かった．

　血清コルチゾール濃度は正常で，甲状腺機能も正常，血清プロラクチン濃度も正常であった．妊娠反応は陰性であった．しかし，血清テストステロン濃度は非常に高く，正常男性よりも高いほどであった．

　身体診察の結果，および血清テストステロン高値のため，染色体検査が行われ，その結果は 46, XY であった．探索手術の間に外科医は腹腔内に精巣をみつけ除去した．

　担当医は本人と両親に，診断がアンドロゲン不応症候群（以前は精巣女性化症候群 testicular feminizing syndrome とよばれた）であることを告げた．遺伝子型は男性（XY）で男性生殖腺（精巣）をもっていたが，表現型は女性であった．卵巣や子宮がないため，出産はできないが，今後も女性としての表現型が保たれるとの説明を受けた．また，担当医は膣の形成手術により正常の性行為ができるようにすることができると説明した．

問　題

1．XY（男性）の遺伝子型をもっている胎児は通常どのように男性型の表現型となるのか．XX（女性）の遺伝子型をもっている胎児は通常どのように女性型の表現型となるのか．

2．外見は女性にみえたが，遺伝学的にも生殖腺も男性であった．この異常（精巣女性化症候群）は標的組織におけるアンドロゲン受容体の不足，または欠損により生じる．次のどの身体的特徴がアンドロゲン受容体欠損によるものであると考えられるか：女性型の外性器，子宮頸と子宮の欠損，体毛の欠損，精巣の存在．

3．なぜ本症例の血清テストステロン濃度は正常男性よりも高かったのか．

4．なぜ乳腺が発達したのか．

5．悪性腫瘍発生の可能性があるため，精巣は除去された．なぜ手術後エストロゲン補充療法が必要なのか．

解答と解説

1. 妊娠してから最初の5週間は生殖腺はどちらの性にもなりうる(卵巣にも精巣にも分化できる)状態である．妊娠6週目になると，胎児が男性ならば，精巣 testis が発達を開始する．妊娠9週目になると，胎児が女性ならば，卵巣 ovary が発達を開始する．したがって**性分化 sexual differentiation**の過程では，遺伝学的な性(XY または XX)が生殖腺の性を決定し，生殖腺が最終的に全身の表現型 phenotype としての性を決定する(図6-9)．

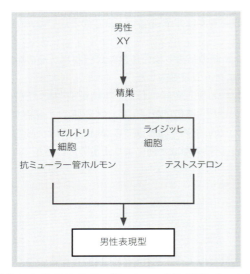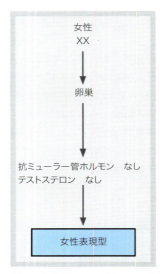

図 6-9 男性と女性の性分化．(Costanzo LS: *BRS Physiology*, 5th ed. Baltimore, Lippincott Williams & Wilkins, 2011, p 252 より許可を得て転載)

XY 遺伝子型 XY genotype を持つ男性の胎児は生殖腺も表現型も次のようにして男性になる．妊娠6週目に，Y染色体の SRY 遺伝子により，両性になりうる生殖腺が精巣に分化する．胎児の精巣はテストステロンと抗ミューラー管ホルモン(訳注：ミューラー管抑制因子 Müllerian inhibiting factor ともよばれる)を分泌する．両者とも男性表現型形成のために必要である．**テストステロン** **testosterone** は胎児のライジッヒ細胞 Leydig cell で合成され，ウォルフ管 Wolffian duct の分化と成長を刺激する．ウォルフ管は精巣上体 epididymis，精管 vas deferens，精嚢 seminal vesicle，射精管 ejaculatory duct など内臓性男性生殖管の原基となる．同時に，**抗ミューラー管ホルモン anti-Müllerian hormone** がセルトリ細胞 Sertoli cell において合成され，内臓性女性生殖管の原基となるミューラー管の萎縮を誘導する．そして，妊娠9週目になると，陰茎 penis や陰嚢 scrotum などの男性外性器 male external genitalia が分化・発達する．この過程は標的組織におけるテストステロンが**ジヒドロテストステロン dihydrotestosterone** へ変換することに依存して生じる．

XX 遺伝子型 XX genotype を持つ女性の胎児は生殖腺も表現型も次のようにして女性になる．妊娠 9 週目になると，SRY 遺伝子がないために精巣へと分化しなかった生殖腺が卵巣へと分化する．精巣がないため，テストステロンや抗ミューラー管ホルモンが分泌されない．テストステロンが**ない**ために，ウォルフ管に内臓性男性生殖管へと分化せず，抗ミューラー管ホルモンが**ない**ためにミューラー管の内臓性女性生殖管への分化を抑制することができない．その結果，**ミューラー管 Müllerian duct** がファロピオ管 Fallopian tube，子宮 uterus，子宮頸管 cervix，膣 vagina の上方 1/3 などの内臓性女性生殖管へと分化する．さらに，陰核 clitoris，大陰唇 labia majora，小陰唇 labia minora，および膣の下方 2/3 などの女性外性器 external female genitalia が分化する．

2．**アンドロゲン不応症候群 androgen insensitivity syndrome** は**アンドロゲン受容体 androgen receptor の欠損**とその結果生ずる標的組織のアンドロゲン抵抗性 androgen resistance により生ずる．本症例では，精巣は正常であるため，胎児期からテストステロンと抗ミューラー管ホルモンを分泌している．抗ミューラー管ホルモンにより，ミューラー管の内臓性女性生殖管への分化は抑制され，その結果，ファロピオ管，子宮，および膣上方が欠けていた．アンドロゲン受容体は欠損しているため，テストステロンはウォルフ管を内臓性男性生殖管へ分化させることができなかった．さらに，アンドロゲン受容体欠損により，ジヒドロテストステロンは男性外性器を分化させることができなかった．したがって，外性器は元来の形である女性型に分化した．

　　示した項目のうち二つだけがアンドロゲン受容体欠損の結果であると説明することができる．それは，女性型の外性器（男性外性器が分化しなかったために生じた），および体毛の欠損（成人におけるアンドロゲンの生理作用の欠損）である．子宮頸管および子宮の欠損は胎生期に精巣から分泌され，ミューラー管の分化を抑制する抗ミューラー管ホルモンの作用である．精巣の存在は遺伝子の性別（XY）により規定される．

3．血清テストステロン濃度は正常男性よりも高かった．これは視床下部や下垂体前葉のテストステロン（アンドロゲン）受容体がテストステロン分泌のフィードバック調節に関与しているために生じる（図 6-10）．精巣が多量のテストステロンを分泌しても，視床下部や下垂体前葉にアンドロゲン受容体がないためにテストステロンは自己の分泌をフィードバックにより抑制することができないのである．

4．**乳腺 breast** は発達した．これは精巣や脂肪組織 adipose tissue には**アロマターゼ aromatase** があり，テストステロンを**エストラジオール estradiol** に変換するために生ずる．本症例のテストステロンは非常に高いため，乳腺を発達させ，女性型の体脂肪分布を生じさせるために十分量のエストラジオールが合成されたのである．（アンドロゲン受容体がないのだからテストステロンが高濃度でも男性型の筋肉質の体型が生ずることはない．）

5．精巣が除去された後，乳腺の発達や女性型の脂肪分布を維持するため，**エストロゲン補充療法 estrogen replacement therapy** を受けなければいけない．精巣はエストラジオールの原料であるテストステロン産生源だからである．

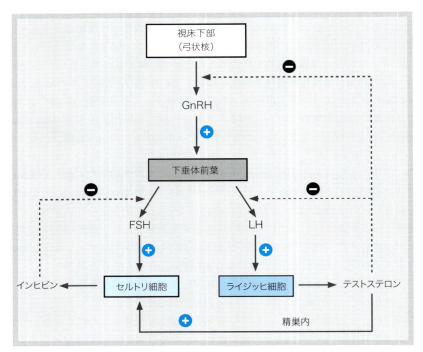

図 6-10　男性生殖ホルモンの調節．FSH：卵胞刺激ホルモン，GnRH：性腺刺激ホルモン放出ホルモン，LH：黄体形成ホルモン．（Costanzo LS: *BRS Physiology*, 5th ed. Baltimore, Lippincott Williams & Wilkins, 2011, p 252 より許可を得て転載）

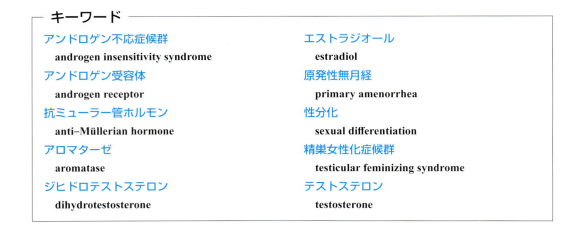

症例 61 　男性性腺機能低下症：カルマン症候群 　361

症例 61

男性性腺機能低下症：カルマン症候群

　22 歳の男性．コンビニエンスストア配送業．年齢は 22 歳だが，12 歳くらいにみえた．まだ毎年 2 cm 程度身長が伸びており，腕も体に比して非常に長かった．また，思春期前の体脂肪分布をしていた．体毛やヒゲがほとんどなく，また，陰茎の勃起もなく，性的な意欲もなかった．また，嗅覚も弱かった．両親が心配し，かかりつけの医師の外来を受診させた．

　身体診察により，長い上肢をもっていること，体毛やヒゲが薄いこと，そして陰茎と精巣が正常より小さいことがわかった．検査所見を表 6-11 に示した．

表 6-11	検査値
血清テストステロン	120 ng/dL（正常成人男性は 300～1,000 ng/dL）
血清黄体形成ホルモン	1.5 mU/mL（正常成人は 3～18 mU/mL）

　性腺刺激ホルモン放出ホルモン（GnRH）刺激試験で，血清黄体形成ホルモン luteinizing hormone（LH）およびテストステロン濃度の有意な上昇が観察された．

　診断は低ゴナドトロピン型性腺機能低下症であった．担当医は装着式の注入ポンプによる拍動性 GnRH 投与を処方した．治療開始から 6 カ月目に来院した際，身長の伸びは止まり，筋肉量が増加し，体毛が濃くなりはじめ，そして以前より年上にみえるようになった．陰茎は大きくなり，勃起と夢精 noctural emission を経験するようになった．

問　題

1. 診断は視床下部性の低ゴナドトロピン型性腺機能低下症（カルマン症候群）であった．視床下部から分泌される GnRH 量は不十分だったのである．GnRH 分泌低下はどのようにして LH やテストステロンの分泌を低下させるか．

2. 思春期前のような容姿をしていた理由を説明せよ．なぜ上肢が長かったのか．なぜまだ身長が伸びていたのか．

3. テストステロン濃度の低下は精巣，下垂体前葉，または視床下部の異常により生じうる．血清テストステロン低値が原発性の精巣異常や下垂体前葉の異常ではなく，視床下部の異常により生じていることを担当医はどのようにして知ったのか．

4. なぜ嗅覚が低下していたのか．

5. 治療には持続性の長時間作用型ではなく，拍動性の GnRH 投与が用いられたが，なぜ拍動性の投与が重要なのか．

362　chapter 6　内分泌および生殖生理学

解答と解説

1. **カルマン症候群 Kallmann's syndrome**(**低ゴナドトロピン型性腺機能低下症 hypogonadotropic hypogonadism**)は GnRH の不十分な分泌により生じる．カルマン症候群は，遺伝性の場合もあるが，他の視床下部機能は正常であるにもかかわらず，**性腺刺激ホルモン放出ホルモン gonadotropin-releasing hormone(GnRH)**を分泌することができない．この疾患が遺伝性に生ずる場合，責任遺伝子の一つに神経細胞の移動に関与する **KAL ペプチド KAL peptide**(訳注：現在カルマン症候群の原因遺伝子は KAL1～KAL3 が知られており，それぞれ別のタンパク質をコードしている)がある．そのため，GnRH を分泌するニューロンが視床下部の適切な部位まで移動することができず，正常な機能を有さなくなる．

　　GnRH 欠損のため，下垂体前葉からの**黄体形成ホルモン luteinizing hormone(LH)**や**卵胞刺激ホルモン follicle-stimulating hormone(FSH)**などのゴナドトロピン gonadotropin の分泌が低下した．LH はライジッヒ細胞 Leydig cell におけるテストステロン testosterone の合成を刺激する．FSH は精子形成 spermatogenesis やセルトリ細胞 Sertoli cell の機能を刺激する．したがって，GnRH 欠損により，LH や FSH 分泌が低下し，そのためテストステロンの分泌や精子形成が低下した．

2. 筋肉量が少なく，**思春期 puberty** 前の脂肪分布を示し，ヒゲや体毛を欠き，陰茎 penis が小さいなど少年様の容姿であった．一般的には，精巣 testis からの急激なテストステロン分泌増加が思春期に生じ，そのため成長スパート，声変わり，体毛の増加，陰茎の成長，そして性欲 libido などが生じる．テストステロン欠乏のため，本症例ではこれらの**第二次性徴 secondary sex characteristic** が生じていない．上肢が長いのは，テストステロンが長骨の成長を停止させるための骨端成長板 epiphyseal growth plate の閉鎖に必要なためである．骨端成長板が閉鎖していないため，上肢が成長し続けている．身長が伸び続けているのも，成長板が閉鎖していないために長骨の持続的な成長が続いているからで，同じ理由である．

3. **GnRH 刺激試験 GnRH stimulation test** の結果により，テストステロン濃度低下は**視床下部 hypothalamus** からの GnRH 分泌の異常が原因であるとの結論になった．この試験において，GnRH 投与により LH とテストステロン分泌が生じた．したがって，下垂体前葉は GnRH に対して正常に反応して LH 分泌を生じ，精巣は LH に対して正常に反応してテストステロンを分泌した．これらの結果は，問題は下垂体前葉や精巣ではなく，視床下部にあることを強く示唆している(図 6-10 参照)．

4. カルマン症候群は嗅覚低下の原因である．通常，GnRH 分泌ニューロンは嗅組織原基 primordial olfactory tissue より視床下部に移動する．カルマン症候群ではこの移動が生じない．この異常により嗅覚が低下(嗅覚減退 hyposmia)したり，消失(**無嗅覚症 anosmia**)したりする．

5. 思春期を発来させるため，**拍動性 GnRH pulsatile GnRH 投与**による治療を開始した．拍動性の GnRH 投与による治療で，ゴナドトロピンの分泌が維持され，それによってテストステロン分泌や精子形成が維持される．持続性の長時間作用型の GnRH 投与は有効な治療法にはなりえない．正常の男性(女性も同様)において，視床下部からの拍動性 GnRH 分泌が，下垂体前葉における GnRH 受容体の発現増加 up-regulation を介し，生殖系の感受性を上げ(感作 sensitize)，思春期を

引き起こす．GnRH を持続的に投与すれば下垂体前葉の GnRH 受容体は低下 down-regulation し，生殖系の感受性を低下（脱感作 desensitize）させる．

キーワード

無嗅覚症
　anosmia

卵胞刺激ホルモン
　follicle-stimulating hormone（FSH）

性腺刺激ホルモン放出ホルモン
　gonadotropin-releasing hormone（GnRH）

性腺機能低下症
　hypogonadism

カルマン症候群
　Kallmann's syndrome

黄体形成ホルモン
　luteinizing hormone（LH）

男性第二次性徴
　secondary male sex characteristic

思春期
　puberty

拍動性 GnRH 分泌
　pulsatile GnRH secretion

テストステロン
　testosterone

364　chapter 6　内分泌および生殖生理学

症例 62
男性仮性半陰陽：5α還元酵素欠損

　14年前，農村地域において出生．分娩は地元の家庭医により行われ，その際は女児といわれた．出産当初より両親は乳児がどこかおかしいことに気づいていた．正常の女児にはみえず，まるで小さい陰茎のようにみえる陰核をもっていた．しかし，両親は医師の判断に異論を唱えることはなかった．

　13歳になると，"女児"の友人たちは皆乳房が発達し，月経が発来するようになった．しかし，それらの変化は生じなかった．そして，驚くことに声が低くなり，男児のように筋肉質になってきた．そして小さな陰茎のようにもみえる陰核が大きくなってきた．友人たちは男子が夢精をしていると噂話をするようになったが，困ったことに"彼女"にも同じような経験があった．そして自分が女性というよりは男性であると感じるようになった．両親はこれらの変化に気づき当惑した．家庭医は自分の経験にはなかった症例であることを認め，地元の医科大学を紹介した．

　附属病院の外来で，5α還元酵素欠損による男性仮性半陰陽 male peudohermaphroditism と診断された．診察により，卵巣や子宮がなく，盲管状の膣 vagina，小さい前立腺 prostate，陰茎，正常に下降した精巣，そして尿道下裂 hypospadis（陰茎下部の尿道 urethra の開裂）があることがわかった．男性様の筋肉分布をしていたが，体毛やヒゲはなく，また痤瘡（にきび）も生じていなかった．遺伝子型は 46, XY であることが確認された．また，血液検査では正常上限のテストステロンと低濃度のジヒドロテストステロンが検出された．外陰部の皮膚から採取した線維芽細胞は5α還元酵素を欠いていた．担当医は今後の治療方針について，本人が今後女性として生きるのか，男性として生きるのかによって異なってくる，と説明した．

■ 問　題

1．男性ではアンドロゲンの作用の一部はテストステロンに，また，一部はジヒドロテストステロンに依存する．これらの二つは生理的にはどのように異なるのか．

2．標的組織のうち，どの組織がテストステロンに反応するか．また，ジヒドロテストステロンが必要な組織はどれか．

3．本症例では5α還元酵素欠損により仮性半陰陽となった．出生時にみられていたであろう所見のうち，どれがこの酵素の欠損によるものか，また，それはなぜか．酵素欠損が原因ではない症候については，その症候の原因を説明せよ．
　　(i)　46, XY の遺伝子型
　　(ii)　精巣の存在
　　(iii)　子宮の欠損
　　(iv)　盲管状の膣
　　(v)　小さい陰茎

4．思春期において，次の所見のうちどれがテストステロンが正常上限であるために生じたものか．また，ジヒドロテストステロンが産生できないために生じたのはどれか．どちらでもないのはどれか．

(i) 陰茎の成長
(ii) 射精
(iii) 声の低音化
(iv) 体毛やヒゲの欠損
(v) 乳房発育の欠如

5. もし女性として生きることを望んでいるなら，適切な処置は何か．

6. もし男性として生きることを望んでいるなら，適切な処置は何か．

解答と解説

1. 精巣 testis はテストステロンを合成し，分泌する．テストステロンは一部のアンドロゲンの標的組織において 5α還元酵素の作用によりジヒドロテストステロンへ変換する．**5α還元酵素** 5α-reductase が発現している組織では，産生されたジヒドロテストステロンがその組織のアンドロゲン作用を担っている．それらの組織ではテストステロンは全く，もしくはほとんど活性がない．5α還元酵素が発現せず，ジヒドロテストステロンが合成されない標的組織ではテストステロンが活性型のアンドロゲン androgen である．

2. **ジヒドロテストステロン** dihydrotestosterone を用いて行われるアンドロゲン作用，すなわち**5α還元酵素が必要**なのは，男性外性器 external male genitalia の分化，男性型脱毛症 male pattern baldness，および前立腺 prostate の発達である（図 6-11）．**テストステロン** testosterone に直接反応し，**5α還元酵素が必要ない**のは，男性内臓性生殖管（精巣上体 epididymis，精管 vas deferens，精嚢 seminal vesicle）の分化，筋肉量 muscle mass 増加，思春期成長スパート pubertal growth spurt，陰茎 penis の成長，声の低音化，精子形成 spermatogenesis，そして性欲 libido である．

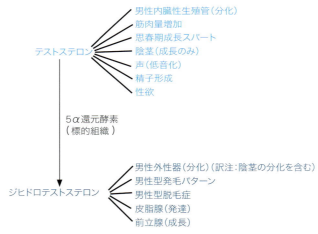

図 6-11　テストステロンとジヒドロテストステロンにより行われるアンドロゲンの作用．

3. 出生時に有していた所見と有していなかった所見をもう一度考察してみるとよい．遺伝的にも生殖器も男性であったが，5α還元酵素は欠損（**仮性半陰陽** pseudohermaphroditism の原因となっている）していた．**遺伝学的男性** genetic male（46, XY）ならば，妊娠 6〜7 週に Y 染色体が両性になりうる生殖腺を精巣へ分化させる．**精巣は正常**なので，出生前は抗ミューラー管ホルモンとテストステロンを合成する．
　抗ミューラー管ホルモン anti-Müllerian hormone は**ミューラー管** Müllerian duct の女性内臓性生

殖管への分化を抑制した．そのため，ファロピオ管 Fallopian tube，子宮 uterus そして膣の上方1/3 が欠損した．テストステロンはウォルフ管 Wolffian duct の男性内臓性生殖管（前立腺，精管，性嚢）への分化を誘導した．これらの分化にはジヒドロテストステロンは必要ないため5α還元酵素が欠損していても生じた．しかし，男性外性器（陰茎や陰嚢 scrotum）の分化のためにはジヒドロテストステロンが必要であった．したがって，5α還元酵素欠損により外性器が正常に発達しなかったことになる．

これらの情報をもとに，問題で列挙した出生時の所見は次のように説明できる．

(i) 46, XY の遺伝子型は酵素欠損のためではない．

(ii) 精巣の有無は Y 染色体により決定される．したがって，酵素欠損のためではない

(iii) 正常の精巣から抗ミューラー管ホルモンが分泌されたので，ミューラー管の女性内臓性生殖管への分化が抑制されたため，子宮が欠損していた．したがって，子宮欠損は酵素欠損のためではない．

(iv) 盲管状の膣も，子宮の欠損と同様の理由で生じていた—精巣が抗ミューラー管ホルモンを分泌し，それが膣の上方1/3 を含む女性内臓性生殖管の発達を抑制した．

(v) 陰茎が小さかったのは酵素欠損のためである．男性外性器の分化はジヒドロテストステロンにより調節されている．

4．問題3解答のまとめをもう一度利用して思春期の所見を考察してみる．

(i) 正常上限のテストステロンはアンドロゲン受容体を活性化し，外性器の発達を促進するのに十分量である．そのため，陰茎が成長した．

(ii) 精子形成と射精のために必要な因子の合成はテストステロンにより行われ，ジヒドロテストステロンへの変換を必要としない．

(iii) 声の低音化もテストステロンにより行われ，ジヒドロテストステロンへの変換を必要としない．

(iv) 思春期に男性型の筋肉発達が生じたにもかかわらず，体毛やヒゲは生じなかった．毛根の発達にはジヒドロテストステロンが特異的に作用する．

(v) 卵巣がないために，思春期に乳房が発達しなかった．女性では卵巣 ovary がエストロゲンestrogen の分泌源で，エストロゲンが乳腺の発達のために必須である．

5．女性として生きることを選択するならば，精巣を摘除することが必須である．精巣がテストステロンを合成し，それが一部を男性化（陰茎の成長や声の低音化など）させている．さらに，乳腺の成長と女性型脂肪分布を生ずるためのエストロゲンの分泌源である卵巣を欠損している．したがって，エストロゲン補充療法を受ける必要がある．外科的に膣口の形成手術を受けることもできるが，卵巣や女性内臓性生殖管が欠損しているので，子をもうけることはできない．

6．男性として生きることを選択するならば，活性化のために5α還元酵素を必要としないアンドロゲン化合物で治療されなればならない．補充されたアンドロゲンにより，男性化 masculinizationの過程が促進し，体毛やヒゲが増え，皮脂腺 sebaceous gland の活性が上昇し，前立腺を成長し，後には男性型の脱毛症も生ずる．

368   chapter 6 内分泌および生殖生理学

キーワード

抗ミューラー管ホルモン
anti–Müllerian hormone

ジヒドロテストステロン
dihydrotestosterone

ミューラー管
Müllerian duct

仮性半陰陽
pseudohermaphroditism

5α還元酵素
5α–reductase

テストステロン
testosterone

ウォルフ管
Wolffian duct

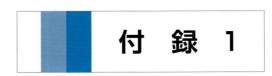

付録 酸-塩基平衡異常における代償性変化の数値

酸-塩基平衡異常	一次性変化	代償性変化	予測される代償性変化
代謝性アシドーシス	↓[HCO_3^-]	↓P_{CO_2}	1 mEq/L の HCO_3^- 低下に対し,1.3 mmHg の P_{CO_2} 低下
代謝性アルカローシス	↑[HCO_3^-]	↑P_{CO_2}	1 mEq/L の HCO_3^- 増加に対し,0.7 mmHg の P_{CO_2} 増加
呼吸性アシドーシス			
急性	↑P_{CO_2}	↑[HCO_3^-]	1 mmHg の P_{CO_2} 増加に対し,0.1 mEq/L の HCO_3^- 増加
慢性	↑P_{CO_2}	↑[HCO_3^-]	1 mmHg の P_{CO_2} 増加に対し,0.4 mEq/L の HCO_3^- 増加
呼吸性アルカローシス			
急性	↓P_{CO_2}	↓[HCO_3^-]	1 mmHg の P_{CO_2} 低下に対し,0.2 mEq/L の HCO_3^- 低下
慢性	↓P_{CO_2}	↓[HCO_3^-]	1 mmHg の P_{CO_2} 低下に対し,0.4 mEq/L の HCO_3^- 低下

(Costanzo LS: *BRS Physiolosy*, 5th ed. Baltimore, Lippincott Williams & Wilkins, 2011, p 176 より許可を得て転載)

付 録 2

付録 生理学における重要な式

名称	式
A–a 勾配	A–a 勾配$=P_{AO_2}-Pa_{O_2}$
肺胞気式	$P_{AO_2}=\dfrac{P_{IO_2}-P_{ACO_2}}{R}$
肺胞喚気量	$V_A=(V_T-V_D)\times$呼吸回数/分
心拍出量	$CO=SV\times HR$
心拍出量（測定値）	$CO=\dfrac{酸素消費量}{[O_2]_{肺静脈}-[O_2]_{肺動脈}}$
心拍出量（オームの法則）	$P_{AO_2}=\dfrac{P_a-RAP}{TPR}$
コンプライアンス	$C=\dfrac{V}{R}$
駆出率	$EF=\dfrac{SV}{EDV}$
推定血漿浸透圧濃度	推定される $P_{osm}=2\times$血漿$[Na^+]+\dfrac{グルコース}{18}+\dfrac{BUN}{2.8}$
自由水クリアランス	$C_{H_2O}=V-C_{osm}$
糸球体濾過量	$GFR=\dfrac{[U]_{イヌリン}V}{[P]_{イヌリン}}$
ヘンダーソン–ハッセルバルヒの式	$pH=pK+\log\dfrac{A^-}{HA}$
生理学的死腔	$V_D=V_T\times\dfrac{P_{ACO_2}-P_{ECO_2}}{P_{ACO_2}}$
腎クリアランス	$C=\dfrac{UV}{P}$
気道抵抗	$R=\dfrac{8\eta l}{\pi r^4}$
血清アニオンギャップ	アニオンギャップ$=Na^+-(Cl^-+HCO_3^-)$
スターリングの式	$J_V=K_f[(P_c-P_i)-(\pi_c-\pi_i)]$

索 引

[索引使用上の注意]
1. 外国語(アルファベット)で始まる語，外国語のままで示した語の索引は日本語索引とは別にしてある．
2. 化学構造を示す数(1-，2-，3-，……)や文字(o-，m-，p-，D-，L-，……)が先頭に立つ物質名は，それらの数字や文字を除いた語によって配列してある．
3. 接頭のギリシャ文字 α，β，……はそれぞれ alpha，beta，……の項に配列してある(例：α デキストリンは A の項，β-ヒドロキシラーゼは B の項)．
4. Ⅰ型糖尿病，4 型腎尿細管アシドーシスなどは発音に従ってそれぞれ"いち"型糖尿病，"よん"型腎尿細管アシドーシスとして配列してある．

あ

青ぶとり型　155
赤やせ型　155
アカラシア　260, 262
悪性腫瘍由来液性因子による高カルシウム血症　347, 350
アクチン　102
アジソン病　330, 332
アスパラギン酸変換酵素　292, 294
アスピリン　91
アセタゾールアミド　136
アセチルコリン　38, 272, 278
アセチルコリンエステラーゼ　39
——阻害薬　39
アセト酢酸　222, 223, 355
圧受容器　70, 225, 231
圧受容器反射　49, 49, 70, 88, 225, 332
アデニル酸シクラーゼ　282, 283, 344
アデノシン　77
アトリアルペプチン　197
アドレナリン　24, 42, 103
アトロピン　50
アナフィラキシーショック　88
アナログ(類似化合物)　303, 347
アニオン(陰イオン)　223, 230, 237, 344
アニオンギャップ　223, 230, 231, 237, 245, 249
アラニン変換酵素　294
アルカリ血症　24, 242
アルカリホスファターゼ　344, 350

アルカローシス　243
アルコール性肝硬変　294
アルコール脱水素酵素　237
アルデヒド脱水素酵素　237
アルドステロン　50, 82, 90, 196, 196, 243, 327, 332, 338
——欠乏　333
アルブテロール　143
アルブミン　252, 345
アロマターゼ　359
アンジオテンシノゲン　82, 196, 243
アンジオテンシン Ⅰ　82
アンジオテンシン Ⅱ　82, 192, 196, 196
アンジオテンシン変換酵素　196, 243
アンジオテンシン変換酵素阻害薬　83, 257, 356
アンドロゲン　327, 366
——抵抗性　359
アンドロゲン受容体　359
アンドロゲン不応症候群　357, 359
アンドロステンジオン　327, 332, 338

い

胃液　243
イオン化 Ca^{2+}　252, 344, 345
胃潰瘍　279
閾値　191
閾膜電位　25
Ⅰ型糖尿病　188, 220, 223, 256, 353, 354
一次性蠕動運動波　262

一次性胆汁酸　288
1 秒率　142, 160
1 秒量　142
胃腸管　282
1 回換気量　122, 142, 152
1 回呼吸法　160
1 回拍出量　55, 64, 78, 102, 196, 312
一過性アルカリ　242
一酸化炭素　160
——中毒　165, 167
——ヘモグロビン　160, 166
一酸化窒素　77, 262, 296
遺伝学的男性　366
遺伝学的な性　358
遺伝子型　358
イヌリン　176
——クリアランス　200
胃壁細胞　272
陰萎　46
陰核　339, 359
陰核肥大　339
陰茎　358, 362, 366
陰茎勃起　48
飲水　205
飲水行動　351
インスリン　24, 243, 354
——の主要作用　223
——欠乏　223, 354
——様成長因子 -I　302
咽頭相　262
陰嚢　358, 367

う

ウォルフ管　358, 367
右 - 左短絡　168

右室不全　93, 96, 154, 155
右心室の後負荷　96
右心室肥大　96
内向き Na^+ 電流　31
内向き電流　25
うっ血性心不全　114
右方偏位　78
ウレアーゼ　279
運動　24, 76

え

エアトラッピング　144
栄養素　354
栄養補助食品　341
エストラジオール　359
エストロゲン　302, 306, 367
エストロゲン補充療法　359
エタノール　237
エチレングリコール　237
エラスタンス　152, 160
エリスロポエチン　258
遠位尿細管　204
　　——後半部　205
　　——前半部　205
嚥下　262
嚥下困難症　260, 262
炎症　143
炎症性下痢　282
燕麦細胞癌　210

お

黄体形成ホルモン　302, 307, 362
嘔吐　43, 239, 242
オキシトシン　306
オクトレチド　303
悪心　43
オディ括約筋　288
オートレギュレーション　70
オームの法則　57, 370
オメプラゾール　275, 280

か

下位食道括約筋　262
外性器　339
回腸　289, 290
回腸切除　286, 291
外部 K^+ 平衡　225
解剖学的死腔　123
潰瘍性大腸炎　282
過換気　134, 146, 222, 230, 236, 251, 252, 333
拡散係数　4
拡散障害　168
拡散による制限　160

拡散量依存性　161
　　——の過程　158
拡張期　64
拡張期血圧　44, 54, 78
拡張終期容量　64, 88, 196
過形成　320, 321
過酸化酵素　314
過剰濾過　256, 355
ガス　126
　　——交換　126
下垂体腺腫　302, 313
下垂体前葉　303, 306, 332
　　——機能不全　320
ガストリン　272, 278
　　——産生腫瘍　273
　　——分泌細胞　272
仮性半陰陽　366
カゼイン　307
カチオン　223, 231
褐色細胞腫　41, 42, 196
活性化ゲート　25
活性型ビタミン D　344
活動電位　25, 30
　　——の上昇相　25
　　——の伝導　31, 34, 34
カテコール -O- メチルトランスフェ
　ラーゼ　43
カテコールアミン　41, 42, 103, 196, 327, 332, 338
カプトプリル　83
過分極　25, 199
ガラクトース　266
カリウム血症　232
カルマン症候群　361, 362
換気 - 血流適合　153, 162, 168
換気 - 血流の関係　144
換気血流比　140, 153
換気 - 血流不適合　168, 248
換気速度　320
眼球内の筋　43
管腔側膜　266
還元ヘモグロビン　153
感作　362
間在細胞　243, 248, 333
換算係数　185
間質液　192
間質液量　231
間質性(肺)線維症　157, 160
環状アデノシン一リン酸　282, 344
緩衝液　184
　　——の pK　186
肝腎症候群　292, 296
肝不全　292
灌流圧　243
灌流量依存性　161
　　——の過程　158

寒冷不耐症　317

き

気管支拡張薬　144
気管支狭窄　143
気管支痙攣　142
気管支収縮　143
気管支喘息　138
気管支のうっ血　103
気胸　169, 170
起坐呼吸　103
ギ酸　237
ギ酸塩　237
希釈部位　205
気絶　113
基礎代謝率　312, 320
基底外側膜　267
基底膜　355
気道　142
気道抵抗　142, 370
気道閉塞　143
キナプリル　257
機能的残気量　123, 144, 152, 157
機能的死腔　123
嗅覚減退　362
吸気　112
急性呼吸性アシドーシス　248
急性呼吸性アルカローシス　252
急性心筋梗塞　115
急性の一過性(運動性)下痢　282
嗅組織原基　362
仰臥位　70, 330
胸郭前後径　153
胸膜腔　170
胸膜腔内圧　170
　　負の——　170
共役塩基　184
共輸送体　313
局所代謝産物　77, 79
局所電流　31, 34
局所反応　77
局所麻酔薬　30
巨人症　302
虚脱　170
起立性低血圧　49, 70, 88, 192, 231, 332, 355
気流　142
キロミクロン　274, 290
近位尿細管　205
近位尿細管曲部　178
筋消耗　326
筋肉量　366

く

空気とらえ込み現象　144, 153

空腹時血糖値　332
クエン酸　344
駆出率　55, 64, 103, 370
クスマール呼吸　223
クッシング症候群　323, 326
クッシング病　197
クボステク徴候　315
苦悶　344
グラム陰性細菌　279
クラーレ　39
クリアランス　176
グリコーゲン　354
グリコリトコール酸　288
グリシン　288
　——抱合リトコール酸　288
グリセロール　354
グルココルチコイド補充　339
グルコース　266
　——滴定曲線　190
グルコース取込み　223, 354
クレアチニンクリアランス　20C
クレアチンホスホキナーゼ　10C
グレーヴス病　309, 313
クロム親和性細胞　42
クローン病　286

け

経口的　355
経口補液剤　284
経静脈腎盂造影　341
頸動脈洞　49, 225
痙攣　27
血圧　57, 70
血圧，血流量，血管抵抗の関係
　59
血液凝固カスケード　294
血液尿素窒素　237
血液の駆出　64
血液の充満　64
血液量　192
血管　43
血管形成術　81
血管作動性腸ペプチド　262, 282
血管収縮　43, 90
血管床　231
血管抵抗　57
月経周期　307
血症膠質浸透圧　214
血漿浸透圧濃度　192
血漿レニン活性　82, 197
血清 K+ 濃度　284
血清アニオンギャップ　370
血清アラニン変換酵素　292
血清黄体形成ホルモン　361
血清浸透圧濃度　350
血清総 Ca^{2+} 濃度　350

結石　344
血中の酸素含量　129
血流速度　59, 83
血流の機械的閉塞　88
血流量　57
ケトコナゾル　328
ケト酸　222, 223, 245, 355
17-ケトステロイド　339
ケトン基　339
ケトン体　354
　——生成　223
ケノデオキシコール酸　288
下痢　228, 230, 274, 282
健常人　262
減衰性　34
原発性高アルドステロン症　197
原発性高カリウム血症性周期性四肢麻
　痺症　27
原発性甲状腺機能不全　320
原発性多飲症　333
原発性低カリウム血症性周期性四肢麻
　痺症　22, 26
原発性肺高血圧症　93
原発性副甲状腺機能亢進症　341,
　344, 350
原発性副腎皮質機能不全　332
原発性無月経　357, 357

こ

高アルドステロン症　194
抗インスリン作用　302
抗炎症作用　338
高塩素血症性代謝性アシドーシス
　231
口渇　192, 225, 351
口渇刺激薬　225
高カリウム血症　24, 27, 225, 257,
　333, 338
高カルシウム血症　344, 347, 350
高カルシウム尿症　345
交感神経活動　70, 76, 88, 90, 197,
　225
交感神経系　42, 48
口腔相　262
攻撃因子　278
高血糖　192, 223, 225, 323, 326
高血糖症　353, 354
高コルチゾール血症　326
交差適合試験　85
高脂血症　216
高脂溶性　30
甲状腺機能亢進症　309
甲状腺機能低下症　317, 320
甲状腺抗ミクロソーム抗体　321
甲状腺細胞の肥大　321
甲状腺刺激抗体　313

甲状腺刺激ホルモン　314, 320
甲状腺刺激ホルモン放出ホルモン
　306, 309, 320
甲状腺腫　313, 321
甲状腺中毒症　312
甲状腺摘除術　314
甲状腺の肥大　320
甲状腺ペルオキシダーゼ　314
甲状腺ホルモン　312
甲状腺ホルモン結合グロブリン
　321
高浸透圧(性)　10, 24, 207, 212,
　350
高浸透圧濃度　225
合成 T_4　321
合成アルギニンバソプレッシン
　347
拘束性肺疾患　157, 160
高炭酸ガス血症　154, 163, 163
高地　98, 133, 134
高張　12
高度色素沈着　333
高熱不耐　46
後負荷　44, 66
高プロラクチン血症　306
硬膜外麻酔　29
抗ミューラー管ホルモン　358,
　366
抗利尿ホルモン　202, 204, 212,
　296, 333
抗利尿ホルモン不適合症候群
　210, 212
高リン酸血症　257
高リン酸尿　350
呼気　112
呼吸困難　103
呼吸仕事量　144, 163
呼吸商　125
呼吸性アシドーシス　147, 154,
　163, 247, 248
呼吸性アルカローシス　136, 146,
　163, 251, 252
呼吸性代償　199, 222, 230, 236,
　242
呼吸切迫感　103
呼気流速　152
骨格筋力低下　199
骨芽細胞　350
骨芽細胞活性　344
骨吸収　344, 350
骨再吸収　258
骨症状　344
骨端成長板　339, 362
骨端板　302
ゴナドトロピン　362
ゴナドトローフ　302
コール酸　288

索引

コルチゾール　196, 197, 326, 327, 332, 338, 338
　——分泌の日内変動パターン　334
コレシストキニン　288
コレシストキニンB受容体　272
コレスチラミン　286, 290
コレステロール　288, 338
コレステロール 7α- ヒドロキシラーゼ　288
コレステロールエステル　274
コレステロールエステルヒドロラーゼ　274
コレステロール酸化還元酵素　328
コレステロールデスモラーゼ　328, 338
コレラ菌　281, 282
コレラ毒素　282
混合静脈血　171
コーン症候群　194, 197
コンダクタンス　19
コンピューター断層撮影　323
コンプライアンス　70, 97, 152, 160, 370

さ

サイアザイド系利尿薬　208
再吸収　178, 190
再吸収量　178
サイクリック AMP　344
細静脈　57
最大呼気流速　152
最大輸送量　191
催糖尿病作用　302
細動脈　57
　——の収縮　70, 77
再分極　25, 30
細胞外液 (ECF)　212, 231, 242, 338
細胞外液量 (の) 減少　225, 284
細胞間隙経由　351
細胞毒　279
細胞内 Ca^{2+} 濃度　65
細胞内液　212, 243
サイロキシン　310
サイロキシン結合グロブリン　310, 313
サイログロブリン　313
サイロトローフ　320
左室不全　100, 103, 114
左心室
　——の圧容積曲線　61
　——の後負荷　96
左心房圧　103
痤瘡　324

雑音　83
左方偏位　166
左 - 右短絡　108
酸 - 塩基平衡　186
酸 - 塩基平衡異常　222, 369
残気量　123, 152
酸血症　24, 154, 186, 222, 230, 236
酸素運搬　166
　組織への——　162
(100%) 酸素吸入　167
酸素結合能　129
酸素消費量　320
酸素抽出　78
酸素ヘモグロビン　129, 134, 161
酸素ヘモグロビン解離曲線　78, 79, 129, 130, 162, 166, 171
　——の右方偏位　134, 154
酸素飽和度　170
酸素輸送　76, 90
酸素容量　130
産熱　320
　——増加　312

し

痔核　85
弛緩　64
磁気共鳴撮影　300
色素沈着　330
ジギタリス　104
子宮　359, 367
子宮頸管　359
糸球体壁　216
糸球体マーカー　176
糸球体毛細血管　176, 216
糸球体濾過比　178
糸球体濾過量　91, 176, 197, 208, 355, 370
死腔　120
死腔換気　162
シクロオキシゲナーゼ　91
刺激性下剤　282
自己免疫　313
自己免疫性甲状腺炎　317, 321
脂質　354
脂質異常症　216
思春期　339, 357, 362
思春期成長スパート　366
思春期早発症　339
視床下部　302, 306, 362
視床下部 - 下垂体 - 甲状腺系　317, 320
視床下部 - 下垂体前葉 - 甲状腺系　312
視床下部 - 下垂体門脈　302, 306
視床下部機能不全　320
視床下部前部　204

失神　113
質量保存のフィックの原理　56
自動調節　70
シトクロムオキシダーゼ　320
シナプス間隙　38
シナプス前終末　38
1,25- ジヒドロキシコレカルシフェロール　315, 344
ジヒドロテストステロン　358, 366
脂肪　245
脂肪吸収　289
脂肪合成　326
脂肪酸　245, 274, 354, 354
脂肪消化　289
脂肪性変性　294
脂肪組織　359
脂肪分解　223, 326, 354
脂肪便　274, 290
2,3- ジホスホグリセリン酸　134
嗜眠性　347
シャイ - ドレーガー症候群　46, 48
弱塩基　30
弱酸　30, 184
射精　48
射精管　358
シャント　108, 144
周期長　55
集合管　204, 205
シュウ酸カルシウム　345
周産期　320
収縮　64
収縮期　64
収縮期駆出性雑音　112
収縮期血圧　44, 54, 78
収縮終期容量　64
収縮性　65, 76, 103, 312
重症筋無力症　37, 38
自由水　205
自由水クリアランス　370
十二指腸潰瘍　274, 279
終板　38
終板電位　38
重量モル浸透圧濃度　191
縮瞳　48
主細胞　197, 197, 204, 212, 226, 232, 243, 327, 332
手掌部　330
受精　307
受胎能力　307
出血　88
循環血液量減少性ショック　85, 88
循環ショック　88
循環生理学　52
循環反応　68, 89

索　引　375

小陰唇　359
消化器系　43
消化性潰瘍　269, 277
消化性潰瘍疾患　272, 278
上昇相　31
小腸クリプト　282
小腸クリプト細胞　282
小腸刷子縁　267
小腸上皮細胞　266
静脈還流　70, 77, 192, 242
静脈還流量　88, 332
静脈血混合　171
静脈収縮　70, 77
静脈容積　88
静脈容量　70, 71
食道相　262
除神経性過敏　49
女性外性器　359
ショック　88
ジヨードチロシン　321
自律神経系　43, 48
自律神経障害　46
腎閾値　191
腎移植　355
人為的甲状腺機能亢進症　313
心因性多飲症　207
心音　64
　　──のⅠ音　64
　　──のⅡ音　65
　　──のⅢ音　218
　　──のⅣ音　97
腎灌流圧　82
深吸気量　121
心筋梗塞　100
腎クリアランス　370
神経筋接合部　37
　　──での伝達　38
神経原性ショック　88
腎血管性高血圧　83, 196
腎血管性高血圧症　81
腎血漿流量　176
腎血流量　90, 177
心原性ショック　88
心雑音　112
心室筋の長さ-張力関係　102
心室血液の駆出　64
心室血液の充満　64
心室収縮性　70
心室中隔欠損症　106, 108
心室肥大　97
心室不全　102
心周期　64
心収縮性　196
腎性代償　154, 248, 252
腎性尿崩症　207, 208, 350
心臓　43
腎臓　344

心臓カテーテル　96
腎臓近位尿細管　190
心臓喘息　103
心電図　55, 115
浸透　7, 10
浸透圧　7, 10, 11
　　──による水流　13
浸透圧ギャップ　237
浸透圧受容器　192, 204, 351, 355
浸透圧性下痢　268, 282
浸透圧性利尿薬　191, 355
浸透圧利尿　192, 207, 225, 302, 355
浸透係数　10
腎動脈狭窄　196
腎動脈造影検査　81
心拍出量　44, 55, 56, 70, 70, 76, 77, 88, 192, 196, 312, 320, 332, 370
心拍数　55, 70, 196
腎不全　297, 355
心房性ナトリウム利尿ペプチド　197, 213
心房の収縮　113
親和性の低下　134, 154

す

膵液分泌　230
水牛様脂肪沈着　326
膵酵素欠乏症　291
水酸基　339
髄鞘　32, 35
膵消化酵素　274
髄鞘形成　35
膵臓からの HCO_3^- 分泌　242
推定血漿浸透圧濃度　370
水力学的コンダクタンス　7, 13
膵リパーゼ　274
スクロース　266
スターリングの式　370
スターリングの力　97, 103, 197, 216
ステルコビリン　295
ステロイド生合成経路　338
ステロイド中間体　338
ストークス-アインシュタイン式　4
スパイロメーター　120
スパイロメトリー　122
スピロノラクトン　200, 218, 297
スプレイ(隅切り)　191

せ

精管　358, 366
精子形成　362, 366
静止膜電位　25, 199

正常な反射　320
精神活動　320
静水圧　10
性腺刺激ホルモン放出ホルモン　302, 307, 362
精巣　327, 358, 362, 366
精巣上体　358, 366
精巣女性化症候群　357
正中隆起　306
成長ホルモン　302
成長ホルモン分泌腫瘍　300
成長ホルモン放出ホルモン　303
正の Na^+ の平衡　218
精嚢　358, 366
性分化　358
性欲　334, 362, 366
生理学的死腔　123, 370
生理的食塩水　351
世界保健機関　284
赤痢　282
セクレチン　274
　　──刺激試験　274
セルトリ細胞　358, 362
セルロース　266
線維症　161
扇形部　191
全酸素含量　161
腺腫　307, 323
全収縮期雑音　108
全身血管抵抗　58
全身倦怠感　330
全身性浮腫　214
喘息　142
先端巨大症　300, 302
先天性副腎過形成　336, 339
蠕動運動　262
全肺気量　123
前負荷　65, 88, 196, 327
全末梢抵抗　44, 57, 70, 77, 82, 196, 332
喘鳴　103, 143
前立腺　364, 366

そ

早期男性化　339
早期の閉経　330
双極性障害　305
総血流量　76
巣状分節性糸球体硬化症　214
僧帽弁　64
層流　112
促通拡散　190, 267
　　──輸送体　354
側腹部　341
鼠径部　341
ソマトスタチン　273, 278, 303

――アナログ　303
――分泌　279
ソマトメジン　302
ゾリンジャー‐エリソン症候群　269, 273
ソルビトール　282

た

大陰唇　359
体液減少性アルカローシス　243
体液浸透圧上昇　333
体液量減少　245
体液量低下　332
体温調節性汗腺　48
体温調節性発汗　48
対向流増幅　208
代謝産物　77
代謝性アシドーシス　136, 220, 222, 224, 228, 230, 234, 236, 236, 249, 257, 333, 338
代謝性アルカローシス　199, 239, 242
代償　186, 248
大静脈　57
体積収縮　192
大腸菌　281
大腸菌感染症　281
大動脈弁　64
大動脈弁狭窄症　111, 112
大内臓神経　42
第二次性徴　362
対流　44
多飲　192, 207, 351, 355
タウリン　288
タウロコール酸(タウリン抱合コール酸)　288
唾液　230
多系統萎縮症　46
脱感作　363
脱水状態　204
脱分極　25
多尿　191, 207, 302, 351, 355
多発性硬化症　32, 35
樽状胸　153
ダルトンの分圧の法則　128
炭酸イオン　278
炭酸脱水酵素　242
炭酸脱水素酵素阻害剤　133, 136
胆汁塩　274, 288
　――の腸肝循環　288
胆汁酸欠乏症　286
胆汁酸性下痢　290
単純拡散　2, 128
炭水化物　354
　――の消化不良　264
男性化　324, 367

男性外性器　358, 366, 367
男性仮性半陰陽　364
男性型脱毛症　366
男性性腺機能低下症　361
弾性特性　170
単糖類　266
胆嚢　288
タンパク質　354
タンパク質異化　223
タンパク質結合 Ca^{2+}　345
タンパク尿　214, 355
短絡　108, 144

ち

チアノーゼ　153
チオシアン酸　314
蓄尿　48
膣　359, 364
中心静脈圧　89
中心性脂肪　326
中心性肥満　323, 323, 326
中枢化学受容器　163
中枢神経脱髄疾患　35
中枢性尿崩症　202, 207, 350
腸管　344
腸肝循環　275
腸クロム親和性細胞様細胞　273
腸毒素産生性大腸菌　281, 282
跳躍伝導　35
チロシンキナーゼ　302

つ

ツルゴール　192, 242, 330

て

低アルブミン血症　216
低下　363
低カリウム血症　24, 25, 197, 232, 243, 284, 327
低カルシウム血症　252, 315
低換気　147, 199, 242
低血圧　338
低血糖　332, 338
低ゴナドトロピン型性腺機能低下症　362
低酸素血症　103, 134, 144, 153, 162, 249
低酸素症　103, 163, 167, 249
低酸素性血管収縮　98, 109, 135, 154
低浸透圧　10, 350
低炭酸ガス血症　163
低タンパク血症　217
低張　12

低ナトリウム血症　212, 297, 333, 333
低ナトリウム食　104
低リン酸血症　344, 350
デオキシコール酸　288
11-デオキシコルチコステロン　338
11-デオキシコルチゾール　338
デキサメタゾン　327
デキサメタゾン抑制試験　327
滴定曲線　186
テストステロン　327, 339, 358, 361, 362, 366, 367
デヒドロエピアンドロステロン　327, 332, 338
デメクロサイクリン　213
電位依存性 Na^+ チャネル　30
電位差　16
電気化学平衡　16
電気緊張性波及(伝播)　34
伝導速度　32, 35, 116
デンプン　266

と

透過性　2, 4
同心円型心肥大　113
糖新生　223, 326, 333, 338, 354
等浸透圧　10, 12
透析　355
糖タンパク質　320
等張液　12
糖尿　191, 355
糖尿病　188, 207
糖尿病性ケトアシドーシス　220, 222, 223
糖尿病性腎症　256, 355
洞房結節　231, 312
動脈圧　88, 192, 196, 312, 327, 338, 355
動脈圧, 調節　91
動脈圧低下　332
動脈アンダーフィリング(充填不足)　296
動脈血　146, 158, 252
動脈血圧　54
動脈硬化性疾患　196
等容性　64
等容性弛緩　64
等容性収縮　64
ドーパミン　91, 302, 306
　――作動薬　307
トランスコバラミンII　290
トリグリセリド　274
トリヨードサイロニン　310
トリヨードサイロニンレジン摂取率　317, 321

努力呼気　142, 143, 149
努力肺活量　142, 149, 157
トルコ鞍　300
トルソー徴候　315
トレハロース　266
トロンビン　294
トロンボキサン　196

な

内因子　290
　　──欠乏症　290
内腔の電気的陽性度増加　351
内臓血管の拡張　296
内部 K^+ 平衡　225
内部抵抗　34
長さ定数　35
ナトリウム依存性共輸送体　266
ナトリウム依存性グルコース共輸送
　284
ナトリウム-胆汁塩共輸送体
　289

に

ニコチン性アセチルコリン受容体
　38, 38, 38
ニコチン性受容体　50
ニコチン性受容体阻害薬　50
二次性蠕動運動波　262
二次性胆汁酸　288
二次性能動輸送　190, 266
二次性副甲状腺機能亢進症　258
二糖類　266
乳化　289
乳酸アシドーシス　249
乳酸脱水素酵素　100
乳汁合成　307
乳汁漏出　305, 307
乳腺　359
乳頭　330
尿管結石　341
尿浸透圧濃度　204, 350
尿素の再利用　208
尿中 Na^+ の排出量　90
尿道　364
尿道下裂　364
尿崩症　350

ね

ネオスチグミン　39
ネフローゼ症候群　214
ネフロン　178, 190, 205
ネルンストの式　15, 16, 199
粘液　103, 143, 278

の

脳血流量　70, 252
脳小動脈の収縮　252
嚢胞性線維性骨炎　258
ノルアドレナリン　24, 42, 91,
　103, 196, 327

は

肺拡散能　160
肺活量　121, 152
肺気腫　152
肺気量　120, 122
肺血管抵抗　58, 96, 154
　　──の増加　96
敗血症性ショック　90, 88
肺血流量　56
肺高血圧　154, 155
肺高血圧症　93
肺水腫　97, 103, 114
肺性心　96, 154
排泄分画　180
排泄率　178, 178, 179
肺動脈血圧　135
肺内シャント　153
排尿　48
肺の拡散能　158
肺胞換気式　124
肺胞換気量　120, 124, 370
肺胞気　124, 126, 134, 146
肺胞気酸素分圧　121
肺胞気式　124, 146, 167, 370
肺胞気二酸化炭素分圧　121
肺胞低酸素　98
肺胞毛細血管関門(障壁)　160
肺毛細血管楔入圧　89, 96, 103
肺容量　122
排卵　307
拍動性　334
　　──GnRH　362
破骨細胞　344, 350
橋本病　321
バセドウ病　309, 313
パーセント酸素飽和度　166
パーセント飽和度　129, 134, 153
　酸素によるヘモグロビンの──
　　171
バソプレッシン　202, 207
発火　30
発現増加　362
バニリルマンデル酸　43
パミドロン酸　351
パラアミノ馬尿酸　176
パルスオキシメーター　170
半減期　322

ひ

反射係数　11
非イオン拡散　238
皮下注射　355
皮脂腺　367
皮質-乳頭間浸透圧勾配　205,
　207, 212
糜粥　242
ヒス束　117
ヒスタミン　272, 273, 278
ヒステリー　251
非ステロイド性抗炎症薬　91,
　272, 278
ビスホスホネート　351
ビタミン B_{12}　290
ビタミン D　315
17-ヒドロキシプロゲステロン
　338
ヒドロコルチゾン　334, 339
皮膚血流量　78, 104
皮膚線条　326
びまん性間質性肺線維症　157
表現型　358
標的組織　321
ピリドスチグミン　39
微量アルブミン尿　256, 355
ビリルビン代謝　294
ピロリ菌　277, 278
貧血　131, 258

ふ

ファロピオ管　359, 367
ファントホッフ式　11
フィックの拡散法則　5
フィックの原理　176
フィブリン　294
フェノキシベンザミン　44, 50
不応性(難治性)浮腫　218
不活性化ゲート　25
副交感神経系　48, 49
副甲状腺機能低下症　315
副甲状腺ホルモン　315, 341, 344
副甲状腺ホルモン関連ペプチド
　350
副腎アンドロゲン　334, 338
副腎髄質　42
副腎性器症候群　339
副腎皮質　332
　　──の過形成　338
副腎皮質機能不全　330, 332
副腎皮質刺激ホルモン　332, 338
副腎皮質刺激ホルモン放出ホルモン
　327
副腎皮質ホルモン過剰　323

腹水　97, 295
浮腫　97, 154, 216, 257
太い上行脚　205
負のK$^+$平衡　197, 226, 245
負のフィードバック　303, 332
フランク - スターリングの機構
　70, 77, 88, 108, 197, 242, 355
フランク - スターリングの法則
　65, 102
フルクトース　266
フルドロコルチゾン　334, 339
プレグネノロン　338
ブレンステッド - ローリーの定義
　30
プロオピオメラノコルチン　334
プロゲステロン　338
プロスタグランジン　91, 273, 278
フロセミド　104, 218, 351
プロトロンビン　294
プロトロンビン時間　294
プロトン - カリウムポンプ　272,
　275, 278, 280
プロトンポンプ阻害薬　275, 280
プロピルチオウラシル　314
プロ プラノ ロール　44, 50, 78,
　104, 314
ブロモクリプチン　307
プロラクチン　302, 306
　──産生腫瘍　305
分圧　128
分時換気量　124
分泌　178
分泌性下痢　281, 282
分泌量　178

へ

平均動脈圧　52, 54, 54, 77
平衡定数　184
平衡電位　15, 16
閉塞性肺疾患　138, 143
壁細胞　242
ヘキサメトニウム　50
ペプシノーゲン　272
ペプシン　272, 278
ペプチダーゼ　355
ヘマトクリット　89, 177
ヘミコリニウム　39
ヘモグロビン　90, 129
ヘリコバクターピロリ　272, 277
ヘリコ バクター ピロリ感染症
　277
ペルオキシダーゼ　314, 321
変時作用　312, 314
便浸透圧較差　264, 268, 283
ペンタガストリン刺激試験　274
ヘンダーソン - ハッセルバルヒの式

30, 135, 146, 154, 184, 199, 222,
　230, 249, 252, 370
ヘンリーの法則　128
変力作用　65, 314
ヘンレ係蹄　282

ほ

ボーア効果　154
ポアズイユの法則　142
防御因子　278
抱合　321
膀胱　48
抱合型ビリルビン　294
傍糸球体細胞　82
房室結節　116
房室伝導系　115
房室伝導遅延　117
房室伝導ブロック　115
房室弁　64
放射　44
放射性ヨード摂取試験　313
蜂巣状　160
傍肺毛細血管受容器　103
ホスホリパーゼA$_2$　274
ボツリヌス毒素　39
骨　344
ボーマン嚢　178
ボルツマン定数　4
ホルムアルデヒド　236
奔馬調律　218

ま

膜抵抗　34
膜電位　19
膜透過性　19
マグネシウム　282
膜容量　35
末 梢 化 学 受 容 器　134, 146, 163,
　222, 236
マルトース　266
マルトトリオース　266
満月様顔貌　323
慢性気管支炎　152
慢性呼吸性アシドーシス　248
慢性呼吸性アルカローシス　252
慢性腎不全　254, 256
慢性閉塞性肺疾患　149, 152, 247,
　247

み

ミオシン　102
水制限試験　207, 350
水透過性　212
ミスマッチ　144

ミセル　274, 290
ミネラルコルチコイド補充　339
ミネラルコルチコイド離脱　197
脈圧　54, 77, 78, 102, 312
脈波型酸素飽和度計　166
脈拍数　225
ミューラー管　359, 366
ミューラー管抑制因子　358

む

無嗅覚症　362
無月経　305, 307, 339
ムスカリン性アセチルコリン受容体
　作動薬　48
ムスカリン性受容体　48, 272
ムスカリン性受容体阻害薬　50
夢精　361
無排卵　307
無溶質水　205

め

迷走神経　272
メサンギウム細胞　355
メタコリン　48
メタノール　236
メタノール中毒　234
メラニン細胞刺激ホルモン　334
免疫抑制　338

も

毛細血管　57
モノアミン酸化酵素　43
モノヨードチロシン　321
モビッツⅡ型房室ブロック　115
モル浸透圧濃度　191
門脈高血圧　295

ゆ

有効腎血漿流量　177
有効浸透圧　11
遊離甲状腺ホルモン　312
遊離脂肪酸　223
油・水分配係数　4

よ

陽イオンレジン　290
陽性変時作用　70
陽性変力作用　70
陽性変力作用薬　104
容積モル浸透圧濃度　7, 10
溶存酸素　167
抑制性ニューロン　262

予備吸気量　122
予備呼気量　122
4型腎尿細管アシドーシス　333

ら

ライジッヒ細胞　358, 362
ラクトース　266, 267, 282, 307
ラクトース H_2 呼気試験　268
ラクトース不耐性症　264, 267
ラクトース分解酵素　267
ラクトース分解酵素欠損症　267
ラクトトローフ　302, 306
ラプラスの法則　96, 113
卵巣　302, 358, 367
ランバート - イートン症候群　37
ランビエ絞輪　35
卵胞刺激ホルモン　362
乱流　83, 112

り

リスペリドン　307
リゾレシチン　274
リドカイン　29, 30
リトコール酸　288
利尿　191
利尿薬抵抗性　218
リバース T_3　321
流束　5
流動動態　5
流入圧　88
旅行者下痢症　228
リンゴ酸デヒドロゲナーゼ　320
リン酸　344
リン酸尿　344, 344
リン脂質　274
リンパ流　97

る

ループ利尿薬　104, 218, 257

れ

レイノルズ数　83, 112
レニン　82, 196
レニン - アンジオテンシン - アルド
　ステロン系　81, 295
レニン - アンジオテンシン II - アル
　ドステロン系　83, 90, 192, 196,
　217, 225, 232, 243
連結橋　65

ろ

濾過　190
　——係数　13
　——負荷量　178, 179, 190

A

A_2　112
A-a 勾配　146, 168, 370
A-a gradient　146, 168
acetazolamide　136
acetoacetic acid　222, 355
acetylcholine(ACh)　38, 272, 278
acetylcholinesterase　39
acetylcholinesterase inhibitor　39
achalasia　262
acid-base balance　186
acid-base disorder　222
acidemia　24, 154, 186, 222, 230,
　236
acne　324
acromegaly　302
ACTH　326
ACTH 刺激試験　332
ACTH stimulation test　332
actin　102
action potential　25, 30
activation gate　25
acute myocardial infarction　115
acute respiratory acidosis　248
Addison's disease　332
adenoma　307, 323
adenosine　77
adenylyl cyclase　282, 283, 344
ADH　205
ADH 依存性アデニル酸シクラーゼ
　350
ADH-dependent andenylyl cyclase
　350
ADH 拮抗薬　213
adipose tissue　359
adrenal androgen　334, 338
adrenal cortex　332
adrenal medulla　42
adrenaline　24, 42, 103
adrenergic receptor　332
adrenocortical insufficiency　332
adrenocorticotropic hormone
　(ACTH)　332, 338
adrenogenital syndrome　339
afterload　44, 66
afterload of the left ventricle　96
afterload of the right ventricle　96
air trapping　144, 153
airflow　142
airway　142
airway resistance　142
alanine aminotransferase(ALT)
　292, 294
albumin　252, 345
albuterol　143

alcohol dehydrogenase　237
alcoholic cirrhosis　294
aldehyde dehydrogenase　237
aldosterone　50, 82, 90, 196, 243,
　327, 332, 338
alkalemia　24, 242
alkaline phosphatase　344, 350
alkaline tide　242
alkalosis　243
α アドレナリン受容体阻害薬　50
α アミラーゼ　266
α 間在細胞　199
α グリセロリン酸デヒドロゲナーゼ
　320
α glycerophosphate dehydrogenase
　320
α-amylase　266
α-dextrin　266
α-intercalated cell　199
$α_1$ アドレナリン受容体　43, 70,
　77, 103, 332
$α_1$ 受容体　43, 70, 77
$α_1$ 受容体拮抗薬　44
$α_1$ receptor　43, 70, 77
$α_1$-adrenergic antagonist　44
$α_1$-adrenergic receptor　43, 70,
　77, 103
$α_2$ アドレナリン受容体　43
$α_2$ 受容体　43
$α_2$ receptor　43
$α_2$-adrenergic receptor　43
5α 還元酵素　366
　――欠損　364, 367
5 α-reductase　366
alveolar gas equation　124, 146,
　167
alveolar hypoxia　98
alveolar ventilation(VA)　124
alveolar ventilation equation　124
alveolar-pulmonary capillary barrier
　126
amenorrhea　307, 339
analogue　303, 347
anaphylactic shock　88
anatomic dead space　123
androgen　327, 366
androgen insensitivity syndrome
　359
androgen receptor　359
androgen resistance　359
androstenedione　327, 332, 338
anemia　258
angioplasty　81
angiotensin Ⅰ　82
angiotensin Ⅱ　82, 196
angiotensin-converting enzyme

　196, 243
angiotensin-converting enzyme
　(ACE)inhibitor　83, 257, 356
angiotensinogen　82, 196, 243
anion　223, 230, 237, 252, 344
anion gap　223, 230, 237, 245, 249
anosmia　362
anovulation　307
anterior hypothalamus　204
anterior pituitary　303, 306, 332
anterior pituitary failure　320
anteroposterior(AP)chest diameter
　153
antidiuretic hormone(ADH)　202,
　204, 212, 296, 333
anti-inflammatory effect　338
anti-Müllerian hormone　358, 366
aortic stenosis　112
aortic valve　64
aromatase　359
arterial blood pressure　192
arterial pressure　54, 88, 312, 327,
　338, 355
arterial pressure(Pa)　196
arterial pressure, regulation　91
arterial underfilling　296
arteriolar constriction　70, 77
arteriole　57
arterioventricular(AV)node　116
ascites　97, 295
aspartate aminotransferase(AST)
　292, 294
aspirin　91
asthma　142
atherosclerotic disease　196
ATPase　24
atrial natriuretic peptide(ANP)
　197, 213
atrialpeptin　197
atriorentricular valve　64
atrioventricular(AV)conducting
　system　115
atropine　50
autoimmune　313
autoimmune thyroiditis　321
autonomic nervous system　48
autoregulation　70
AV 結節　116
AV delay　117

B

baroreceptor　70, 225, 231
baroreceptor reflex　49, 70, 88,
　225, 332
basal metabolic rate(BMR)　312,
　320

索引　381

Basedow's disease　309, 313
basement membrane　355
β-OH- 酪酸　222, 223
βアドレナリン受容体拮抗薬　24, 104
βアドレナリン受容体作動薬　24, 243
β 受容体　284
β 受容体拮抗薬　44
β 受容体阻害薬　50
21β- ヒドロキシラーゼ　338
　　——欠損　336
β- ヒドロキシ酪酸　355
β-adrenergic agonist　24, 243
β-adrenergic antagonist　24, 44, 104
β-hydroxybutyric acid　355
21β-hydroxylase　338
β-OH-butyric acid　222
β₁ アドレナリン受容体　43, 70, 76
β₁ 受容体　43, 70, 76, 284, 312
β₁ receptor　43, 70, 76, 284, 312
β₁-adrenergic receptor　43, 70, 76
β₂ アドレナリン作動薬　143
β₂ アドレナリン受容体　43
β₂ 受容体　43
β₂ receptor　43
β₂-adrenergic agonist　143
β₂-adrenergic receptor　43
bile acid diarrhea　290
bile salt　274, 288
bilirubin metabolism　294
bipolar disorder　305
bisphosphonate　351
blood flow　57
blood pressure　57, 70
blood urea nitrogen(BUN)　237
blood volume　192
blue bloater　155
Bohr effect　154
Boltzmann's constant　4
bone　344
bone resorption　258, 344, 350
botulinus toxin　39
breast　359
bromocriptin　307
bronchial congestion　103
bronchoconstriction　143
bronchodilator　144
bronchospasm　142
Brønsted-Lowry nomenclature　30
bruit　83
buffalo hump　326
buffer　184
bundle of His　117

C

¹³C 尿素呼気試験　279
¹³C-urea breath test　279
Ca²⁺の平衡電位　18
Ca²⁺ equilibrium potential　18
calcium oxalate　345
cAMP　282
capacitance　70
capillary　57
captopril　83
carbohydrate　354
carbon monoxide(CO)　160
carbon monoxide(CO)poisoning　167
carbonic anhydrase　242
carboxyhemoglobin　160, 166
cardiac asthma　103
cardiac catheterization　96
cardiac cycle　64
cardiac output　44, 55, 70, 70, 76, 77, 88, 192, 196, 312, 320, 332
cardiogenic shock　88
carotid sinus　49, 225
casein　307
catecholamine　42, 103, 196, 327, 332, 338
catechol-O-methyltransferase (COMT)　43
cation　223, 231
cationic resin　290
CCK　288
CCK_B　273
CCK_B 受容体　273
cellulose　266
central chemoreceptor　163
central diabetes insipidus　207, 350
central venous pressure　89
centripetal fat　326
centripetal obesity　323, 323, 326
cerebral blood flow　70, 252
cervix　359
chenodeoxycholic acid　288
cholecystokinin(CCK)　288
cholecystokinin B(CCK_B)　273
cholecystokinin B(CCK_B)receptor　273
cholera toxin　282
cholesterol　288, 338
cholesterol 7 α-hydroxylase　288
cholesterol desmolase　328, 338
cholesterol ester　274
cholesterol ester hydrolase　274
cholestyramine　286, 290
cholic acid　288

cholinergic muscarinic agonist　48
chromaffin cell　42
chronic bronchitis　152
chronic obstructive pulmonary disease(COPD)　152, 247
chronic renal failure　256
chronic respiratory acidosis　248
chronic respiratory alkalosis　252
chronotropic effect　312, 314
Chvostek sign　315
chylomicron　274, 290
chyme　242
circulatory shock　88
citrate　344
Cl⁻拡散電位　17
Cl⁻チャネル　282, 283
Cl⁻の平衡電位　18
Cl⁻分泌　290
Cl⁻ channel　282, 283
Cl⁻ diffusion potential　17
Cl⁻ equilibrium potential　18
Cl⁻ secretion　290
clearance　176
clitomegary　339
clitoris　339, 359
coagulation cascade　294
collapse　170
collecting duct　204, 205
compensation　186, 248
compliance　70, 97, 152, 160
COMT　43
computer tomography(CT)scan　323
concentric hypertrophy　113
conductance　19
conduction　35
conduction velocity　116
congenital adrenal hyperplasia　339
congestive heart failure　114
conjugate base(Ac)　184
conjugated bilirubin　294
Conn's syndrome　197
contractility　65, 76, 103, 196, 312
contractility of the ventricle　70
contraction　64
contraction alkalosis　243
convection　44
conversion factor　185
COPD　152, 247
cor pulmonale　96, 154
corticopapillary osmotic gradient　205, 207, 212
corticotropin-releasing hormone (CRH)　327
cortisol　196, 197, 326, 327, 332,

338, 338
countercurrent multiplication 208
coupling 321
creatine 100
creatinine clearance 200
CRH 327
Crohn's disease 286
cross-bridge 65
crossmatch 85
curare 39
Cushing's disease 197
Cushing's syndrome 326
cutaneous blood flow 78, 104
cyanosis 153
cycle length 55
cyclic adenosine monophosphate (cyclic AMP, cAMP) 282, 344
cyclooxygenase 91
cytochrome oxidase 320
cytotoxin 279

D

Dalton's law of partial pressures 128
damaging factor 278
dDAVP 207, 350
dead space ventilation 162
1-deamino-8-D-arginine vasopressin 347
decreased arterial pressure 332
decrementally 34
deficiency of intrinsic factor 290
dehydration 204
dehydroepiandrosterone(DHEA) 327, 332, 338
demeclocycline 213
demyelinating disease 35
denervation hypersensitivity 49
deoxycholic acid 288
11-deoxycorticosterone 338
11-deoxycortisol 338
deoxyhemoglobin 153
depolarization 25
desensitize 363
dexamethasone 327
dexamethasone suppressin test 327
DHEA 327, 332, 338
diabetes insipidus 350
diabetes mellitus 207
diabetes mellitus type I 188
diabetic ketoacidosis(DKA) 222
diabetic nephropathy 256, 355
"diabetogenic" effects of growth hormone 302

dialysis 355
diarrhea 230, 274, 282
diastole 64
diastolic pressure 44, 54, 78
diffuse interstitial 157
diffusion coefficient 4
digitalis 104
dihydrotestosterone 358, 366
1,25-dihydroxycholecalciferol 315, 344
diiodotyrosine(DIT) 321
diluting segment 205
2,3-diphosphoglycerate(DPG) 134
disaccharide 266
dissolved O_2 167
distal tubule 204
diuresis 191
diuretic resistance 218
diurnal pattern of cortisol secretion 334
D_L 158, 160
$D_{L_{CO}}$ 158, 160
dopamine 91, 302, 306
dopamine agonist 307
down-regulation 363
drinking behavior 351
duodenal ulcer 274, 279
dypsogen 225
dysentery 282
dyslipidemia 216
dyspnea 103

E

early distal tubule 205
ECF 212, 231, 242
ECF 量減少(ECF 体積収縮) 192, 231
ECF 量膨張 197
ECF volume contraction 192, 231
ECF volume expansion 197
edema 97, 154, 216, 257
effective renal plasma flow 177
ejaculation 48
ejaculatory duct 358
ejection 64
ejection fraction 55, 64, 103
elastance 152, 160
elastic property 170
electrocardiogram(ECG) 55, 115
electrochemical equilibrium 16
electrotonic conduction 34
emphysema 152
emulsify 289
end-diastolic volume 64, 88, 196
end plate potential 38

end-systolic volume 64
enterochromaffin-like cell 273
enterohepatic circulation 275
enterohepatic circulation of bile salt 288
enterotoxigenic *E. coli* 281, 282
epididymis 358, 366
epiphyseal growth plate 339, 362
epiphyseal plate 302
equilibrium potential 16, 17, 30, 199
erection 48
erythro poietin 258
Escherichia coli(*E. coli*) 281
esophageal phase 262
estradiol 359
estrogen 302, 306, 367
estrogen replacement therapy 359
ethanol 237
ethylene glycol 238
excretion rate 178, 178
exercise 24, 76
expiratory flow rate 152
expiratory reserve volume 122
external female genitalia 359
external genitalia 339
external K^+ balance 225
external male genitalia 366
extracellular fluid(ECF) 212, 231, 242, 338
extracellular fluid(ECF)volume contraction 225, 284

F

facal osmolar gap 264
facilitated diffusion 190, 267
facilitated transporter 354
factitious hyperthyroidism 313
faint 113
Fallopian tube 359, 367
fasting blood glucose level 332
fat 245, 354
fatigue 330
fatty acid 245, 274, 354, 354
fatty change 294
fecal osmolar gap 268, 283
fertility 307
fertilization 307
FEV_1 139, 142, 157
FEV_1/FVC 142, 160
fibrin 294
fibrosis 161
Fick principle 176
Fick principle of conservation of mass 56

Fick's law of diffusion 5
filling 48, 64
filling pressure 88
filtered load 178, 190
filtration 190
filtration coefficient 13
filtration fraction 178
flank 341
flow 5
fludrocortisone 334, 339
flux 5
follicle-stimulating hormone（FSH）362
forced vital capacity（FVC） 142, 149, 157
formaldehyde 237
formate 237
formic acid 237
fourth heart sound 97
fractional excretion 180
fractional Na$^+$ excretion 200
Frank-Starling mechanism 70, 77, 88, 108, 197, 242, 355
Frank-Starling relationship 65, 102
FRC 123, 144, 152, 157
free fatty acid 223
free thyroid hormone 312
free water 205
fructose 266
FSH 362
functional dead space 123
functional residual capacity（FRC）123, 144, 152, 157
furosemide 104, 218, 351

G

G 細胞 272
G cell 272
galactorrhea 307
galactose 266
gallbladder 288
gastric juice 243
gastric parietal cell 272
gastric ulcer 279
gastrin 272, 278
gastrinoma 273
gastrointestinal tract 282
genetic male 366
genotype 358
GFR 200
GHRH 303
gigantism 302
glomerular capillary 176, 216
glomerular capillary wall 216
glomerular filtration rate（GFR）

91, 176, 197, 208, 355
glomerular marker 176
glucocorticoid replacement 339
gluconeogenesis 223, 326, 333, 338, 354
glucose 266
glucose titration curve 190
glucose uptake 223, 354
glucosuria 191, 355
GLUT 4 354
GLUT 4 糖輸送体 354
GLUT 4 transporter 354
glycerol 354
glycine 288
glycogen 354
glycolithocholic acid 288
glycoprotein 320
GnRH 307, 362
GnRH 刺激試験 362
GnRH stimulation test 362
goiter 313, 321
gonadotroph 302
gonadotropin 362
gonadotropin-releasing hormone（GnRH） 302, 307, 362
gram-negative bacterium 279
Graves' disease 313
greater splanchnic nerve 42
groan 344
groin 341
growth hormone 302
growth hormone-releasing hormone（GHRH） 303

H

H$^+$ ATPase 243
H$^+$-K$^+$ ATPase 272, 275, 278, 280
H$_2$ 受容体 273
H$_2$ receptor 273
half-life 322
Hashimoto's thyroiditis 321
HCO$_3^-$/CO$_2$ 緩衝系 185
HCO$_3^-$/CO$_2$ buffer 185
HCO$_3^-$ 再吸収 248
HCO$_3^-$ absorption 248
heart rate 55, 70, 196
heart sound 64
heat production 320
Helicobacter pylori（H. pylori） 272, 277, 278
hematocrit 89, 177
hemicholinium 39
hemoglobin 90, 129
hemorrhage 88
hemorrhoid 85

Henderson-Hasselbalch equation 30, 135, 146, 154, 184, 199, 222, 230, 249, 252
Henry's law 128
heochromocytoma 196
hepatorenal syndrome 296
hexamethonium 50
high altitude 98, 134
high lipid solubility 30
histamine 272, 273, 278
honeycomb 160
humoral hypercalcemia of malignancy 350
hydraulic conductance 13
hydrocortisone 334, 339
hydrostatic pressure 10
hydroxyl group 339
17-hydroxyprogesterone 338
hypercalcemia 344, 350
hypercalciuria 345
hypercapnia 154, 163
hyperchloremic metabolic acidosis 231
hypercortisolism 326
hyperfiltration 256, 355
hyperglycemia 192, 223, 225, 323, 326, 354
hyperkalemia 24, 27, 225, 257, 333, 338
hyperlipidemia 216
hyperosmolarity 24, 225, 333
hyperosmotic 10, 212, 350
hyperosmotic urine 207
hyperphosphatemia 257
hyperpigmentation 333
hyperplasia 320, 321, 338
hyperpolarization 25, 199
hyperproteinemia 217
hypertonic 12
hypertrophy 320, 321
hyperventilation 134, 146, 222, 230, 236, 252, 333
hypoalbuminemia 216
hypocalcemia 252, 315
hypoglycemia 332, 338
hypogonadotropic hypogonadism 362
hypokalemia 24, 25, 197, 232, 243, 284, 327
hyponatremia 212, 297, 333
hypoparathyroidism 315
hypophosphatemia 350
hypophosphatemic 344
hyposmia 362
hyposmotic 10, 350
hypospadis 364
hypotension 338

hypothalamic failure　　320
hypothalamic-hypophysial portal
　　vessel　　302, 306
hypothalamus　　302, 306, 362
hypothyroidism　　320
hypotonic　　12
hypoventilation　　147, 199, 242
hypovolemia　　332
hypovolemic shock　　88
hypoxemia　　103, 134, 144, 153,
　　162, 249
hypoxia　　103, 163, 167, 249
hypoxic vasoconstriction　　98, 109,
　　135, 154

I

ICF　　212
ileectomy　　291
ileum　　289, 290
immune suppression　　338
inactivation gate　　25
inflammation　　143
inflammatory diarrhea　　282
inhibitory neuron　　262
inotropic effect　　314
inotropy　　65
inspiratory capacity　　121
inspiratory reserve volume　　122
insulin　　24, 243, 354
insulin deficiency　　223, 354
insulin-like growth actor-I(IGF-I)
　　302
intercalated cell　　243, 248, 333
intermediate　　338
internal K^+ balance　　225
internal resistance　　34
interstitial fibrosis　　160
interstitial fluid　　192
interstitial fluid volume　　231
intestinal crypt　　282
intestinal crypt cell　　282
intracellular fluid(ICF)　　212, 243
intrapleural pressure　　170
intrapleural space　　170
intrapulmonary shunt　　153
intravenous pyelogram　　341
intrinsic factor　　290
inulin　　176
inulin clearance　　200
inward current　　25
inward Na^+ current　　31
isosmotic　　10
isotonic solution　　12
isovolumetric　　64
isovolumetric contraction　　64
isovolumetric relaxation　　64

J

J 受容器　　103
juxtacapillary receptor　　103
juxtaglomerular cell　　82

K

K^+　　17
K^+移動　　24, 225, 226, 232, 243
K^+拡散電位　　16
K^+分泌　　226, 232, 243, 284
K^+分布　　24
K^+平衡　　226
K^+平衡電位　　17, 25, 199
K^+ balance　　226
K^+ diffusion potential　　16
K^+ distribution　　24
K^+ equilibrium potential　　25
K^+ secretion　　226
K^+ shift　　24, 225
K^+ secretion　　232
K^+ secretion　　243
K^+ shift　　232, 243
KAL ペプチド　　362
KAL peptide　　362
Kallmann's syndrome　　362
ketoacid　　222, 245, 355
ketoconazole　　328
ketogenesis　　223
ketone　　354
ketone group　　339
17-ketosteroid　　339
Kussmaul respiration　　223

L

L-サイロキシン　　321
L-thyroxine　　321
labia majora　　359
labia minora　　359
lactase　　267
lactase deficiency　　267
lactate dehydrogenase　　100
lactic acidosis　　249
lactogenesis　　307
lactose　　266, 282, 307
lactose intolerance　　267
lactose-H_2 breath test　　268
lactotroph　　302, 306
Lambert-Eaton syndrome　　37
laminar flow　　112
late distal tubule　　205
law of Laplace　　96, 113
left-to-right shunt　　108
left ventricular failure　　103, 114

length constant　　35
LES　　262
lethargic　　347
Leydig cell　　358, 362
LH　　307, 362
libido　　334, 362, 366
lidocaine　　30
lipid absorption　　289
lipid digestion　　289
lipogenesis　　326
lipolysis　　223, 326, 354
lithocholic acid　　288
local anesthetic agent　　30
local control of muscle blood flow
　　79
local current　　31, 34
local metabolite　　79
loop diuretic　　104, 218, 257
loop of Henle　　282
lower esophageal sphincter(LES)
　　262
lumen-positive potential difference
　　351
lung capacity　　122
lung diffusing capacity(DL)　　158,
　　160
lung volume　　122
luteinizing hormone(LH)　　302,
　　307, 361, 362
lymphatic　　97
lysolecithin　　274

M

magnesium　　282
magnetic resonance imaging(MRI)
　　300
male external genitalia　　358
male pattern baldness　　366
male peudohermaphroditism　　364
malic dehydrogenase　　320
malic enzyme　　320
maltose　　266
maltotriose　　266
MAO　　43
masculinization　　324, 367
mean arterial pressure　　52, 54,
　　54, 77
median eminence　　306
melanocyte-stimulating hormone
　　(MSH)　　334
membrane capacitance　　35
membrane permeability　　19
membrane potential　　19
membrane resistance　　34
menopause　　330
menstrual cycle　　307

mentation 320
mesangial cell 355
metabolic acidosis 136, 222, 230,
 236, 236, 249, 257, 333, 338
metabolic alkalosis 199, 242
methacholine 48
methanol 236
micelle 274, 290
microalbuminuria 256, 355
micturition 48
mineralocorticoid escape 197
mineralocorticoid replacement
 339
minute ventilation 124
miosis 48
mitral valve 64
Mobitz type II AV block 115
mono-amine oxidase(MAO) 43
monoiodotyrosine(MIT) 321
monosaccharide 266
moon face 323
MSH 334
mucus 103, 143, 278
Müllerian duct 359, 366
Müllerian inhibiting factor 358
multiple sclerosis 35
murmur 112
muscarinic receptor 48, 272
muscle end plate 38
muscle mass 366
muscle wasting 326
myasthenia gravis 38
myelin 35
myelination 35
myosin 102

N

Na$^+$-ガラクトース共輸送体 266
Na$^+$-グルコース共輸送体 190,
 266
Na$^+$チャネル 27
Na$^+$の平衡電位 30
Na$^+$排泄 197
Na$^+$排泄分画 200
Na$^+$-リン酸共輸送体 344, 350
Na$^+$-bile salt cotransporter 289
Na$^+$ channel 27
Na$^+$-dependent cotransporter
 266
Na$^+$-dependent glucose cotransport
 284
Na$^+$ excretion 197
Na$^+$-galactose cotransporter 266
Na$^+$-glucose cotransporter 190,
 266
Na$^+$-phosphate cotransporter

344
Na$^+$-phosphate cotransporter
 350
Na$^+$-I$^-$ポンプ 313
Na$^+$-I$^-$ pump 313
Na$^+$-K$^+$ adenosine trisphosphatase
 (Na$^+$-K$^+$ ATPase) 24
Na$^+$-K$^+$-2Cl$^-$共輸送体 218, 351
Na$^+$-K$^+$-2Cl$^-$交換 257
Na$^+$-K$^+$-2Cl$^-$ cotransporter 218,
 351
NADPH シトクロム C レダクターゼ
 320
NADPH cytochrome C reductase
 320
nausea 43
negative feedback 303, 332
negative intrapleural pressure
 170
negative K$^+$ balance 197, 226,
 245
neostigmine 39
nephrogenic diabetes insipidus
 207, 208, 350
nephron 178, 190, 205
Nernst equation 16, 199
neurogenic shock 88
neuromuscular transmission 38
nicotinic ACh receptor 38
nicotinic receptor 50
nipple 330
nitric oxide(NO) 77, 262
noctural emission 361
node of Ranvier 35
non-ionic diffusion 238
nonsteroidal anti-inflammatory drug
 (NSAID) 91, 272, 278
noradrenaline 24, 42, 91, 103,
 196, 327
normal person 262
normal reflex 320
NSAID 91, 272, 278
nutrient 354

O

O$_2$-binding capacity 129
O$_2$ content of blood 129
O$_2$ delivery 76, 90, 166
O$_2$ delivery to tissue 162
O$_2$ extraction 78
O$_2$-hemoglobin 129, 161
O$_2$-hemoglobin dissociation curve
 78, 129, 162, 166, 171
O$_2$ saturation 170
oat cell carcinoma 210
obstructive pulmonary disease

143
octreotide 303
Ohm's law 57
oil-water partition coefficient 4
omeprazole 275, 280
oral phase 262
oral rehydration solution 284
orally 355
orthopnea 103
orthostatic hypotension 49, 70,
 88, 192, 231, 332, 355
osmolar gap 237
osmolarity 10, 191
osmoreceptor 192, 204, 351, 355
osmosis 10
osmotic coefficient 10
osmotic diarrhea 268, 282
osmotic diuresis 192, 207, 225,
 302, 355
osmotic diuretic 191, 355
osmotic pressure 10
osmotic water flow 13
osteitis fibrosis cystica 258
osteoblast 350
osteoblastic activity 344
osteoclast 344, 350
ovary 302, 358, 367
ovulation 307
oxygen capacity 130
oxygen consumption 320
oxytocin 306

P

P 波 116
P-wave 116
P$_2$ 112
P$_{50}$ 129
Pa 70
PAH 176
PAH のクリアランス 177
palm 330
pamidronate 351
pancreatic enzyme 274
pancreatic enzyme deficiency
 291
pancreatic HCO$_3^-$ secretion 242
pancreatic lipase 274
pancreatic secretion 230
pansystolic murmur 108
P$_{A_{O_2}}$ 124, 134, 146, 168
P$_{a_{O_2}}$ 134, 158,
para-aminohippuric acid(PAH)
 176
paracellular route 351
parasympathetic nervous system
 48

parathyroid hormone (PTH)　315,
341, 344
parathyroid hormone-related peptide
(PTH-rP)　350
parietal cell　242
partial pressure　128
peak expiratory flow rate　152
penis　358, 362, 366
pentagastrin stimulation test　274
pepsin　272
pepsinogen　272
peptic ulcer disease　272, 278
peptidase　355
percent O_2 saturation　166
percent saturation　129, 153
perfusion pressure　243
perinatal period　320
peripheral chemoreceptor　134,
146, 163, 222, 236
peristalsis　262
permeability　4
peroxidase　314, 321
pH　184
pharyngeal phase　262
phenotype　358
phenoxybenzamine　44, 50
pheochromocytoma　42
phospate　344
phosphaturia　344, 344, 350
phosphokinase　100
phospholipase A_2　274
phospholipid　274
physiologic dead space　123
pink puffer　155
pituitary adenoma　302, 313
plasma osmolarity (P_{osm})　192
plasma renin activity　82, 197
pneumothorax　170
P_{O_2}　134, 146, 158
Poiseuille's law　142
polydipsia　192, 207, 351, 355
polyuria　191, 207, 302, 351, 355
POMC　334
portal hypertension　295
positive chronotropic effect　70
positive inotropic agent　104
positive inotropic effect　70
P_{osm}　192
positive Na^+ balance　218
potential difference　16
PR 間隔　116
PR 区域（セグメント）　116
PR interval　116
PR segment　116
pregnenolone　338
preload　65, 88, 196, 327
pressure　54

pressure-volume loop　61
presynaptic terminal　38
primary adrenocortical insufficiency
332
primary amenorrhea　357
primary bile acid　288
primary failure of thyroid gland
320
primary hyperaldosteronism　197
primary hyperkalemic periodic
paralysis　27
primary hyperparathyroidism
344, 350
primary hypokalemic periodic
paralysis　26
primary peristaltic wave　262
primary polydipsia　207, 333
primordial olfactory tissue　362
principal cell　197, 204, 212, 226,
232, 243, 327, 332
progesterone　338
prolactin　302, 306
prolactinoma　305
pro-opiomelanocortin (POMC)
334
propagation of action potential
31, 34, 34
propranolol　44, 50, 78, 104, 314
propylthiouracil (PTU)　314
prostaglandin　91, 273, 278
prostate　364, 366
protective factor　278
protein　290, 354
protein catabolism　223
proteinuria　214, 355
prothrombin　294
prothrombin time　294
proton pump inhibitor　275, 280
proximal convoluted tubule　178
proximal tubule　190, 205
pseudohermaphroditism　366
PTH　350
PTH-rP　350
pubertal growth spurt　366
puberty　339, 362
pulmonary blood flow　56
pulmonary capillary wedge pressure
89, 96, 103
pulmonary edema　97, 103, 114
pulmonary fibrosis　157
pulmonary hypertension　93, 155
pulmonary vascular resistance
58, 96, 154
pulsatile　334
pulsatile GnRH　362
pulse　54
pulse oximeter　166

pulse oximetry　170
pulse pressure　77, 102, 312
pulse rate　225
pyridostigmine　39

Q

QRS 波　117
QRS complex　117
quinapril　257

R

R タンパク質　290
R protein　290
radiation　44
rapid (transit) motor diarrhea　282
reabsorption　178, 190
reabsorption rate　178
reflection coefficient　11
refractory edema　218
relaxation　64
renal arteriogram　81
renal artery stenosis　196
renal blood flow　90, 177
renal compensation　154, 248, 252
renal failure　297, 355
renal perfusion pressure　82
renal plasma flow　176
renal threshold　191
renal transplantation　355
renin　82, 196
renin-angiotensin-aldosterone
(RAA) system　295
renin-angiotensin II-aldosterone
system　83, 90, 192, 196, 217,
225, 232, 243
renovascular hypertension　83,
196
repolarization　25, 30
residual volume　123, 152
respiratory acidosis　147, 154,
163, 248
respiratory alkalosis　136, 146,
163, 252
respiratory compensation　199,
222, 230, 236, 242
respiratory distress　103
respiratory quotient　125
resting membrane potential　25,
199
restrictive pulmonary disease
160
reverse T_3 (rT_3)　321
Reynolds number　83, 112
right shift　78
right shift of the O_2-hemoglobin

dissociation curve 134, 154
right ventricular failure 96, 155
right ventricular hypertrophy 96
right-to-left shunt 168
risperidone 307
R-R 間隔 55
R-R interval 55

S

S_1 108
S_2 108
S_3 ギャロップ音 218
S_3 gallop 218
S_4 113
saline 351
saliva 230
saltatory conduction 35
scrotum 358, 367
sebaceous gland 367
secondary active transport 190, 266
secondary bile acid 288
secondary hyperparathyroidism 258
secondary peristaltic wave 262
secondary sex characteristic 362
secretin 274
secretin stimulation test 274
secretion 178
secretion rate 178
secretory diarrhea 282
sella turcica 300
seminal vesicle 358, 366
sensitize 362
septic shock 88
Sertoli cell 358, 362
serum osmolarity 350
sexual differentiation 358
shock 88, 88
shunt 108, 144
Shy-Drager syndrome 48
SIADH 212
simple diffusion 128
single-breath method 160
sinoatrial node 231, 312
skeletal muscle weakness 199
solute-free water 205
somatomedin 302
somatostatin 273, 278, 303
sorbitol 282
spasm 27
spermatogenesis 362, 366
sphincter of Oddi 288
spirometer 120
spirometry 122
spironolactone 200, 218, 297

splanchnic vasodilation 296
splay 191
starch 266
Starling force 97, 103, 197
Starling pressure 216
steatorrhea 274, 290
stercobilin 295
stimulant laxative 282
Stokes-Einstein equation 4
stone 344
stria 326
stroke volume 55, 64, 78, 102, 196, 312
subcutaneous injection 355
sucrose 266
supine 330
supine position 70
supplement 341
swallowing 262
sympathetic division 42
sympathetic nervous system 48
symporter 313
synaptic cleft 38
syncope 113
syndrome of inappropriate anti-diuretic hormone (SIADH) 212
synthetic T_4 321
systemic vascular resistance 58
systole 64
systolic ejection murmur 112
systolic pressure 44, 54, 78

T

T_3 310
T_3 レジン摂取率 313, 321
T_3 resin uptake 313, 321
target tissue 321
taurine 288
taurocholic acid 288
testicular feminizing syndrome 357
testis 327, 358, 362, 366
testosterone 327, 339, 358, 362, 366
thermoregulatory sweat gland 48
thermoregulatory sweating 48
thiazide diuretic 208
thick ascending limb 205
thiocyanate 314
thirst 351
thirsty 192, 225
threshold 191
threshold potential 25
thrombin 294

thromboxane 196
thyroglobulin 313
thyroid antimicrosomal antibody 321
thyroidectomy 314
thyroid-hormone 312
thyroid-stimulating antibody (TSAb) 313
thyroid-stimulating hormone (TSH) 314, 320
thyrotoxicosis 312
thyrotroph 320
thyrotropin-releasing hormone (TRH) 306, 309, 320
thyroxine (T_4) 310
thyroxine-binding globulin (TBG) 310, 313
tidal volume 122, 142, 152
titration curve 186
T_m 191
total blood flow 76
total lung capacity 123
total O_2 content 161
total peripheral resistance (TPR) 44, 57, 70, 77, 82, 196, 332
transcobalamin II 290
transport maximum (T_m) 191
traveler's diarrhea 228
trehalose 266
triglyceride 274
triiodothyronine (T_3) 310
Trousseau sign 315
TSH 314, 320
turbulent blood flow 83, 112
turgor 192, 242, 330
type I diabetes mellitus 223, 256, 354
type 4 renal tubular acidosis 333
tyrosine kinase 302

U

ulcerative colitis 282
up-regulation 362
upstroke 31
upstroke of the action potential 25
urea recycling 208
urease 279
ureteral stone 341
urethra 364
urine osmolarity 204, 350
uterus 359, 367

V

V/Q 140, 144, 171

388　索　引

V/Q の適合　　144
V/Q の不適合　　144, 146, 153, 162
V/Q 比　　146, 153
V/Q defect　　144, 153, 162
V/Q ratio　　146, 153
vagina　　359, 364
vagus nerve　　272
vanillylmandelic acid (VMA)　　43
van't Hoff equation　　11
vas deferens　　358, 366
vascular bed　　231
vascular resistance　　57
vasoactive intestinal peptide (VIP)　　262, 282
vasoconstriction　　43, 90, 252
vasopressin (ADH)　　207
velocity　　35
velocity of blood flow　　59, 83
vena cava　　57
venoconstriction　　70, 77
venous admixture　　171
venous capacitance　　71
venous return　　70, 77, 88, 192, 242, 332

venous volume　　88
ventilation rate　　320
ventilation-perfusion relationship (V/Q)　　144
ventilation-perfusion (V/Q) defect　　248
ventricular ejection　　64
ventricular failure　　102
ventricular filling　　64
ventricular hypertrophy　　97
ventricular septal defect　　108
venule　　57
Vibrio cholerae　　281, 282
VIP　　262, 282
vital capacity　　121, 152
vitamin B_{12}　　290
vitamin D　　315
voltage-gated Na^+ channel　　30
volume contraction　　192, 245
volume expired in the first second (FEV_1)　　142
vomiting　　44, 242

W

water deprivation test　　207, 350
water permeability　　212
weak acid　　30, 184
weak base　　30
wheeze　　143
wheezing　　103
Wolffian duct　　358, 367
work of breathing　　144, 163
World Health Organization　　284

X

XX 遺伝子型　　359
XX genotype　　359
XY 遺伝子型　　358
XY genotype　　358

Z

Zollinger-Ellison syndrome　　273

監訳者の略歴

鯉淵　典之（こいぶち　のりゆき）
群馬大学大学院医学系研究科応用生理学分野教授．1985 年群
馬大学医学部卒．群馬大学内分泌研究所生理学にて医学博士
取得後，ロックフェラー大学研究員，獨協医科大学助教授，ハー
バード大学客員助教授を経て，2001 年より現職．
専門は内分泌生理学，環境生理学．

症例問題から学ぶ生理学　原書 4 版

平成 30 年 12 月 20 日　　発　　　行
令和 5 年 8 月 15 日　　第 3 刷発行

監訳者　　鯉　淵　典　之

発行者　　池　田　和　博

発行所　　丸善出版株式会社
〒101-0051 東京都千代田区神田神保町二丁目17番
編集：電話（03）3512-3261／FAX（03）3512-3272
営業：電話（03）3512-3256／FAX（03）3512-3270
https://www.maruzen-publishing.co.jp

©Noriyuki Koibuchi, 2018

組版印刷・製本／藤原印刷株式会社

ISBN 978-4-621-30350-4　C 3047　　　　　　Printed in Japan

本書の無断複写は著作権法上での例外を除き禁じられています．

一般的な臨床検査項目の正常値

物質名	試料	平均正常値
重炭酸イオン（HCO$_3{}^-$）	血漿	24 mEq/L
尿素窒素（BUN）	血清	9〜18 mg/dL
総カルシウム	血清	10 mg/dL
イオン化カルシウム	血清	5 mg/dL
塩化物イオン（Cl$^-$）	血清	100 mEq/L
クレアチニン	血清	1.2 mg/dL
血糖値	全血・血漿	70〜100 mg/dL（空腹時）
ヘマトクリット	全血	0.45
ヘモグロビン	全血	15 g/dL
水素イオン（H$^+$）	―	40×10^{-9} Eq/L
マグネシウムイオン（Mg^{2+}）	血清	0.9 mmol/L
浸透圧濃度	血清	290 mOsm/L
ヘモグロビン酸素結合能	―	1.34 mL O$_2$/g Hb
酸素飽和度	動脈血	96〜100%
P$_{CO_2}$	動脈血	40 mmHg
P$_{CO_2}$	静脈血・全血	46 mmHg
P$_{O_2}$	動脈血	100 mmHg
P$_{O_2}$	静脈血・全血	40 mmHg
pH	動脈血	7.4
リン酸	血清	1.2 mmol/L
総タンパク	血清	7 g/dL
アルブミン	血清	4.5 g/dL
ナトリウムイオン（Na$^+$）	血清	140 mEq/L

変数	平均正常値
心拍出量	5 L/分
1 回拍出量	80 mL
心拍数（安静時）	60/分
心拍数（運動時）	180/分
駆出分画	0.55
平均動脈圧（Pa）	100 mmHg
収縮期動脈圧	120 mmHg
拡張期動脈圧	80 mmHg
平均肺動脈圧	15 mmHg
右房圧	2 mmHg
左房圧	5 mmHg
総肺気量	6.0 L
機能的残気量	2.4 L
肺活量	4.7 L
1 回換気量	0.5 L
CO$_2$ 産生量	200 mL/分
O$_2$ 消費量	250 mL/分
呼吸商	0.8
糸球体濾過量（GFR）	120 mL/分
腎血漿流量（RPF）	650 mL/分
腎血流量	1200 mL/分
糸球体濾過比	0.2
血清アニオンギャップ	12 mEq/L

定数	値
気圧（PB）	760 mmHg（海面レベル）
水蒸気圧（P_{H_2O}）	47 mmHg
STPD（standard temperature, pressure, dry）係数 （ガス量の標準乾燥状態への変換係数）	273 K, 760 mmHg
BTPS（body temperature, pressure, saturated with water vapor）係数 （ガス量の標準体温状態への変換係数）	310 K, 760 mmHg, 47 mmHg
血中 O_2 飽和度	0.003 mL O_2/100 mL blood/mmHg
血中 CO_2 飽和度	0.07 mL CO_2/100 mL blood/mmHg